病媒生物应急控制技术

VECTOR CONTROL FOR EMERGENCY RESPONSE

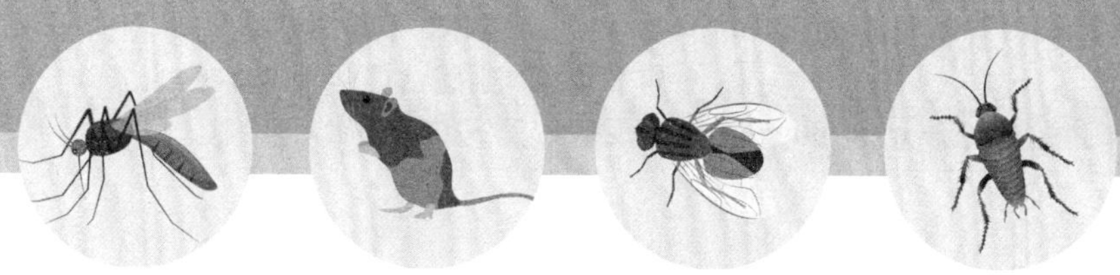

主　审　刘起勇

主　编　冷培恩　吴寰宇

副主编　刘洪霞　龚震宇　褚宏亮　蔡恩茂　季恒青

编　者（按姓氏笔画排序）

王　飞　上海市虹口区疾病预防控制中心
孔庆鑫　杭州市疾病预防控制中心
吕锡宏　上海市松江区疾病预防控制中心
朱　江　上海市疾病预防控制中心
刘　曜　上海市疾病预防控制中心
刘洪霞　上海市疾病预防控制中心
吴寰宇　上海市疾病预防控制中心
冷培恩　上海市疾病预防控制中心
陈红娜　江苏省疾病预防控制中心
范明秋　上海市疾病预防控制中心
季恒青　重庆市疾病预防控制中心
徐劲秋　上海市疾病预防控制中心
高　强　上海市黄浦区疾病预防控制中心
龚震宇　浙江省疾病预防控制中心
褚宏亮　江苏省疾病预防控制中心
蔡恩茂　上海市长宁区疾病预防控制中心

人民卫生出版社
·北　京·

图书在版编目（CIP）数据

病媒生物应急控制技术 / 冷培恩，吴寰宇主编. — 北京：人民卫生出版社，2023.9
ISBN 978-7-117-35263-5

Ⅰ. ①病… Ⅱ. ①冷… ②吴… Ⅲ. ①疾病 — 传染媒介 — 生物控制 Ⅳ. ①R184

中国国家版本馆 CIP 数据核字（2023）第 176138 号

病媒生物应急控制技术
Bingmeishengwu Yingji Kongzhi Jishu

主　　编：冷培恩　吴寰宇
出版发行：人民卫生出版社（中继线 010-59780011）
地　　址：北京市朝阳区潘家园南里 19 号
邮　　编：100021
E - mail：pmph @ pmph.com
购书热线：010-59787592　010-59787584　010-65264830
印　　刷：天津科创新彩印刷有限公司
经　　销：新华书店
开　　本：787 × 1092　1/16　　印张：18
字　　数：404 千字
版　　次：2023 年 9 月第 1 版
印　　次：2023 年 11 月第 1 次印刷
标准书号：ISBN 978-7-117-35263-5
定　　价：72.00 元
打击盗版举报电话：010-59787491　E-mail：WQ @ pmph.com
质量问题联系电话：010-59787234　E-mail：zhiliang @ pmph.com
数字融合服务电话：4001118166　E-mail：zengzhi @ pmph.com

序

病媒生物又称媒介生物，通常翻译为"vector"，指能通过生物和/或机械方式将病原体从传染源或环境向人类传播的生物，主要包括节肢动物中的蚊、蝇、蟑、蚤、白蛉、虱、蠓、蚋、蜱、螨和啮齿动物的鼠类等。

2016年寨卡病毒病大流行及黄热病大暴发，引起了全球广泛关注。为应对媒介生物传染病带来的新挑战，2017年第70届世界卫生大会颁布了世界卫生组织（WHO）《全球病媒控制对策2017—2030》。全球80%的人口面临一种或多种媒介生物传染病的风险，17%的全球传染病负担是由媒介生物传染病造成的，每年有超过70万人死于媒介生物传染病。当前，全球新发和再发媒介生物传染病异常活跃，我国媒介生物传染病存在新发和再发、输入和本地暴发的双重风险和负担，且形势日趋严峻。

登革热是我国重点防控的伊蚊传播疾病。全球登革热发病率显著上升，登革热病例在过去的50年增加了30倍。世界40%以上的人口面临感染登革热的风险。2013年我国本地登革热疫情扩散到河南省许昌市；2014年我国登革热大暴发达到1989年纳入乙类传染病管理以来最高水平；2017年山东省济宁市出现了本地暴发，上海市出现本地感染登革热病例；2018年湖南省成为新的本地暴发省份，上海市再次出现本地感染登革热病例；2019年28个省（自治区、直辖市）报告登革热病例22 599例，发病率为1.63/10万，报告病例数仅次于2014年登革热大暴发，显著高于2018年水平（5 136例），13省（自治区、直辖市）发生登革热本地病例16 794例（占病例总数74.31%）。尽管我国尚未明确形成登革热本地循环，但未来我国登革热输入病例将会长期持续存在，特别是在经济发达的地区、边境口岸和人员往来较多的地区。未来不同气候环境下，登革热风险范围将会向西、北扩展，风险县（区）数量、面积和风险人口数将大幅增加。全球基孔肯雅热主要在非洲、南美洲和东南亚地区有不同程度的流行，自2016年起我国每年都出现基孔肯雅热输入病例，浙江省衢州市曾发生输入基孔肯雅热病例引起的本地病例。寨卡病毒病曾一度引起全球大流行，2016年2月1日WHO宣布寨卡病毒病和小头症是国际关注的突发公共卫生事件。

西尼罗热和流行性乙型脑炎（简称"乙脑"）是我国重点防控的库蚊传播疾病。西尼罗热在非洲、北美洲和欧洲广泛流行，亚洲主要流行国家包括印度、马来西亚、泰国、菲律宾、印度尼西亚和巴基斯坦等。当前，我国新疆维吾尔自治区喀什地区伽师县广泛存在尖音库蚊（*Culex pipiens pipiens*），并且发现了蚊媒、人群感染证据。东南亚和西太平洋地区是乙脑的主要流行区，24 个国家有乙脑流行，30 多亿人存在感染风险。乙脑是我国法定报告乙类传染病，除东北、青海、新疆及西藏外，均有本病流行，其流行区主要集中于云南、贵州、重庆和四川等西南省份。但近年来，以陕西、甘肃和宁夏回族自治区为代表的西北地区及东北局部发生小规模成人乙脑暴发，成为新的防控热点。

鼠传疾病主要包括鼠疫和肾综合征出血热（hemorrhagic fever with renal syndrome，HFRS）等。鼠疫曾是人类历史上感染人数最多、死亡人数最多和发生面积最大的传染病。当前，全球绝大多数地区鼠疫得到了有效监测和控制。鼠疫是我国法定报告甲类传染病，俗称“1 号病”，在我国政府强有力的组织和有效控制下，该病现已达到接近消除状态，近年出现偶发和散发人间病例。2019 年 11 月，内蒙古自治区锡林郭勒盟苏尼特左旗发生 2 例肺鼠疫确诊病例；2021 年 8 月内蒙古自治区鄂尔多斯市鄂托克旗乌兰镇查布公社一放牧人员确诊为鼠疫病例。另一种鼠传疾病 HFRS 是我国法定报告乙类传染病。2021 年上海市报告 1 例 HFRS 本地感染病例，在病原学监测中从一小家鼠标本中检出汉坦病毒核酸阳性。最近 10 年来我国 HFRS 报告病例数不断下降，近 3 年保持在 1.1 万例左右，发病率＜ 1/10 万，年度死亡人数在 100 人以内。

蜱传疾病主要包括克里米亚 - 刚果出血热、森林脑炎（蜱传脑炎）、发热伴血小板减少综合征（SFTS）、莱姆病、蜱媒回归热、立克次体病（斑点热和 Q 热）等。克里米亚 - 刚果出血热为欧洲、亚洲和非洲广泛存在的蜱传自然疫源性传染病，因国内首先在新疆巴楚县被发现而被命名为“新疆出血热”。我国森林脑炎高发区集中分布在东北林区，主要包括内蒙古东北部、黑龙江和吉林。作为一种新型布尼亚病毒引起的急性传染病，SFTS 主要分布于河南、湖北、山东、安徽、辽宁、江苏等省的山区和丘陵地带的农村，近年来报告病例数和报告县（区）数不断增加。莱姆病分布于世界五大洲的 80 多个国家，尤其以欧美地区最多。我国 1986 年开始研究莱姆病以来，血清流行病学调查显示至少在 29 个省（自治区、直辖市）存在莱姆病人群感染，且自然疫源地几乎覆盖我国所有山林地区。

传染病传播的 3 个环节是传染源、传播途径和易感人群。在媒介生物传染病传播中传染源是疾病的患者或动物宿主，传播途径是蚊、蝇、鼠、蟑、蜱、蚤等媒介生物，人群对媒介生物传染病普遍易感。媒介生物传染病存在病原体变异及进化、多种血清型、隐性感染、轻度症状及无症状感染等，给媒介生物传染病的预防和控制带来极大的困难。如登革热有 4 个血清型，不同血清型引起登革热的严重程度不同，有些地区还存在多种血清型共同流行的现象。登革热、乙脑等媒介生物传染病存在隐性感染。传播途径因素主要表现为宿主或媒介生物种类的高度多样性和持续的生态演化特征等。美国现有证据显示高达数十种鸟类和蚊虫可携带并传播西尼罗病毒。人群易感性方面的不可持续性因素表现为媒介生物传染病疫苗可及性及安全性问题。全球获批的首个登革热疫苗 Dengvaxia 于 2016 年 1 月进入菲律宾市场，然而，对于尚未感染过登革热的人群，接种该疫苗存在一定的安全隐患，2017 年 12 月 1 日菲律宾卫生部宣布暂停 Dengvaxia 接种计划。

在没有疫苗可预防的情况下，媒介控制成为媒介生物传染病控制的主要手段。日常的媒介生物控制工作包括病媒生物监测预警、日常病媒生物控制管理和控制技术储备。疫情

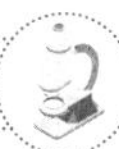

发生后，需实施病媒生物应急监测、应急控制，快速将媒介密度控制到安全阈值以内。

本书介绍了病媒生物监测技术、病媒生物控制技术、灾后病媒生物监测与控制、病媒生物控制和保障以及病媒生物应急控制技能竞赛。

刘起勇
中国疾病预防控制中心病媒生物首席专家
中华预防医学会媒介生物学及控制分会主任委员
2023 年 1 月

前　言

《中华人民共和国传染病防治法》中甲类传染病鼠疫，乙类传染病流行性出血热、流行性乙型脑炎、登革热、钩端螺旋体病、疟疾，丙类传染病流行性和地方性斑疹伤寒、黑热病、丝虫病都是由媒介生物传播的疾病。人群对病媒生物传染病普遍易感，除了流行性乙型脑炎、流行性出血热有疫苗可预防外，此类疾病的预防和控制只能依靠控制传播媒介。2020—2022 年新冠疫情期间，出入国境的人员急剧减少，无登革热等蚊媒传染病输入造成本地感染。2019 年是继 2014 年广东登革热暴发之后，报告登革热病例最多的一年，13 省（自治区、直辖市）发生登革热本地病例。上海市在 2017 年、2018 年都报告了本地感染登革热病例。2018 年起上海市每年举办一届中国国际进口博览会（简称"进博会"），为了保障市民健康和进博会的顺利举办，上海市印发了《上海市病媒生物应急处置预案（2018 年版）》，组建了市区两级上海市病媒生物应急处置预备队，各街镇（园区）有应急处置人员。上海市爱国卫生运动委员会办公室（简称"爱卫办"）、上海市疾病预防控制中心（简称"疾控中心"）和上海市健康促进协会每年组织开展全市疾控系统和各级病媒生物应急处置队伍的培训和演练，每 2 年组织开展 1 次技能竞赛活动。

目前有关病媒生物控制的专著有《蚊虫综合治理》（陆宝麟）、《有害生物治理》（汪诚信）、《灭鼠技术与策略》（汪诚信）、《有害生物防治（PCO）手册》（汪诚信）、《病媒生物防制实用指南》（王陇德）、《卫生害虫管理学》（姜志宽、郑智民、王忠灿）、《啮齿动物学》（郑智民、姜志宽、陈安国）等，但是关于专门论述病媒生物应急控制的书籍尚未有公开出版。本书依靠上海市近几年针对市区疾控机构、社区卫生服务中心、病媒生物应急处置队伍的培训和演练的经验，集合长三角三省一市病媒生物防制专业人员和有害生物防制从业人员的培训工作经验编写而成。本书分五篇二十四章：第一篇为病媒生物监测技术，主要围绕发生病媒生物传播疾病时病媒生物的生态学、病原学和抗药性应急监测进行介绍；第二篇为病媒生物控制技术，重点介绍蚊虫和鼠的应急控制；第三篇为灾后病媒生物监测与控制，主要内容有灾害期间病媒生物监测与评价、灾后疾病的风险评估、灾区病媒生物控制；第四篇为病媒生物控制和保障，内容包括病媒生物应急控制预案、蚊媒传染病媒介控制、鼠传疾病媒介控制、蜱传疾病媒介控制、大型活动保障病媒生物防制、个人防护与中毒救治、社区宣传；第五篇是病媒生物应急控制技能竞赛，主要内容有竞赛组织和竞赛实施，重点是流行性出血热、基孔肯雅热、登革热、流行性乙型脑炎和发热伴血小板减少综合征案例的设计及处置方案的制订。

本书编者在编写过程中得到上海市爱卫办，上海市健康促进协会，上海市各区爱卫办和疾控中心，浙江省和江苏省的爱卫部门、疾控中心以及行业协会的支持，中国疾病预防控制中心病媒生物首席专家、中华预防医学会媒介生物学及控制分会主任委员刘起勇研究员对本书编写给予了指导，在此一并致谢。

本书可作为爱卫部门的管理者、疾控机构的技术人员、病媒生物控制从业人员、行业协会相关人员的参考书籍。

受编者水平的限制，书中可能存在疏漏、不妥之处，敬请读者赐教和指正。

冷培恩

2023 年 1 月

目录

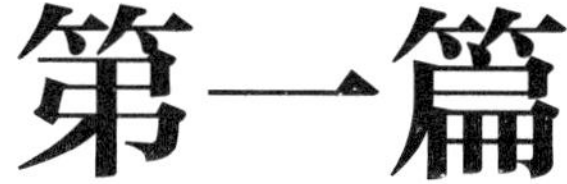

第一篇

病媒生物监测技术

第一章　蚊虫监测

蚊媒传染病是指流行性乙型脑炎(epidemic encephalitis B)、疟疾(malaria)、登革热(dengue fever)、基孔肯雅热(CHK)、西尼罗热(West Nile fever, WNV)、寨卡(Zika)病毒病等一组由蚊虫叮咬而传播的自然疫源性疾病。在我国,与传染病相关的蚊虫媒介主要包含伊蚊、库蚊和按蚊 3 大类,不同蚊种因生态习性、叮咬习性等方面的差异,在传播病原体方面亦有明显的差异性,如乙脑在国内的主要媒介是三带喙库蚊(*Cx. tritaeniorhynchus*),西尼罗热的主要传播媒介为库蚊,尤其是尖音库蚊复合组蚊虫(*Cx. pipiens* complex),疟疾主要由按蚊属传播,登革热、基孔肯雅热及寨卡病毒病主要传播媒介为伊蚊。

蚊密度监测分日常的常规监测和突发事件中的应急监测。应急监测多数发生在蚊媒传染病流行等情况下,监测方法的选择需要考虑到监测设备的便携性、监测人员的安全性和监测操作的现场可实施性等多种因素。常规监测中可以采用的方法不一定完全适用于应急监测,比如经典的人诱停落法(human landing catch)是伊蚊等蚊虫监测的最有效的方法,但在蚊媒传染病流行期间采用该方法,监测人员存在感染疾病的高风险,因此一般不建议在应急监测中采用该方法。本章主要介绍可以在应急监测中使用的蚊虫监测方法。

蚊虫监测方法分为成蚊监测方法和蚊幼监测方法,其中成蚊监测方法主要包括诱蚊灯法(灯诱法)、二氧化碳诱蚊灯法、栖息蚊虫捕捉法、挥网法、帐诱法、黑箱法、产卵雌蚊诱集法,以及国外用得比较多的 BG-Sentinel trap(以下简称 BG trap)法等;蚊幼(或蛹)监测及调查方法包括幼虫吸管法、幼虫勺捕法和诱卵器法等;此外,诱蚊诱卵器法可以用于监测伊蚊成蚊和蚊卵。

为更多地捕捉某一属蚊虫,在媒介蚊虫监测中可有针对性地采用不同的方法。本章在参考蚊虫监测国家标准的基础上,兼顾应急监测的要求,列举了伊蚊、按蚊和库蚊应急监测方法。方法的分类并非严格固定,可以用不同方法采集同属或同种蚊虫;同样,一种抽样方法,也可以采集不同属或种蚊虫。

一、伊蚊监测方法

伊蚊属是蚊科中最大的一属。中国伊蚊中比较重要的有覆蚊亚属的埃及伊蚊(*Aedes aegypti*)和白纹伊蚊(*Aedes albopictus*)。伊蚊是登革热、基孔肯雅热、寨卡病毒病、黄热病

(yellow fever)等蚊媒传染病的主要传播媒介。

伊蚊成蚊监测方法中,人诱停落法是最经典、最敏感的方法,但是应急监测往往是在发生疫情或危险状况时进行的监测,采用人诱停落法的监测者存在被叮咬和感染的风险,因此在蚊媒传染病媒介应急监测中不得使用该方法。本章列举的是其他可以应用于伊蚊应急监测的方法,包括成蚊监测和蚊幼、蚊卵监测。伊蚊成蚊监测方法主要包括双层叠帐法、二氧化碳诱蚊灯法、BG trap 法、黑箱法和栖息蚊虫捕捉法;伊蚊蚊幼和蚊卵监测方法主要包括布雷图指数法、诱蚊诱卵器法和路径法等。

(一)双层叠帐法

1. 适用范围 双层叠帐法(human-baited double net trap)适用于嗜人血成蚊(如伊蚊属)的监测。

2. 器材、试剂 双层叠帐(内外两层帐子构成,其中内帐垂地,外帐距离地面 25cm,两帐间距约 30cm,网眼尺寸 1.5mm)、电动吸蚊器、手电筒、乙醚等(图 1-1、图 1-2)。

3. 操作步骤 白纹伊蚊活动高峰时段内,在小区绿化处选择一处相对避风的地方,悬挂蚊帐。外层蚊帐上下四角撑开固定,使蚊帐下缘距离地面 25cm。里层蚊帐四角用绳子固定于外层蚊帐四角,下缘垂到地面并与地面形成一个封闭环境。诱集者位于内部封闭蚊帐中暴露两条小腿,收集者手持电动吸蚊器捕获两层蚊帐之间停落的伊蚊,捕蚊时间 30min。记录诱蚊开始与结束的时间、地点、温度、湿度和风力,鉴定蚊种,并计算蚊密度。

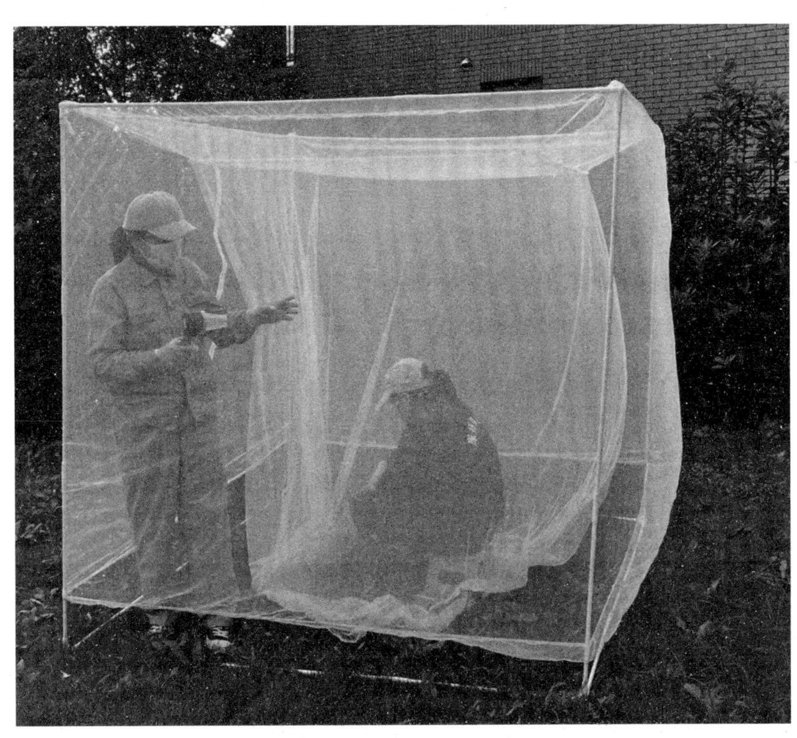

图 1-1 双层叠帐法现场监测

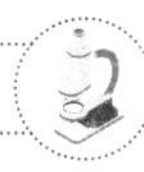

4. 密度计算　帐诱法蚊密度计算公式：

$$D=\frac{N_{\mathrm{m}}}{N_{\mathrm{n}}\times T} \qquad (式 1\text{-}1)$$

式中：

D——帐诱法蚊密度，单位为只每顶［只/(顶·h)］；

N_{m}——雌蚊数量，单位为只；

N_{n}——蚊帐数量，单位为顶；

T——诱蚊时间，单位为时(h)。

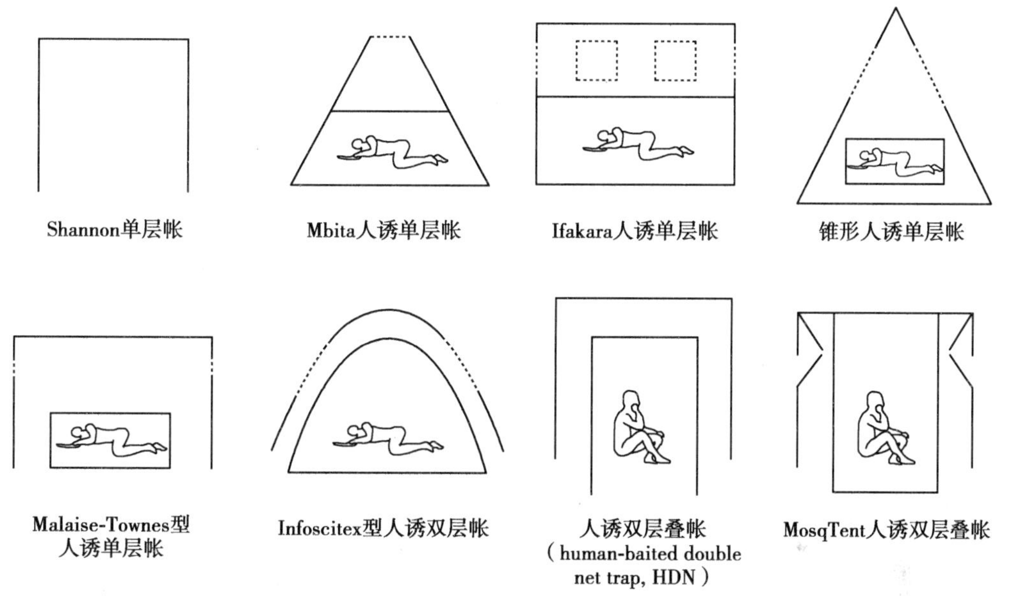

图 1-2　文献中不同的帐诱法

说明：双层叠帐法是帐诱法的一种，文献中的帐诱法，根据诱饵类别可分为人帐诱法(human-baited)、动物帐诱法(animal-baited)以及其他诱饵帐诱法等。动物帐诱多用于按蚊、库蚊的监测（见后文的动物帐诱法）；帐篷类型包括单层帐和双层帐等。根据文献报道，国外尚有学者开发出来基于帐篷进一步改装的新型帐诱法(tent-trap)用来进行媒介蚊虫的监测，如 human-baited tent trap 用于疟疾媒介按蚊的监测等。本书中讲到的双层叠帐是目前国内使用较为普遍的应急监测设备，双层叠帐法是在应急状态下替代人诱停落法的蚊媒监测方法。高强等开展的现场研究结果显示，相比人诱停落法，双层叠帐法的优点是安全性较高且可以避免监测个体差异造成的偏倚(human-bait bias)；缺点是监测效率低于人诱停落法，如果捕捉的蚊虫包括叠帐间和叠帐外的蚊虫，其监测效率尚可接受，另外该设备的便携性或操作性较差，费时费力，因此需要进一步改善。

注意事项：该方法中位于帐内充当诱饵的个体不可喷涂蚊虫驱避剂，亦不能吸烟，工作前应避免饮酒；在内外帐之间的捕捉人员需做好个人防护。

（二）二氧化碳诱蚊灯法

1. 适用范围　二氧化碳诱蚊灯法（CO_2-light trap）适用于按蚊属、库蚊属等成蚊的监测；在适当增加 CO_2 流量的情况下，亦可用于伊蚊的应急监测。

2. 器材、试剂　诱蚊灯、干冰或 CO_2 气瓶等。

3. 操作步骤　选择远离干扰光源和避风的场所为挂灯点，诱蚊灯光源离地 1.5m。日落前 1h 接通电源，贴近光源悬挂干冰或把 CO_2 气瓶出气口靠近光源，CO_2 的流量为 100～500ml/min，开启诱蚊灯诱捕蚊虫，直至次日日出后 1h（或根据监测目的选择诱集时间，伊蚊监测宜将监测时间提前到下午蚊虫活动高峰）。密闭收集器后，再关闭电源。收集、分类和记录雌蚊数。记录温度、湿度和风速。

4. 密度计算　蚊密度计算公式：

$$D=\frac{N_m}{N_l\times T} \qquad \text{（式 1-2）}$$

式中：

D——蚊密度，单位为只每台时［只 /（台·h）］或只每台夜［只 /（台·夜）］；

N_m——雌蚊数，单位为只；

N_l——诱蚊灯数，单位为台；

T——诱蚊小时数或诱蚊夜数，单位为时（h）或夜。

说明：二氧化碳诱蚊灯法是灯诱法（light trap）的升级版。伊蚊的活动周期主要在白天（清晨或傍晚），因此灯诱法中单纯的光源对伊蚊的引诱作用不明显，增加 CO_2 会明显改善对伊蚊的引诱效果，因为 CO_2 是一种对蚊虫非常有效的引诱剂，可以吸引寻找吸血宿主的蚊虫前来吸血；在适当增加 CO_2 流量的情况下，同时将监测时间提前到下午白纹伊蚊活动高峰，该方法也可用于伊蚊应急监测。该方法的缺点是增加 CO_2 后设备的便携性降低；此外，当伊蚊密度较低时，其监测效率较以人体为诱饵的监测方法（human-baited trap）要低，适当地增加 CO_2 流量可以提高监测敏感度。

（三）BG trap 法

1. 适用范围　国外研究表明，BG-Sentinel trap（以下简称 BG trap）法监测蚊虫的效果良好，适合捕获埃及伊蚊、白纹伊蚊、波利尼西亚伊蚊以及一些库蚊，如致倦库蚊、淡色库蚊等。国内开展的研究亦显示，BG trap 捕捉白纹伊蚊效果显著，可应用于登革热传播媒介白纹伊蚊的日常监测和应急监测。

2. 器具、试剂　BG trap 是一个可折叠的白色织物容器（亦有深色的版本），白色纱布覆盖容器口。直径 36cm，高 40cm，在容器中间，有一个黑色的管道。捕蚊器工作时，可通过管道形成向下的气流，将捕蚊器附近的蚊子吸进捕蚊器内；还能形成向上的、与人类相似的对流气流来捕获蚊类。另外，BG trap 中有模拟人皮肤表面气味的诱饵剂 BG-lure，这种诱饵能显著增加诱蚊数等；也可额外使用干冰或 CO_2 气瓶，释放 CO_2 气体以增强引诱效果（图 1-3）。

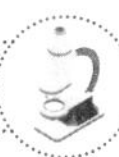

3. 操作步骤 将完全撑开后的BG trap放置在荫凉的、避免阳光直射的地面，放置位置要远离墙角，并且其上方2m内没有遮挡。用于伊蚊应急监测的话，监测时间可以定于15:30—18:30时间段或者根据现场的条件和情况开展监测，监测结束后收集蚊虫，分类，计数。记录温度、湿度和风速。

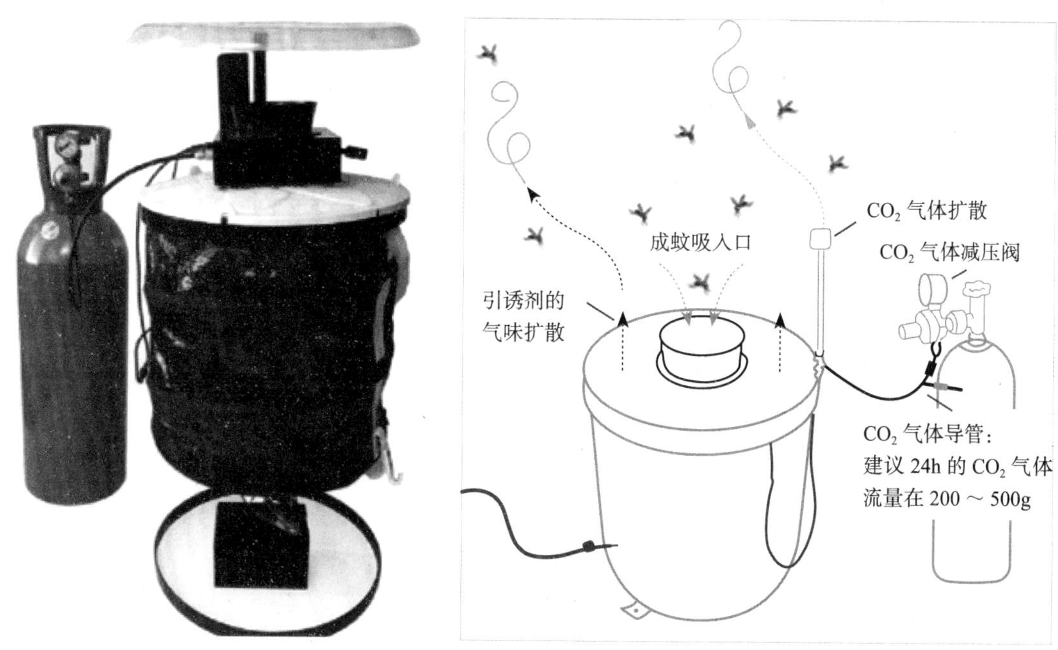

图1-3 带 CO_2 气瓶的BG trap及其工作原理示意图

4. 密度计算 蚊密度计算公式：

$$D=\frac{N_m}{N_b} \tag{式1-3}$$

式中：

D——BG trap捕蚊密度，单位为只每trap[只/trap]；

N_m——雌蚊数量，单位为只；

N_b——trap的数量，单位为trap。

说明：BG trap法作为伊蚊监测方法目前在国内尚未普遍应用。国外研究显示BG trap捕捉伊蚊效率较高，国内开展的部分研究亦显示其捕获白纹伊蚊效果显著，捕获白纹伊蚊雌蚊、雄蚊效果都显著优于紫外诱蚊灯和诱蚊诱卵器，可以应用于登革热媒介白纹伊蚊监测。但亦有不同的意见，BG trap在云南省西双版纳州登革热暴发现场对伊蚊成蚊监测效果不理想，因此需要更多的现场试验证据来支持该方法用于伊蚊监测的效果。目前，在有条件的情况下，该方法可以作为伊蚊应急监测的一个重要辅助方法。

（四）黑箱法

1. 适用范围 适用于监测媒介成蚊密度。可作为伊蚊监测的辅助方法。

2. 器具、试剂　黑箱（0.6m × 0.5m × 0.4m 的木箱，内涂黑，一头开放）、黑布套袋（长 0.25m）、乙醚、电动吸蚊器等。

3. 操作步骤　选择居民户外隐蔽处作为黑箱放置点。日出时开始放置黑箱，24h 后，投入乙醚棉球于黑箱中熏杀蚊虫，或用电动吸蚊器吸取黑箱内所有蚊虫。收集蚊虫，分类，计数。记录温度、湿度和风速。

4. 密度计算　蚊密度计算公式：

$$D=\frac{N_m}{N_b} \qquad (式 1\text{-}4)$$

式中：

D——黑箱捕蚊密度，单位为只每箱（只 / 箱）；

N_m——雌蚊数量，单位为只；

N_b——黑箱的数量，单位为箱；

说明：一般开放的空间、后院、沼泽等地点不适合放置黑箱，户外树丛中，阴暗处，特别是树冠下是比较好的放置地点。此外，要避免光照。关于黑箱法，国内有较多文献做过该方法的比较研究，比较一致的结论是，黑箱法适合于多种蚊种的监测，但主要以淡色库蚊为主，白纹伊蚊构成比相对较低，在伊蚊的应急监测中，可以作为辅助的监测方法。

（五）栖息蚊虫捕捉法

1. 适用范围　适用于人房或动物厩舍中栖息的成蚊的监测。埃及伊蚊等在吸血后会在人房内栖息，因此该方法亦可用于室内伊蚊的监测。

2. 器材、试剂　电动吸蚊器、手电筒、乙醚等。

3. 操作步骤　依据不同蚊种的生态习性选择蚊虫栖息时间及蚊虫栖息场所，在手电筒的照明下，使用电动吸蚊器捕获栖息的蚊虫，每次 15min。用乙醚麻醉捕获的蚊虫，记录每处场所蚊虫的数量和种类。记录温度、湿度。

4. 密度计算　成蚊房屋指数计算公式：

$$I=\frac{N_m}{N_h \times T} \qquad (式 1\text{-}5)$$

式中：

I——房屋成蚊密度指数，单位为只每间时［只 /（间·h）］；

N_m——雌蚊数量，单位为只；

N_h——房屋的数量，单位为间；

T——捕蚊时间，单位为时（h）。

说明：伊蚊的应急监测多在外环境开展，室内环境的伊蚊监测可作为辅助监测方法。

（六）幼虫吸管法

1. 适用范围　适用于居民区蚊虫幼虫（蛹）密度的监测。

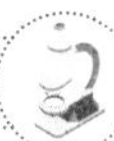

2. 器具　长吸管、小滴管、白色方盘、采样管、水网等。

3. 操作步骤　监测小容器积水中蚊虫幼虫（蛹）密度时，用长吸管把全部水吸到白色方盘内；监测大容器积水和地表积水中的蚊虫幼虫（蛹）密度时，用水网捞捕幼虫（蛹），然后翻扣入盛有水的白色方盘内，再用小滴管把蚊虫幼虫（蛹）吸出放入已编号的采样管内。记录地点、场所和日期。将收集到的幼虫（蛹）进行分类、计数。

4. 密度计算　布雷图指数（百户指数）计算公式：

$$BI=\frac{N_p}{N_h}\times 100 \quad \text{（式 1-6）}$$

式中：

BI——布雷图指数（百户指数），单位为处每百户（处 /100 户）；

N_p——伊蚊阳性积水处数，单位为处；

N_h——检查的居民户数，单位为户。

容器指数计算公式：

$$CI=\frac{N_p}{N_w}\times 100 \quad \text{（式 1-7）}$$

式中：

CI——容器指数；

N_p——阳性积水容器数，单位为个；

N_w——容器数量，单位为个。

蚊虫幼虫密度指数计算公式：

$$I=\frac{N_c}{N_h} \quad \text{（式 1-8）}$$

式中：

I——幼虫密度指数，单位为条每户（条 / 户）；

N_c——幼虫（蛹）数量，单位为条；

N_h——检查的居民户数，单位为户。

幼虫房屋指数计算公式：

$$HI=\frac{B_h}{N_h}\times 100 \quad \text{（式 1-9）}$$

式中：

HI——幼虫房屋指数；

B_h——幼虫（蛹）阳性的房屋数量，单位为户；

N_h——检查的居民户数，单位为户。

（七）诱蚊诱卵器法

1. 适用范围　诱蚊诱卵器法（Mosq-ovi trap）主要适用于白纹伊蚊和埃及伊蚊成蚊、蚊卵的监测。

2. 器具　诱蚊诱卵器，白色滤纸（图 1-4）。

3. 操作步骤　在监测区域的绿化带、草丛、树荫等蚊虫栖息地，将滤纸放入诱蚊诱卵器底部，倒入 20ml 左右的脱氯水，将诱蚊诱卵器放置在光线较强的荫凉地面或离地不超过 1m 高的位置，间隔 50～100m 放置 1 个诱蚊诱卵器，连续放置 72h（3d），第 4 天检查、收集诱到的成蚊及蚊卵，记录伊蚊成蚊和 / 或伊蚊卵阳性的诱蚊诱卵器数量和成蚊数。同时记录监测期间平均气温和降雨情况。

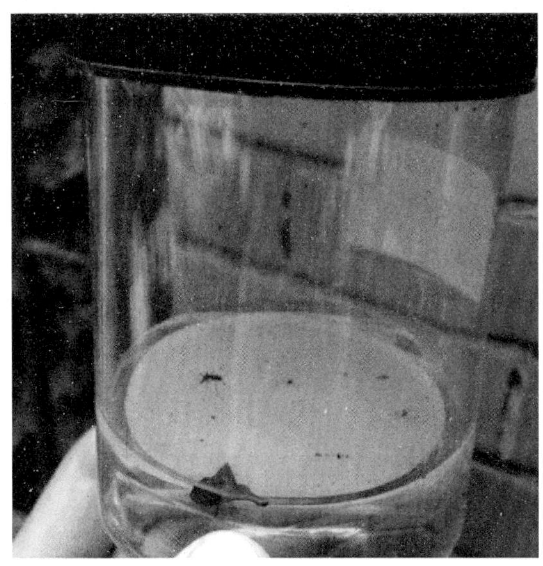
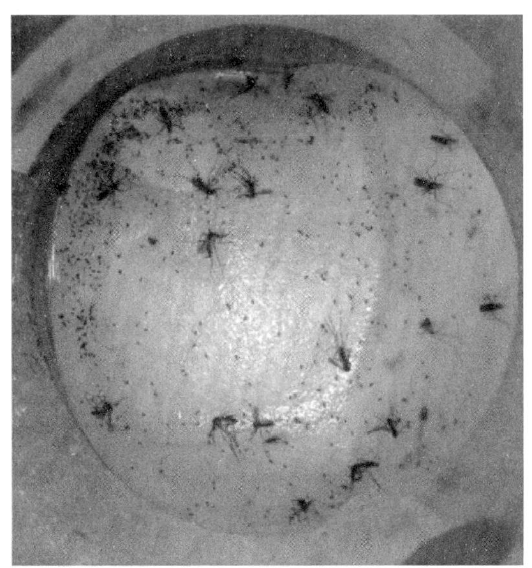

图 1-4　诱蚊诱卵器及捕捉的成蚊和蚊卵

4. 密度计算　诱蚊诱卵指数计算公式：

$$I=\frac{N_u}{N_e}\times 100 \qquad \text{（式 1-10）}$$

式中：

I——诱蚊诱卵指数；

N_u——回收的诱蚊诱卵器中有伊蚊成虫和 / 或伊蚊卵的诱蚊诱卵器数量，单位为个；

N_e——回收的有效诱蚊诱卵器数量，单位为个。

诱蚊密度指数计算公式：

$$I=\frac{N_m}{N_u} \qquad \text{（式 1-11）}$$

式中：

I——诱蚊密度指数，单位为只每个（只 / 个）；

N_m——回收的诱蚊诱卵器捕获伊蚊数量，单位为只；

N_u——回收的诱蚊诱卵器中有伊蚊成虫或伊蚊卵的诱蚊诱卵器数量，单位为个。

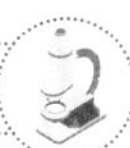

诱卵指数计算公式：

$$I=\frac{N_p}{N_e}\times 100\% \quad （式 1-12）$$

式中：

I——诱卵指数；

N_p——回收的诱蚊诱卵器中有伊蚊卵的诱蚊诱卵器数量，单位为个；

N_e——回收的诱蚊诱卵器数量，单位为个。

说明：该方法耗时较长（3d），应急监测需要快速获取孳生地数据时，常常进行布雷图指数调查，该方法可以作为伊蚊应急监测的辅助方法。

（八）路径法

1. 适用范围　适用于小型积水和水体的蚊虫幼虫（蛹）的监测。

2. 器具　计步器。

3. 操作步骤　依监测人的步幅设定好计步参数，随身携带计步器等，沿监测路径，以均匀步伐前进，并记录沿途发现幼虫（蛹）阳性容器数和小型容器积水处数，结束后记录路径长度。

4. 密度计算　路径指数计算公式：

$$I=\frac{N_p}{N_k} \quad （式 1-13）$$

式中：

I——路径指数，单位为处每千米（处 /km）；

N_p——阳性容器数和阳性小型积水处数，单位为处；

N_k——监测行走距离，单位为千米（km）。

二、按蚊和库蚊监测方法

库蚊属是库蚊亚科中的第二大属，库蚊属的某些种群是我国流行性乙型脑炎与淋巴丝虫病病原体的重要传播媒介，尖音库蚊复合组是全球范围内西尼罗病毒（West Nile virus，WNV）的主要传播媒介，且近期有研究表明，致倦库蚊可以传播寨卡病毒（Zika virus）等。按蚊属是我国疟疾和淋巴丝虫病的重要传播媒介，也具有特殊的重要性。

上述伊蚊监测方法大部分同样适用库蚊和按蚊的应急监测，此外亦有主要适用于库蚊、按蚊的监测方法，主要包括灯诱法、动物诱集法、动物帐诱法、挥网法、幼虫勺捕法等。

（一）灯诱法

1. 适用范围　灯诱法（light trap）适用于畜禽棚内或其附近按蚊属、库蚊属等成蚊的监测。

2. 器材、试剂　诱蚊灯、乙醚等（图 1-5）。

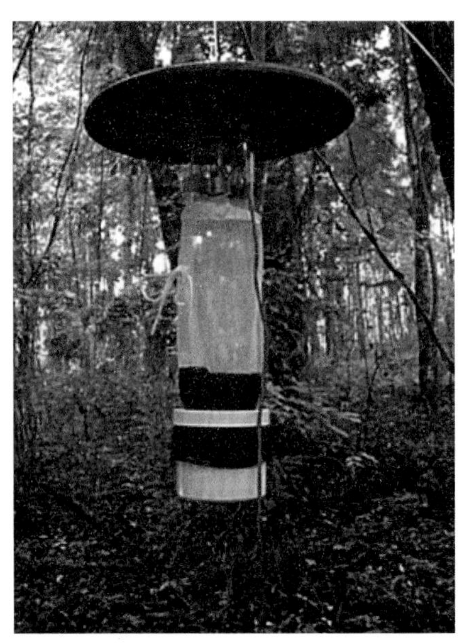
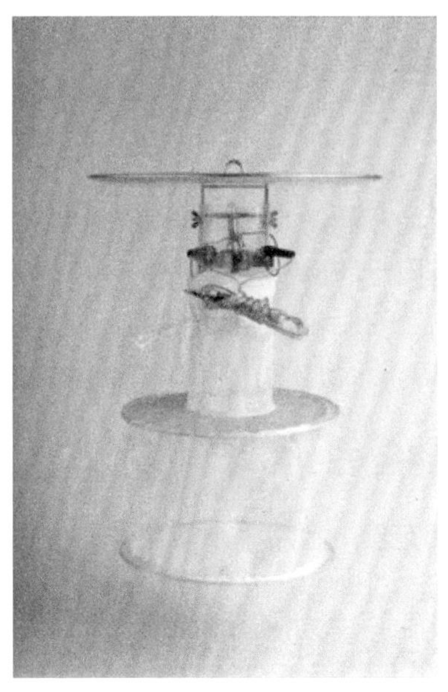

图 1-5　诱蚊灯（CDC light trap）

3. 操作步骤　选择远离干扰光源和避风的场所为挂灯点，诱蚊灯光源离地 1.5m。日落前 1h 接通电源，开启诱蚊灯诱捕蚊虫，直至次日日出后 1h（或根据监测目的选择诱集时间）。密闭收集器后，再关闭电源。收集、分类和记录雌蚊数。记录温度、湿度和风速。

4. 密度计算　蚊密度计算公式：

$$D=\frac{N_m}{N_l \times T} \qquad \text{（式 1-14）}$$

式中：

D——蚊密度，单位为只每台夜［只 /（台·夜）］或只每台时［只 /（台·h）］；

N_m——雌蚊数量，单位为只；

N_l——灯的数量，单位为台；

T——诱蚊小时数或诱蚊夜数，单位为夜或时（h）。

说明：可根据监测目的选择适合的监测点，例如针对乙脑媒介三带喙库蚊进行监测，应选择猪棚，可以将诱蚊灯放置在猪棚内，也可放置在猪棚门口。如果进行疟疾媒介中华按蚊的监测，可将诱蚊灯放置在牛棚内。

（二）二氧化碳诱蚊灯法（CO_2-light trap）

二氧化碳诱蚊灯法是在诱蚊灯光引诱的基础上增加了 CO_2 引诱，蚊虫捕捉效率较单纯的灯诱法要高，因此该方法除可用于伊蚊监测外，更适用于按蚊属、库蚊属等成蚊监测。较多研究表明该方法监测库蚊属蚊虫的效率较高，具体监测方法可参照“伊蚊监测方法”部分。

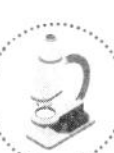

(三)双层叠帐法

帐诱法包含很多类型,国外较多关于帐诱法的开发研究都是针对疟疾媒介——按蚊属蚊虫开展的,如基于小型便携帐篷开发帐诱法(human-baited tent trap)及带有电击杀灭蚊虫作用的帐诱法(mosquito-electrocuting trap)等。双层叠帐法是帐诱法的一种,该方法亦适用于按蚊、库蚊的监测,具体监测方法可参照“伊蚊监测方法”部分。

(四)动物诱集法

1. 适用范围　很多蚊种偏好吸食动物的血,动物诱集法是根据蚊虫的行为进行的监测。中华按蚊是人畜血液兼吸的蚊种,但偏好家畜的血液,特别偏好牛血;三带喙库蚊偏好家畜血液,特别是牛、马、猪的血液。根据监测的目标蚊虫种类,确定使用何种动物作为诱饵。

2. 动物、器具、试剂　当地的牛、马、猪等,电动吸蚊器或手持式蚊虫采样器、手电筒、乙醚等。

3. 操作步骤　选择蚊虫活动高峰期。固定动物开始诱集。用电动吸蚊器或手持式蚊虫采样器捕获动物身体上的蚊虫,每次 30min,或根据监测目的设定时间。对蚊虫进行收集、分类和计数。及时记录温度、湿度和风速。

4. 密度计算　蚊密度计算公式:

$$D=\frac{N_{\mathrm{m}}}{N_{\mathrm{a}}\times T} \qquad (式 1\text{-}15)$$

式中:

D——动物诱集蚊密度,单位为只每头次[只/(头·次)]或只每头分[只/(头·min)];

N_{m}——雌蚊数量,单位为只;

N_{a}——动物的数量,单位为头;

T——诱蚊次数或诱蚊时间,单位为次或分(min)。

说明:此方法涉及较大型动物,因此需要注意安全,监测过程中需要将动物如牛、马、猪固定,避免被动物伤害。

(五)动物帐诱法

1. 适用范围　帐诱法的一种,适用于嗜吸动物血的成蚊的监测,包括某些重要的按蚊、库蚊媒介。

2. 动物、器具、试剂　牛、马、猪等动物(根据蚊虫嗜血性进行选择),诱蚊帐(长 × 宽 × 高 =6m × 4m × 2m,帐顶和帐底大小一致),手电筒,乙醚,电动吸蚊器等(图 1-6)。

3. 操作步骤　选择蚊虫活动高峰期,将蚊帐悬挂,上下四角撑开固定,使帐下缘距地面250mm。固定动物于蚊帐内,用电动吸蚊器捕获诱入帐中的蚊虫,夜间使用手电筒作为照明光源,每次 30min(或根据监测目的设定时间)。收集蚊虫,分类、计数。记录温度、湿度和风速。

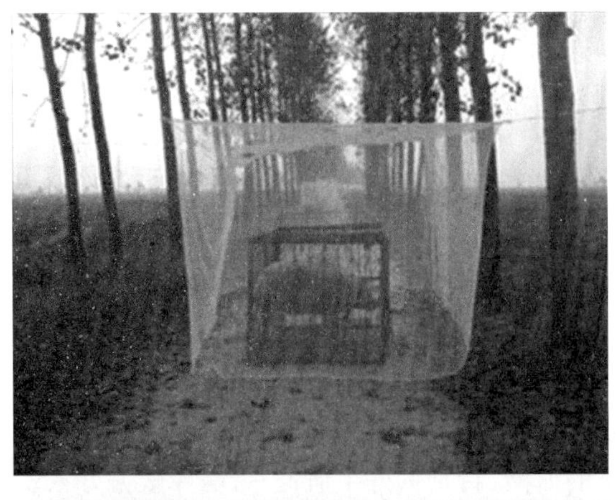
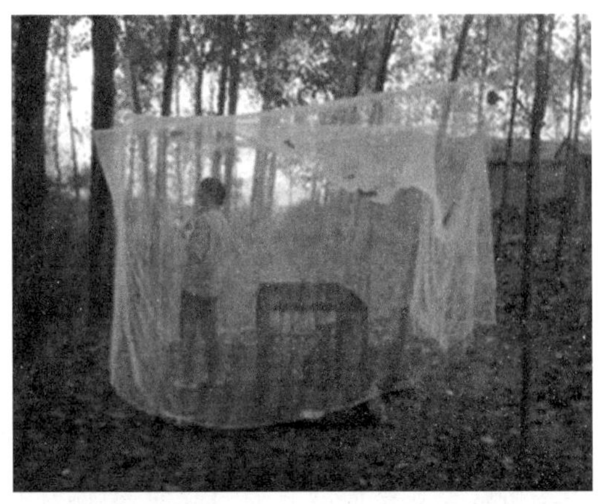
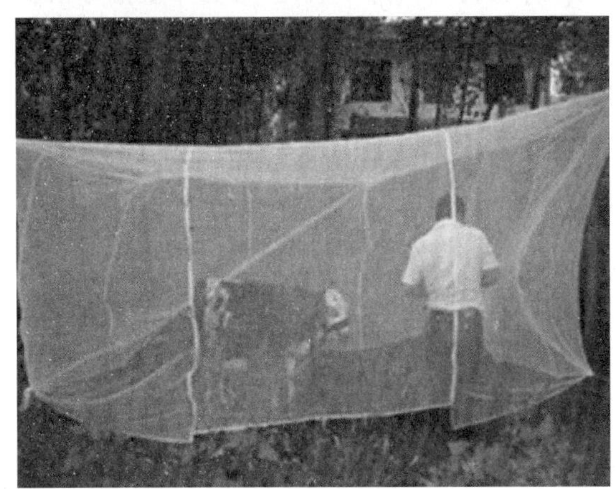
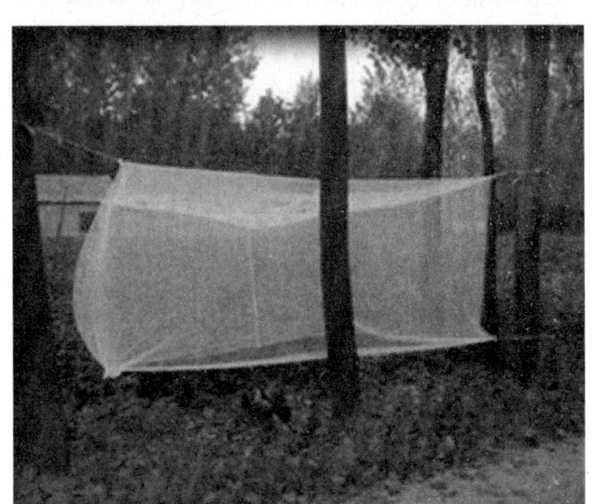
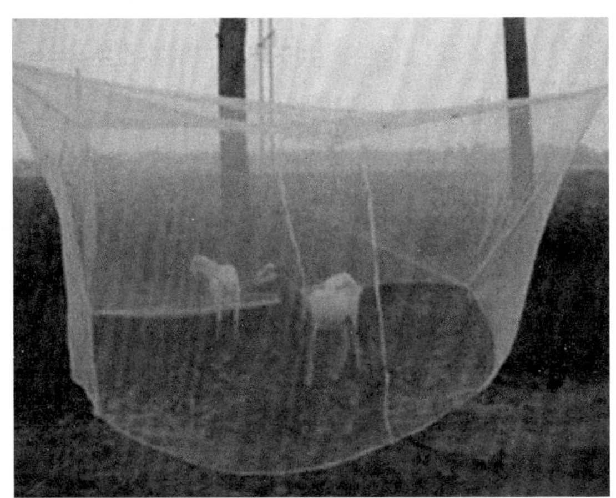

图 1-6　动物帐诱法

4. 密度计算　蚊密度计算公式：

$$D=\frac{N_{\mathrm{m}}}{N_{\mathrm{n}}\times T} \qquad \text{（式 1-16）}$$

式中：

D——动物帐诱蚊密度，单位为只每顶时［只/(顶·h)]；

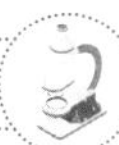

N_m——雌蚊数量，单位为只；

N_n——蚊帐数，单位为顶；

T——诱蚊时间，单位为时（h）。

说明：此方法涉及较大型的动物，因此需要注意安全，监测过程中需要将动物如牛、马、猪固定，避免被动物伤害。

（六）挥网法

1. 适用范围　适用于飞行中成蚊的监测。

2. 器材、试剂　捕虫网（末端钝圆的圆锥形网，用60目绢纱制成，口径200mm，深600mm）、乙醚等。

3. 操作步骤　选择蚊虫活动高峰时间，或采取人工干扰造成蚊虫活动。挥网时，监测者手持网柄“∞”形挥网，以50次/min的频率挥动捕蚊网，挥网5min，收网前用力挥3～4次，使捕捉的蚊虫集中于网底，麻醉蚊虫，将蚊虫标本取出分类、计数。记录温度、湿度和风速。

4. 密度计算　蚊密度计算公式：

$$D=\frac{N_m}{N_n} \tag{式 1-17}$$

式中：

D——网捕蚊密度，单位为只每网（只/网）；

N_m——雌蚊数量，单位为只；

N_n——网的数量，单位为网。

说明：该监测方法可以选择蚊虫在黄昏时群舞的时机，或者吸血高峰时机开展，也可以在栖息地如草丛中扰动，选择蚊虫飞起来的时机，进行挥网；收网前用力挥3～4次，使进入捕虫网内的蚊虫集中于网底，这个动作比较关键，否则蚊虫不能集中难以全部收集。

（七）黑箱法

相比伊蚊，该方法对库蚊的监测效率更高，因此适用于库蚊、按蚊的应急监测。具体监测方法可参照“伊蚊监测方法”部分。

（八）栖息蚊虫捕捉法

我国重要媒介蚊虫嗜人按蚊、微小按蚊、淡色库蚊和致倦库蚊吸血后在人房内栖息，中华按蚊在吸血后主要在人房和牛舍中栖息。因此该方法同样适用于人房或动物厩舍中栖息的库蚊、按蚊的监测，具体监测方法可参照“伊蚊监测方法”部分。

（九）幼虫勺捕法

1. 适用范围　适用于大中型水体的蚊虫幼虫（蛹）的监测。

2. 器具　长吸管、小滴管、采样管、500ml标准水勺等。

3. 操作步骤　沿着大中型水体岸边，每隔10m选择一个采样点，用水勺迅速从水体中舀起一勺水，吸出幼虫（蛹）并放入已编号的采样管中，分类、计数，并记录日期、场所。

4. 密度计算　采样勺指数计算公式：

$$I=\frac{N_p}{N_t}\times 100 \qquad \text{（式 1-18）}$$

式中：

I——幼虫（蛹）采样勺指数；

N_p——阳性勺数，单位为勺；

N_t——采集总勺数，单位为勺。

勺舀指数计算公式：

$$I=\frac{N_c}{N_p} \qquad \text{（式 1-19）}$$

式中：

I——幼虫（蛹）勺舀指数，单位为条每勺（条/勺）；

N_c——采集所得的蚊虫幼虫（蛹）总数，单位为条；

N_p——阳性勺数，单位为勺。

（高强　朱江　徐劲秋）

第二章　鼠密度监测

鼠类对人类的危害涉及各个方面，如传播鼠疫、肾综合征出血热、钩端螺旋体病等多种传染病，严重威胁人类健康；同时危害经济作物，破坏农、林、牧业生产；还可危害工业及其他行业的生产经营，包括咬破电线绝缘层造成漏电失火、啃断电缆造成通信中断，航运、空运等交通受阻等等。鼠类一般昼伏夜出，不易被发现，特别是在复杂隐蔽的环境中更难被发现。

鼠密度监测是指利用特定方法测定单位面积或空间内鼠类种群数量，以表示其密度程度。鼠密度测定方法是鼠传疾病监测和防制不可缺少的重要组成部分，是评价鼠害风险和灭鼠效果的重要依据。由于鼠类的生态和活动在种间相差很大，即使是同种鼠生活环境也不尽相同，不可能有一种对任何鼠种、在任何场所都适用的鼠密度调查方法。鼠密度测定受鼠种、选点、测定人员、测定目的及环境因素等多方面的影响，不同鼠密度测定方法所得的结果会有较大区别。因此，选择适合的鼠密度测定方法尤为重要，尤其是在应急监测中，更要兼顾监测效率、监测准确度和现场实施的可行性。

本章主要介绍国家标准中的一些最常用的、传统的鼠密度监测方法，该类方法对监测设备要求不高，监测实施相对容易，可以用于鼠类侵害的应急监测；此外，本章简单介绍几种其他特殊条件下应用较多的监测方法及新型的鼠密度监测设备。

第一节　标准中的鼠密度监测方法

一、粘鼠板法

1. 器具　粘鼠板，胶面规格为 150mm×200mm。

2. 操作步骤　将粘鼠板展开，紧靠墙基放置于室内鼠类经常活动或栖息的场所。每 $15m^2$ 房间对角各放置 1 张。粘鼠板应避免放置于阳光直射、水淋、地面潮湿的场所，并防止尘土等污物对粘鼠板的污染。记录经过一夜粘捕到的鼠的种类和数量。以粘捕率或粘捕指数表示鼠密度。

3. 密度计算　粘捕率计算公式：

$$R=\frac{N_p}{N_e}\times 100\% \qquad \text{（式 2-1）}$$

式中：

R——粘捕率；

N_p——捕获鼠的粘鼠板数，单位为块；

N_e——有效粘鼠板数，单位为块。

粘捕指数计算公式：

$$I=\frac{N_r}{N_e} \qquad \text{（式 2-2）}$$

式中：

I——粘捕指数，单位为只每块（只 / 块）；

N_r——捕鼠数，单位为只；

N_e——有效粘鼠板数，单位为块。

说明：相比鼠夹法，粘鼠板法的监测结果更加准确，其优点可以概括 3 个方面：①粘鼠板对鼠的新物反应小；②捕鼠后，即使逃脱也有痕迹，不易造假；③一次性，无须调整，布放省力、简单、少丢失。

粘鼠板是一种操作简便，对人安全的捕鼠器械。粘鼠板法比夹夜法操作简单、卫生，对人安全；比粉迹法对环境的要求低，监测结果更准确。此外，粘鼠板对鼠类的新物反应小。粘鼠板法的缺点是粘鼠板成本高，且室外阳光直射、雨淋、地面潮湿、尘土和污物等会影响粘鼠效果。因此粘鼠板法主要适用于室内鼠密度监测，包括交通工具、餐馆、宾馆、饭店、单位食堂、食品制售店铺或商场；一定条件下，外环境也可以使用。

二、夹夜法

1. 器具　鼠夹规格 120mm × 65mm，感量为 2g ± 0.2g。

2. 操作步骤　以生花生米或油条等为诱饵，室外沿一定地势放置鼠夹，夹距 5～10m，行距 20～50m。室内沿墙基放置，鼠夹和墙基垂直，踏板端靠墙。小于 $15m^2$ 房间放置 1 夹，$15m^2$ 房间放置 2 夹，大于 $15m^2$ 的房间按 $15m^2$ 为 1 间折算标准间数，放夹数量依此类推。傍晚放置，次日清晨检查记录捕获鼠的种类及数量。以捕获率表示鼠密度。

3. 密度计算　捕获率计算公式：

$$R=\frac{N_r}{N_e}\times 100\% \qquad \text{（式 2-3）}$$

式中：

R——捕获率；

N_r——捕获鼠的鼠夹数，单位为夹；

N_e——有效鼠夹数，单位为夹。

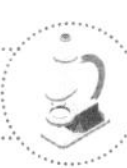

说明:方法简单,在不同生活环境、季节都可正常使用。在调查鼠密度的同时又可收到灭鼠效果,并可获得鼠种结构、鼠标本及繁殖情况等资料。其不足之处是容易引起鼠类产生不同程度的新物反应,长期布放捕鼠率明显降低。

无效夹判断:①不明原因击发没有捕获鼠的鼠夹;②捕获鸟类、蛙类等非鼠类小型动物的鼠夹;③诱饵丢失没有击发的鼠夹;④遗失的鼠夹。

已击发,但鼠夹上仅有少量鼠毛、小段鼠尾或鼠爪的鼠夹计为有效夹,但不计为阳性鼠夹。

布夹总数减去无效夹数,即为有效夹数。

当鼠密度较低时,测定结果误差较大,且调查结果受鼠夹型号、器械灵敏度、布放位置、诱饵、鼠种和外环境条件等多方面影响,因此当鼠密度较低时不推荐用夹夜法进行监测。此外,利用此法考核灭鼠效果时,灭鼠前监测捕鼠的影响使得结果偏低。

三、粉迹法

1. 器具　手电筒、滑石粉、双层纱布袋、“凹”字形或“直角”形支子(空隙大小为200mm×200mm)。

2. 操作步骤　将滑石粉装入纱布袋,选择平整、干燥的地面,支子紧贴墙基,在支子上方约 50mm 处轻轻抖动纱布袋,布撒一薄层滑石粉,粉块厚度约 0.5mm。小于 15m^2 房间布放 2 块,15m^2 房间布放 2 块,大于 15m^2 房间按每 15m^2 折算 1 间,间距不小于 5m。晚上布粉,次日早晨检查,记录阳性粉块数和有效粉块数。以鼠迹阳性率表示鼠密度。

3. 密度计算　鼠迹阳性率计算公式:

$$P=\frac{N_p}{N_e}\times 100\% \qquad (式 2\text{-}4)$$

式中:

R——鼠迹阳性率;

N_p——阳性粉块数,单位为块;

N_e——有效粉块数,单位为块。

说明:该方法亦称粉块法,是应用最普遍的方法之一。优点是应用简便,可以不受食物、诱饵等因素的影响,不需要特殊器械,不会引起鼠类新物反应;灵敏度高,在鼠密度较低的环境中可以用于确定是否有鼠存在,适用于大面积鼠情调查和灭鼠效果考核。缺点是由于粉迹法灵敏度太高,其结果往往较实际情况高,误差较大;其应用范围有一定局限性,受地形、地物及单位面积内鼠类数量影响较大。

四、盗食法

1. 器具　选择当地鼠类喜食、便于检查的饵料(如 10mm 见方的红薯块),诱饵钩,细绳,竹节。

2. 操作步骤　①下水道盗食率监测:打开下水道井盖,诱饵钩钩住饵料,用细绳将饵料吊入井中,细绳系牢在井壁或将竹节斜插入下水道,诱饵放在竹节上,盖好井盖;②地面或室内盗食率监测:诱饵钩钩住饵料,或用细绳穿入诱饵,细绳一段系牢在墙边物体上。做好标记,次日检查,被鼠类盗食或留有啮痕的饵料即为阳性饵料。以盗食率表示鼠密度。

3. 密度计算　盗食率的计算公式:

$$R=\frac{N_p}{N_t}\times 100\% \qquad \text{(式 2-5)}$$

式中:

R——盗食率;

N_p——阳性饵料数,单位为块;

N_t——总饵料数,单位为块。

说明:适用范围广,多用于小范围鼠情调查和控制效果考核。在下水道内使用可将诱饵放在斜插入下水道的竹节上或绑在竹片上,避免绳子挂太高鼠够不着,放太低诱饵浸在水里。该方法简单易行,既是鼠密度调查的方法,也是毒饵适口性观察的常用方法,但不能了解鼠类的构成比;耗费粮食,且食饵不同,结果相差较大。在实施过程中,鸟、兽等活动对调查结果会有一定影响。

五、鼠迹法

1. 器具　手电筒、镊子、计步器。

2. 操作步骤　室内鼠迹检查:检查房间内鼠迹,如活鼠、鼠尸、鼠爪印、鼠粪、鼠咬痕、鼠洞、鼠道等,有 1 处鼠迹的房间就算鼠迹阳性房间。检查房间数按如下规定计算,即 $15m^2$ 或不足 $15m^2$ 房间算 1 间,大于 $15m^2$ 房间按每 $15m^2$ 为 1 间折算。以鼠迹阳性率表示鼠密度。

外环境鼠迹检查:沿选择的线路如公路或铁路两侧、河湖两岸或公共绿地行走,记录行走距离内发现鼠迹的处数。以路径指数表示鼠密度。

3. 密度计算　室内鼠密度计算公式:

$$R=\frac{N_p}{N_t}\times 100\% \qquad \text{(式 2-6)}$$

式中:

R——鼠迹阳性率;

N_p——阳性房间数,单位为间;

N_t——总房间数,单位为间。

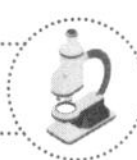

外环境鼠密度计算公式：

$$I=\frac{N_p}{L} \quad \text{（式 2-7）}$$

式中：

I——路径指数，单位为处每千米（处 /km）；

N_p——鼠迹数，单位为处；

L——检查距离，单位为千米（km）。

说明：鼠迹法是所有鼠密度测定方法中最简单的一种，省工、省料，可在白天任何时间进行，夜间检查需配备的调查工具亦仅为手电筒等，且鼠洞、鼠咬痕客观存在，在环境中显而易见，不易被人为破坏。鼠迹法工作效率高，特别适用于检查验收时鼠密度考核。缺点是不同人员所测定的鼠密度误差较大，鼠粪、鼠道等易被清除，小动物痕迹易与鼠迹混淆，因此多数情况下作为主观指标使用。

六、堵洞查盗法

1. 器具　手电筒、铲具、卷尺。

2. 操作步骤　确定调查样方，测定面积（用公顷表示），堵塞样方内所有鼠洞，24h 后检查盗开鼠洞数。以单位面积的鼠洞数或鼠洞盗开率表示鼠密度。

3. 密度计算　鼠密度计算公式：

$$N=\frac{N_p}{S} \quad \text{（式 2-8）}$$

式中：

N——单位面积鼠洞数，单位为个每公顷（个 /hm^2）；

N_p——盗开鼠洞数，单位为个；

S——样方面积，单位为公顷（hm^2）。

鼠洞盗开率计算公式：

$$R=\frac{N_p}{N_t}\times 100\% \quad \text{（式 2-9）}$$

式中：

R——鼠洞盗开率；

N_p——盗开的鼠洞数，单位为个；

N_t——堵塞的鼠洞数，单位为个。

说明：不需要专门器械，主要用作外环境鼠密度考核，尤其是鼠密度较高的野外鼠或北方家鼠（即鼠与洞的比例较为恒定时）。灭鼠前、后均需堵洞，功效较低；需对鼠洞进行判别和标记，对鼠洞的辨识能力和操作能力要求较高；由于鼠类习性不同，如一鼠多洞或多鼠一洞，会致调查结果的误差偏大。

第二节　其他鼠密度监测方法

一、粉格法（九格法）

粉格法是在粉块法基础上发展来的，可以显著提高监测的精度。粉块法单独使用测定鼠密度不够精确，如 1 块阳性粉块可能有 10 只鼠跑过，也有可能只有 1 只鼠跑过，因此应用于灭鼠效率评价是不合理的。赵成善 1983 年首次报道用粉格法测定鼠密度，将标准粉块分成 100 格和 400 格，使得测量精确度显著提升。实际操作中若分格太细，会使得测定工作过于复杂而繁重，因此为了利于操作，有学者提出粉格法以 9 格为宜，操作时粉块按常规布放，检查时采用 20cm × 20cm "#" 形 9 个铁丝框架测定阳性粉块的阳性格数，可以合理测定鼠密度，且便于检查和计算。

计算方法同粉迹法计算阳性粉块数，同时在阳性粉块基础上计算阳性格数。

二、捕鼠笼法

又称笼夜法，操作和计算方法同夹夜法，但监测器具采用 30cm × 15cm × 15cm 专业捕鼠铁丝笼。

该方法捕获率较低，且不稳定，但可获得活鼠。此法适宜应急监测中鼠传疾病及其鼠体寄生虫的调查。

三、电网电击法（电子灭鼠器法）

该方法更多地结合现场灭鼠工作，在灭鼠的同时统计现场的鼠密度。电网电击法俗称"电猫"，利用微电流高压对鼠类进行快速击倒杀灭。与其他灭鼠方法相比，该方法适用范围相对广泛，对食品无污染，但该设备亦存在新物反应，且在使用过程中存在一定的安全隐患，一般情况下，不推荐将其作为监测方法。

第三节　新型鼠密度监测设备及监测方法

一、红外线鼠密度监测

红外相机技术在国外应用比较早，主要用于野生动物的研究和保护，包括对各种野生动物种类、密度、行为等进行监测和研究，随后在国内亦广泛应用于野生动物（包括啮齿动物）

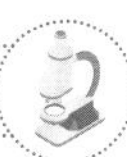

的研究和保护领域。近几年该技术已开始用于鼠情监测，通过直观地观察鼠类活动的图像和视频，该技术不仅可用于室内外鼠害和鼠密度的监测、入境交通工具中的鼠情侦测，还可作为常规鼠密度监测的有益补充。红外相机技术用于鼠情监测的优势有：①拍摄的照片能直观、准确地反映信息，具备夜视功能，且可客观、直接地记录监测对象的生活习性、运动轨迹、外形和数量；②灵敏度高，结果准确可靠，较少受环境和研究者自身条件限制，如用传统方法监测鼠类时出现阴性结果并不代表该时段内监测区域没有鼠类活动，而红外监测阴性结果则可确定该区域内无鼠类活动；③相对于捕捉、直接观测等传统调查方法，该技术对监测对象干扰小、无损伤，结果准确，特别是在对野生动物调查过程中，这种无损伤性调查越显重要；在鼠类监测中，传统方法如夹夜法、粘鼠板法会让鼠主动趋避，影响监测结果的可靠性；④可还原场景，原始记录可长期保存，可对调查对象的整个活动过程进行记录，与传统方法相比具有画面感，所拍摄的电子数据可长期保存。因此，该类监测方法开启了一项全新的隐匿鼠侦测模式，为鼠类监测中存在的诸多盲区和疑问提供了可能的解决途径。

目前，红外相机技术在鼠害监测和鼠密度监测中已经有了较多的使用案例。例如，水利枢纽工程中，部分核心区域一旦被鼠类入侵，发生鼠类啮咬线缆造成事故，后果不堪设想。刘孝祥等利用鼠情智能侦测系统为解决此类鼠类侵害问题提供了有效依据。高强等也利用红外线鼠密度监测仪对超市、餐馆等各类环境进行鼠侵害监测，获得了真实客观的数据。任东升等 2013 年对两种红外鼠密度监测仪进行了比较研究，之后又采用红外感应相机对室内鼠类活动进行监测研究，研究结果均表明鼠类对红外相机没有趋避性，红外相机技术在鼠密度监测中的灵敏度高于夹夜法、粘鼠板法等，这种鼠密度监测方法具有客观性、隐蔽性、非损伤性及监测的长期性等特点。在室外的鼠密度监测中，该技术也有应用。章书声利用该技术对古田山国家级自然保护区中的鼠类活动情况和鼠类密度进行了监测，发现了鼠类密度季节消长状况，这种几乎无干扰性的研究方法提高了室外鼠类监测效率。陆利明等也采用了将红外线侦察原理作为感知单元设计的实时鼠密度智能探测设备在桃园中进行了鼠害监测，得到了更加准确的数据。

除此之外，红外相机技术也有相应缺陷：①监测范围有限，且不能移动，有障碍物会影响监测，如树叶掉落等会导致误拍，在航天器、船舶等内部构造复杂的环境中，使用也不方便；②拍摄质量需进一步提高，拍摄对象个体较小或距离较远，导致拍摄清晰度不够甚至无法感应，红外相机技术有待优化；③红外感应速度有待提高，当调查对象速度过快时，容易造成拍摄图像模糊，不易鉴别；④相机造价较高，而传统的鼠调查工具，如鼠夹、鼠笼、粉块等成本都相对较低。

红外相机在鼠类应急监测应用（图 2-1）方面仍有一些不足亟待改进，如它的监测范围有限，可以增加相机数量或感应单元来弥补有限的监测范围；可以结合智能分析系统，对获取动物目标的运动参数和体态信息进行分析，来得到动物目标的生物学和行为学特征等。另外，除了可利用该技术外，还可以采用抗干扰性好、穿透性较强的微波技术或者地震灾害中常用的雷达波探测技术来弥补红外技术在有障碍物的情况下的劣势。特别是在航空器中的客舱、货舱、电子电气舱、附件舱、起落架舱等环境复杂，视野很不开阔的条件下，单独使用红外相机技术很不可靠，可借助以上两种技术来完善交通工具中隐匿鼠的侦测。未来还可以往无线红外针孔摄像方向发展。针孔摄像机体积小，不仅在室外鼠类侦测中使用方便，还可以用于室内以及航空器、船舶等部分体积较大设备不易进入、空间狭小地方的鼠类侦测。

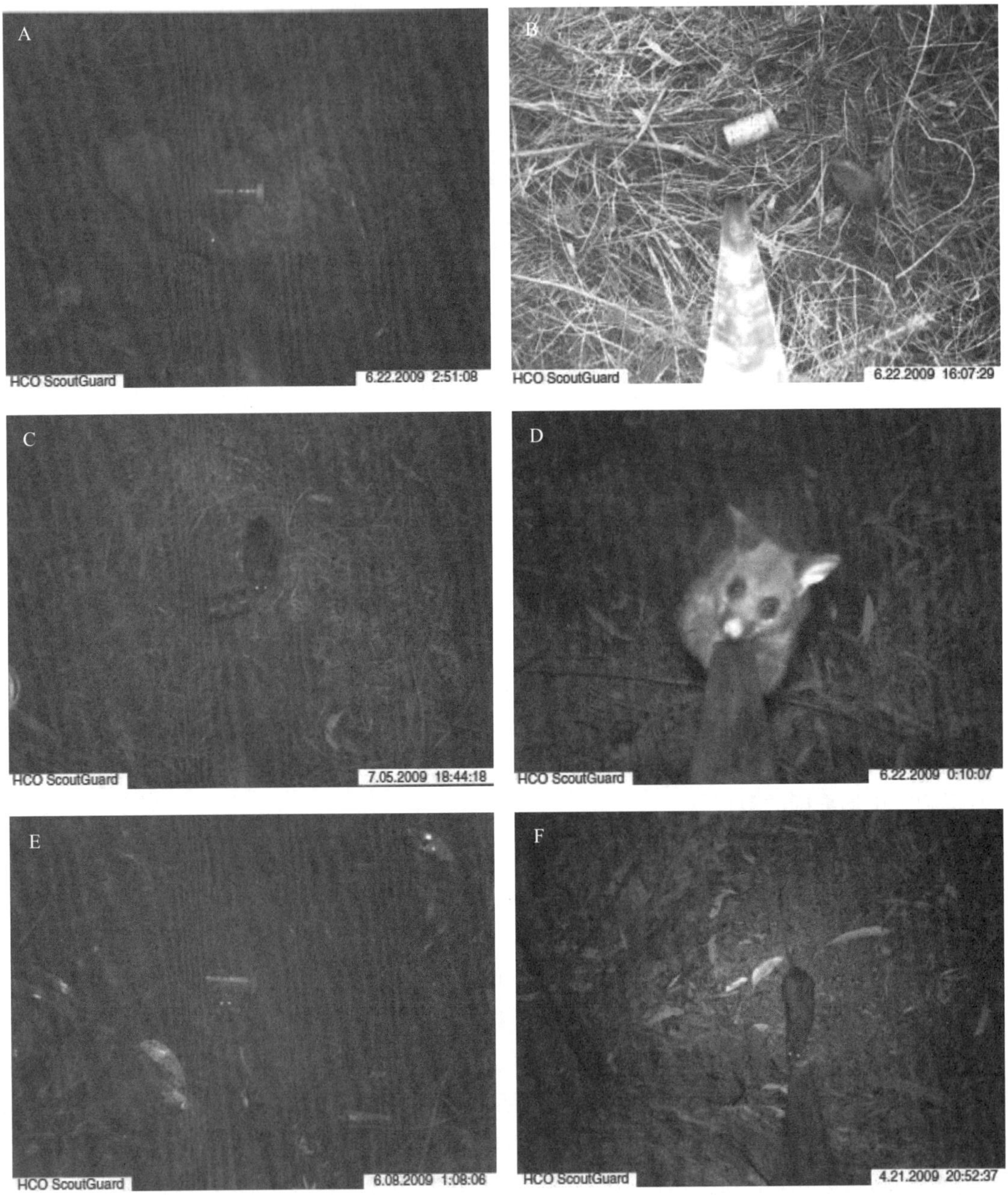

A. 南方棕色斑尾鼠（*Isoodon obesulus*）；B. 肖氏伪鼠（*Pseudomys shortridgei*）；C. 澳沼鼠（*Rattus lutreolus*）；D. 刷尾负鼠（*Trichosurus vulpecula*）；E. 黑宽足袋鼩（*Antechinus swainsonii*）；F. 黑家鼠（*Rattus rattus*）。

图 2-1　红外相机技术用于鼠类侦测

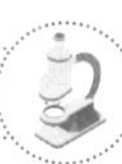

二、紫外线鼠迹探测

便携式鼠迹探测器使用 LED 紫外光源，可在较小的功耗下，提供较强的特定波长的紫外光检测鼠迹残留。鼠类进食周期短，且有边走边排尿的特点，因此基本上有鼠类活动的区域就一定能够监测到鼠尿残留。鼠尿中含有一类特殊物质，其含量与猫、狗等伴侣宠物尿中的含量有明显不同，因此可避免误判情况。该仪器发出的淡紫色光可以将这类物质变成黄白色斑点，从而可以准确辨别鼠迹（图 2-2）。

该方法针对口岸检疫等特殊工作要求所研发，因为传统的鼠类监测方法难以在入境交通工具中广泛使用。而该方法适应性和可操作性均较强，检疫人员可以佩戴紫外防护镜在 3m 的有效距离内探测墙角、食品储存柜等可能有鼠类活动痕迹的区域，通过对可疑荧光斑点的判定进行鼠类活动痕迹的初步筛查，并结合鼠粪、鼠咬痕等其他鼠类活动痕迹来推断是否有鼠存在。

紫外线鼠迹检测仪（鼠迹探测器）可设计成手电筒状，能够大幅度缩小设备体积，具有重量轻、方便携带、使用方便等诸多优点，不但适用于检疫口岸，而且适用于粮库、餐厅、医院等对鼠密度和卫生状况要求较为严格的场所；此外，该设备在学校、办公场所、日常家庭鼠类监测中也能发挥巨大作用。

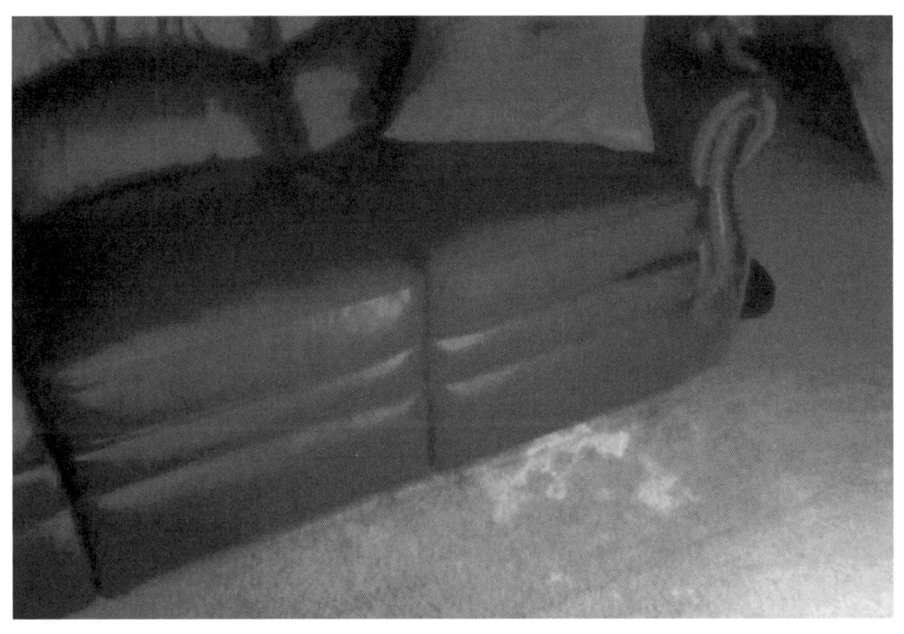

图 2-2　紫外线鼠迹检测仪

三、鼠种类、鼠密度监控仪监测

利用鼠种类、鼠密度监控仪监测的方法主要针对鼠类被用于生物细菌战和恐怖分子实施生物袭击等情况。设备名称为“鼠种类、鼠密度监控仪”。

该监控仪采用数字视频技术、微波通信技术、互联网等先进的网络通信图像监控系统，通过图像信息和电子信息，实时全方位、大范围监测可疑地区媒介动物的活动情况，并捕捉和击杀媒介动物。这样可以有效提高侦检的工作效率。

与传统的方法相比，鼠种类、鼠密度监控仪监测具有实时、同步、直观、具体生动、真实和高效等特点，可以直观、清楚地知晓该地区的鼠的种类、大小、重量、密度以及活动次数及活动时间等具体的活动规律。鼠种类、鼠密度监控仪可以捕捉活体鼠，为科学研究提供自然环境下生长的鼠体，还设有电子击杀装置，可以达到在监测的同时消灭鼠的目的。该成果已获专利（2007201005597）。

（高强）

第三章 蝇密度监测

蝇作为病媒生物之一，可机械传播霍乱、痢疾、伤寒等肠道传染病，在这些疾病的发生地，如果蝇密度非常高，会对疾病的传播推波助澜。《病媒生物密度监测方法 蝇类》(GB/T 23796—2009)中的蝇密度监测方法有笼诱法、粘捕法、目测法和格栅法。

一、笼诱法

笼诱法适用于室外监测蝇密度，如居民区、农贸市场、公共绿地等外环境。捕蝇笼需与诱饵配套使用，一般将捕蝇笼放置在绿地内遮阳处，避免阳光直射。监测时间一般为上午 8:00—9:00 放置捕蝇笼，下午 15:00—16:00 收回，也可以根据需要设定监测时间。实验表明凌晨 4:00—6:00 和晚上 20:00—22:00 都有成蝇进笼，中国疾病预防控制中心的蝇密度监测方案中监测时间是 9:00—次日 9:00，以便捕捉到更多的蝇。

笼诱法监测适用于疾病预防控制专业机构长期进行的蝇类种类与密度监测，也适用于爱卫系统开展灭蝇工作达 C 级水平、国家或省级卫生城市创建工作蝇类监测和评价灭蝇效果，还可以用于某单位自身或委托有害生物防制专业机构(PCO 企业)开展灭蝇工作的蝇类密度监测和灭蝇效果评价。

1. 监测工具 捕蝇笼直径为 250mm，笼体高 400mm，笼脚高 100～300mm，圆锥形芯高 350mm，顶口直径 25mm(图 3-1)。

2. 操作步骤 每个捕蝇笼诱饵盘内放置 50g 红糖、50ml 食醋及 50ml 水，或者按照监测目的采用其他诱饵。诱饵盘与捕蝇笼下沿的间隙应不大于 20mm。监测时间为上午 9:00 到次日 9:00(或者按照监测目的设定监测时间)。监测应避开雨天、大风天。将捕获蝇类麻醉后分类、计数，同时记录温度、湿度和风速等气候数据。

3. 密度计算 蝇密度计算公式：

$$D=\frac{N_f}{N_t \times T} \quad \text{(式 3-1)}$$

式中：

D——蝇密度，单位为只每笼时 [只 /(笼·h)]；

N_f——捕获蝇总数，单位为只；

N_t——投放捕蝇笼数,单位为笼;

T——监测时间,单位为时(h)。

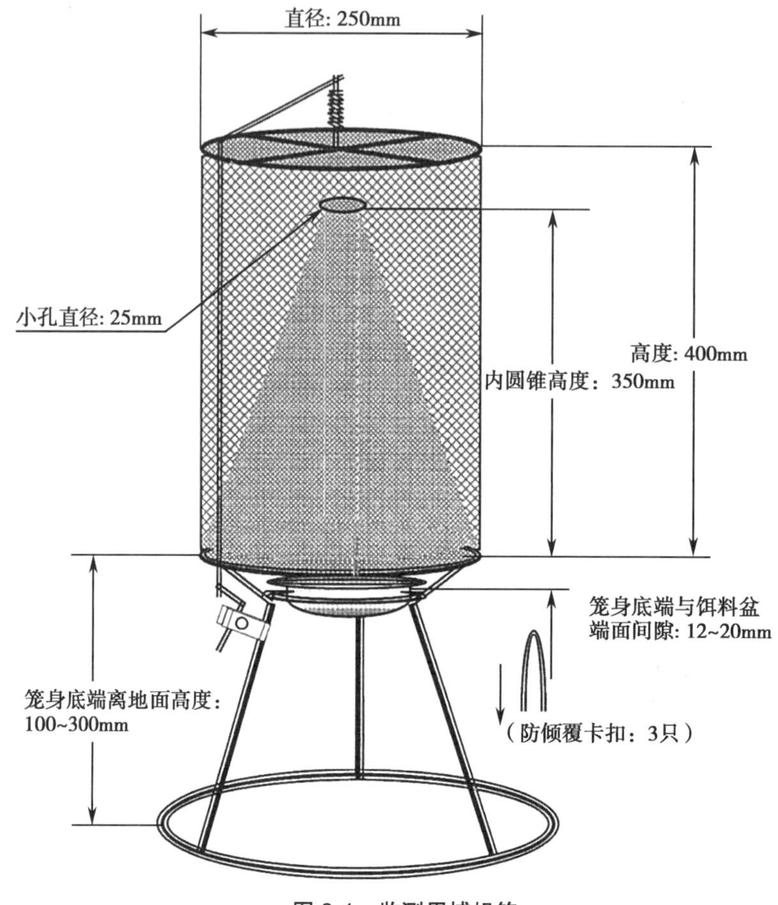

图 3-1 监测用捕蝇笼

注:引自《病媒生物密度监测方法 蝇类》(GB/T 23796—2009)。

二、粘捕法

粘捕法适用于室内监测蝇密度,如厨房、餐厅、超市、农贸市场的室内。监测时间一般为上午 8:00—9:00 放置粘蝇纸或粘蝇带,下午 15:00—16:00 收回,也可以根据需要设定监测时间。粘捕法监测适用于疾病预防控制专业机构开展防制技术研究、防制效果评价,也适用于爱卫系统开展灭蝇工作达 C 级水平、国家或省级卫生城市创建工作蝇类监测和灭蝇效果评价,还可以用于某单位自身或委托有害生物防制专业机构(PCO 企业)开展灭蝇工作的蝇密度监测和灭蝇效果评价。

(一)日常监测

1. 监测工具 粘蝇带(长 400mm,宽 35mm)。

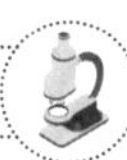

2. 操作步骤　监测时将粘蝇带挂置在离地面 2.5cm 处，粘蝇带之间相距 3m 以上，每标准间放置 1 条。监测时间为上午 9:00 至下午 15:00（或者根据监测目的设置监测时间），记录粘捕到的蝇数，同时记录温度、湿度和风速等气候数据。

3. 密度计算　蝇密度计算公式：

$$D=\frac{N_f}{N_s\times T} \quad \text{（式 3-2）}$$

式中：

D——蝇密度，单位为只每条时［只 /（条·h）］；

N_f——粘捕蝇总数，单位为只；

N_s——粘蝇带数，单位为条；

T——监测时间，单位为时（h）。

（二）应急监测

1. 监测方法　每个监测点（灾民安置点）选 10 个帐篷（活动房、临时住所等）（以 $12m^2$ 左右为一个房间计算），分别悬挂 3 条粘蝇带，粘蝇带之间相距 3m 以上，总计 30 条粘蝇带，24h 后查看粘蝇带上的蝇类数量，记录粘住蝇类总数。

2. 密度计算　蝇密度计算公式见式 3-2。

3. 注意事项　粘蝇带（纸）要放在没有纱窗的室内。粘蝇带的表面要保持清洁，避免水及灰尘污染。

三、目测法

目测法分为成蝇目测法和幼虫目测法。成蝇目测法适用于检查居民户、宾馆、饭店、超市等室内是否有成蝇及其数量，获取室内成蝇侵害率和密度 2 个指标；幼虫目测法适用于检查室内外蝇类幼虫孳生状况，获取蝇类孳生阳性率和密度 2 个指标。目测法一般白天进行，在时间段上没有具体要求，但是如果需对前后监测数据进行比较，则成蝇目测法监测需选择同一个时间段，如 9:00—9:30。成蝇目测法和幼虫目测法监测适用于疾病预防控制专业机构开展防制技术研究、防制效果评价，也适用于爱卫系统开展灭蝇工作达 C 级水平、国家或省级卫生城市创建工作的蝇密度监测和灭蝇效果评价，还可以用于某单位自身或委托有害生物防制专业机构（PCO 企业）开展灭蝇工作的蝇密度监测和灭蝇效果评价。

（一）日常监测

1. 室内成蝇侵害率及阳性间蝇密度

（1）操作步骤：目测法检查并记录标准间数、有蝇标准间数和蝇数，不足 $15m^2$ 的房间计为 1 间，大于 $15m^2$ 的房间以 $15m^2$ 进行折算，记录折合标准间数、阳性标准间数和总蝇数。大于 $15m^2$ 房间的阳性间数以查获蝇数除以 3（只 / 间）来计算，阳性房间数不大于折合房间数。计算室内成蝇侵害率及阳性间蝇密度。

（2）侵害率和密度计算：室内成蝇侵害率计算公式：

$$R=\frac{N_p}{N_t}\times 100\% \quad （式 3-3）$$

式中：

R——侵害率；

N_p——有蝇房间数，单位为间；

N_t——监测房间数，单位为间。

阳性间蝇密度计算公式：

$$I=\frac{N_f}{N_p} \quad （式 3-4）$$

式中：

I——阳性间蝇密度，单位为只每间（只 / 间）；

N_f——蝇总数，单位为只；

N_p——有蝇房间数，单位为间。

2. 蝇类孳生率

（1）操作步骤：调查蝇类的孳生地，检查孳生物内有无蝇类活幼虫和蛹。记录检查的孳生物数、阳性孳生物数和每处或每一单位（如 100g）内的蝇类活幼虫数和蛹数，同时记录温度、湿度等气候数据。

（2）孳生率和密度计算：蝇类孳生率计算公式：

$$R=\frac{N_p}{N_b}\times 100\% \quad （式 3-5）$$

式中：

R——蝇类幼虫孳生率；

N_p——有蝇类活幼虫和蛹的孳生物处数，单位为处；

N_b——调查的孳生物处数，单位为处。

蝇类幼虫孳生密度计算公式：

$$D=\frac{N_l}{N_p} \quad （式 3-6）$$

式中：

D——蝇类幼虫孳生密度，单位为条每处（条 / 处）或条每百克（条 /100g）；

N_l——蝇类活幼虫和蛹数，单位为条；

N_p——有蝇类活幼虫和蛹的孳生物数，单位为处或百克（100g）。

（二）应急监测

1. 监测方法　在每个监测点（灾民安置点）选择厕所和垃圾堆（桶）、帐篷或活动房等临

时住所内、帐篷或活动房等临时住所外三类环境各 5 处，目测苍蝇数目。每处选一点站立，观察半径 2m 之内的蝇类数目，3min 之内计数 2 遍，以数目较高者数字为准，除以 15 即为密度指数。观测时间为 10:00—16:00。

2. 蝇类密度计算　蝇密度计算公式：

$$I=\frac{N_f}{N_p} \qquad (式 3\text{-}7)$$

式中：

I——蝇密度，单位为只每点（只/点）；

N_f——蝇总数，单位为只；

N_p——监测点数，单位为点。

3. 注意事项　当蝇类数量超过 50 只点，计数时间不以 3min 为限。三类环境的蝇密度分别取平均数，作为相应环境类型的蝇密度，以总均数作为监测点蝇密度。

四、格栅法

格栅法适用于室外、多蝇场所监测成蝇密度。格栅法类似于成蝇目测法，只是当现场蝇密度很高，难以准确计数时，以横竖格作为背景，计数每一小格内的蝇数，提高准确率。格栅法监测适用于疾病预防控制专业机构开展防制技术研究，评价防制效果，也适用于有害生物防制专业机构（PCO 企业）开展垃圾堆场、养殖场等蝇密度高的场所灭蝇工作的监测和灭蝇效果评价。

1. 操作步骤　在蝇类活动高峰期，将格栅（$0.25m^2$）放置在多蝇场所，计数并记录 1min 内停落在格栅上的蝇数，同时记录温度、湿度和风速等气候数据。

2. 密度计算　蝇密度计算公式：

$$D=\frac{N_t}{N_g} \qquad (式 3\text{-}8)$$

式中：

D——蝇密度，单位为只每格栅（只/格栅）；

N_t——蝇总数，单位为只；

N_g——监测格栅数，单位为格栅。

（冷培恩）

第四章　蜚蠊密度监测

蜚蠊俗称蟑螂，作为病媒生物之一，可携带40多种病菌，4种以上病毒和7种寄生虫卵，存在传播疾病的风险。《病媒生物密度监测方法　蜚蠊》(GB/T 23795—2009)中的蜚蠊密度监测方法有粘捕法、药激法、目测法。

一、粘捕法

1. 器具　粘蟑纸，胶面规格为170mm×100mm。

2. 操作步骤　监测时，在粘蟑纸中央放置2g新鲜面包屑作为诱饵，将其放置于蜚蠊经常栖息活动的地点，每15m^{2}房间放1张，不足15m^{2}的房间按15m^{2}计算，大于15m^{2}房间按15m^{2}为1间折算，粘蟑纸放置12h，晚放晨收。记录捕获蜚蠊种类及数量，计算蜚蠊粘捕率、侵害率、密度、密度指数。监测点不选择一周内药物处理过的场所，每次监测时，粘蟑纸必须更新。

3. 结果表述　蜚蠊粘捕率计算公式：

$$T=\frac{N_p}{N_e}\times 100\% \qquad (式4\text{-}1)$$

式中：

T——蜚蠊粘捕率；

N_p——粘捕到蜚蠊的粘蟑纸数，单位为张；

N_e——有效粘蟑纸数，单位为张。

蜚蠊侵害率计算公式：

$$I_n=\frac{N_p}{N_t}\times 100\% \qquad (式4\text{-}2)$$

式中：

I_n——蜚蠊侵害率；

N_p——监测到蜚蠊的房间数，单位为间；

N_t——监测总房间数，单位为间。

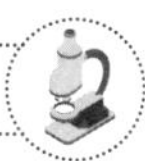

蜚蠊密度计算公式：

$$D=\frac{N_c}{N_e} \qquad （式 4-3）$$

式中：

D——蜚蠊密度，单位为只每张（只 / 张）；

N_c——粘捕到蜚蠊数，单位为只；

N_e——有效粘蟑纸数，单位为张。

蜚蠊密度指数计算公式：

$$I=\frac{N_c}{N_p} \qquad （式 4-4）$$

式中：

I——蜚蠊密度指数，单位为只每张（只 / 张）；

N_c——粘捕到蜚蠊数，单位为只；

N_p——粘捕到蜚蠊的粘蟑纸数，单位为张。

二、药激法

1. 器具及药品　手电筒、蜚蠊密度检测剂。

2. 操作步骤　用蜚蠊密度检测剂对蜚蠊栖息活动场所进行喷洒，用手电筒照明，检查5min 内驱出的蜚蠊，并计数。

3. 结果表述　蜚蠊侵害率计算公式：

$$I_n=\frac{N_p}{N_t}\times 100\% \qquad （式 4-5）$$

式中：

I_n——蜚蠊侵害率；

N_p——有蜚蠊房间数，单位为间；

N_t——监测总房间数，单位为间。

蜚蠊密度计算公式：

$$D=\frac{N_c}{N_t} \qquad （式 4-6）$$

式中：

D——蜚蠊密度，单位为只每间（只 / 间）；

N_c——5min 内激出的蜚蠊总数，单位为只；

N_t——监测总房间数，单位为间。

蜚蠊密度指数计算公式：

$$I=\frac{N_c}{N_p} \tag{式 4-7}$$

式中：

I——蜚蠊密度指数，单位为只每间(只/间)；

N_c——5min 内激出的蜚蠊总数，单位为只；

N_p——有蜚蠊房间数，单位为间。

三、目测法

1. 器具 手电筒。

2. 操作步骤 在监测房间内选择蜚蠊栖息活动的场所，用手电筒照明，检查并记录每个场所 3min 内观察到的蜚蠊种类、数量、活卵鞘数和蟑迹(空卵鞘壳、死尸、残尸等)数。

3. 结果表述 蜚蠊成若虫侵害率计算公式：

$$I_n=\frac{N_p}{N_t}\times 100\% \tag{式 4-8}$$

式中：

I_n——蜚蠊成若虫侵害率；

N_p——有蜚蠊房间数，单位为间；

N_t——监测总房间数，单位为间。

蜚蠊成若虫密度计算公式：

$$D=\frac{N_c}{N_t} \tag{式 4-9}$$

式中：

D——蜚蠊成若虫密度，单位为只每间(只/间)；

N_c——监测到的蜚蠊总数，单位为只；

N_t——监测总房间数，单位为间。

蜚蠊成若虫密度指数计算公式：

$$I=\frac{N_c}{N_p} \tag{式 4-10}$$

式中：

I——蜚蠊成若虫密度指数，单位为只每间(只/间)；

N_c——监测到的蜚蠊总数，单位只；

$\mathrm{N_p}$——有蜚蠊房间数，单位为间。

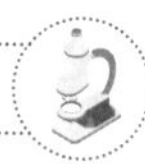

蜚蠊活卵鞘侵害率计算公式：

$$I_n=\frac{N_p}{N_t}\times 100\% \quad (式 4-11)$$

式中：

I_n——蜚蠊活卵鞘侵害率；

N_p——有蜚蠊活卵鞘房间数，单位为间；

N_t——监测总房间数，单位为间。

蜚蠊活卵鞘密度计算公式：

$$D=\frac{N_c}{N_t} \quad (式 4-12)$$

式中：

D——蜚蠊活卵鞘密度，单位为只每间（只 / 间）；

N_c——监测到活卵鞘总数，单位为只；

N_t——监测总房间数，单位为间。

蜚蠊活卵鞘密度指数计算公式：

$$I=\frac{N_c}{N_p} \quad (式 4-13)$$

式中：

I——蜚蠊活卵鞘密度指数，单位为只每间（只 / 间）；

N_c——监测到活卵鞘总数，单位为只；

N_p——有活卵鞘房间数，单位为间。

蟑迹阳性率计算公式：

$$I_n=\frac{N_p}{N_t}\times 100\% \quad (式 4-14)$$

式中：

I_n——蟑迹阳性率；

N_p——有蟑迹房间数，单位为间；

N_t——监测总房间数，单位为间。

（冷培恩　范明秋）

第五章　蜱、螨密度监测

蜱螨属于蜱螨目节肢动物。蜱可传播病毒性疾病、立克次体病、螺旋体病、埃立克体病、细菌性疾病及蜱传麻痹症（蜱瘫痪，tickborne paralysis）等疾病。恙螨可传播病毒、立克次体、细菌等病原体，给人类造成严重的危害，还引起恙虫病和肾综合征出血热等其他疾病。革螨是肾综合征出血热的传播媒介和储存宿主，革螨还可以传播森林脑炎、Q 热等疾病。

蜱密度监测方法有布旗法、人工诱捕法、宿主体检蜱法、洞穴掏探法等。恙螨监测分鼠带螨率及鼠带恙螨指数法、饵动物诱捕法和小黑板计数法。革螨监测分鼠体革螨指数法、鼠窝革螨指数法、革螨干烤（漂浮）法等。

第一节　蜱密度监测

一、布旗法

1. 适用范围　适合监测草原、荒漠、灌木丛、林间草地及森林地带等自然环境中的游离蜱。

蜱调查常见生境有：①农田：在自然村周边选择一种主要的农田形式，在农田周边进行调查；②荒坡草地：指较大面积的无耕种荒地、草地，在荒坡草地内进行调查；③林地：包括各种种植的、野生的，面积较大的，可能有动物包括鸟类出现的林地，在林地内、林中小路两侧进行调查；④景区：在游人活动的小路两边进行调查。

2. 器具

（1）布旗：用白棉布（或白绒布）制成 60cm × 90cm 的旗子，一种将 60cm 的一边固定于 100 ～ 120cm 的杆上，另一种将 90cm 的一边固定于杆上，杆的两端拴上一条结实的线绳或尼龙绳。

（2）防护服：包括五紧服（领口、袖口、裤口能扎紧的服装。简称：五紧服）、长筒白布袜及白帽子、手套。

（3）仪器：计步器、镊子、试管、计时器、测距仪、GPS 定位仪。

3. 操作步骤　调查者穿好防护服，在灌木丛及森林中手持布旗，行走在兽道（动物经常

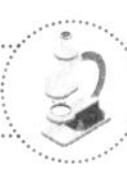

活动行走的道路)上,左右摆动布旗使其接触到植被。在草地或荒漠中边走边拖拉布旗前行,每行走 20m 检查并用镊子收集一次布旗两面粘附的蜱(包括爬到调查者防护服上的蜱)。调查时间至少 30min,距离不得少于 100m。记录采集到的蜱数及所用时间(h)。最后对蜱进行分类鉴定,计算总的蜱密度及单种蜱的密度。

监测时做好环境数据采集:记录调查点的经纬度、农田农作物、荒地和林地的植被类型、林地的类型(针叶、阔叶、混交林)和地形。

4. 密度计算　蜱密度计算公式:

$$D=\frac{N_c}{T} \tag{式 5-1}$$

式中:

D——蜱密度,单位为只每时布旗[只/(h·布旗)];

N_c——布旗上采集到的蜱总数,单位为只;

T——采集蜱的时间(若数人采集,应合计时间),单位为时(h)。

二、人工诱捕法

1. 适用范围　适合在草地、森林及有蜱栖息的自然环境中采集游离蜱。

2. 器具　防护服,包括五紧服、长筒白布袜和白帽子;仪器,包括 GPS 定位仪、计时器、镊子、试管。

3. 操作步骤　调查者穿好防护服,坐在草地、森林及有蜱栖息的自然环境中,每 20min 更换一个地方。调查时间不得少于 1h。用镊子采集蜱类。记录采集到的蜱数及采集时间,包括环境中采集的蜱和互相检查爬到调查者衣、裤、帽子上的蜱,最后对蜱进行分类鉴定。

4. 密度计算　蜱密度计算公式:

$$D=\frac{N_c}{T} \tag{式 5-2}$$

式中:

D——蜱密度,单位为只每时(只/h);

N_c——采集到的蜱总数,单位为只;

T——采集蜱的时间,单位为时(h)。

三、宿主体检蜱法

1. 适用范围　监测宿主动物(牛、羊、马、驼、犬、猪、狗、啮齿动物、家禽等)体上寄生的蜱。

2. 器具　防护服,包括五紧服、长筒白布袜及白帽子,医用乳胶手套、镊子、试管。

3. 操作步骤　用随机抽样法确定检查样本数量(一般牛不少于 10 只,羊不少于 20 只)。

肉眼观察并用手触摸蜱的主要寄生部位（颈、耳背、股内侧、肛周等），将蜱逐只摘下，尽可能将宿主体上的所有蜱采集干净。记录有蜱寄生的宿主数及采集的蜱总数，最后分类鉴定。

4. 密度计算　宿主动物染蜱率计算公式：

$$R=\frac{N_p}{N_e}\times 100\% \qquad (式 5\text{-}3)$$

式中：

R——动物染蜱率；

N_p——有蜱（阳性）宿主数，单位为只；

N_e——检查宿主数，单位为只。

蜱密度计算公式：

$$D=\frac{N_c}{N_e} \qquad (式 5\text{-}4)$$

式中：

D——蜱密度，单位为只每宿主（只 / 宿主）；

N_c——采集到的蜱总数，单位为只；

N_e——检查宿主数，单位为只。

蜱密度指数计算公式：

$$I=\frac{N_c}{N_p} \qquad (式 5\text{-}5)$$

式中：

I——蜱密度指数，单位为只每宿主（只 / 宿主）；

N_c——采集到的蜱总数，单位为只；

N_p——有蜱（阳性）宿主数，单位为宿主。

四、洞穴掏探法

1. 适用范围　主要监测软蜱及部分种类硬蜱。

2. 器具　防护服，包括五紧服、长筒白布袜及白帽子；仪器，包括 GPS、手套、镊子、试管、长柄铲、带钩勺、探蜱棒（取直径 2.5cm、长 150cm 的胶皮管，外面以白毛巾或白绒布缠绕 120cm，然后缝合，再用铁丝固定即成）。

3. 操作步骤　用长柄铲或带钩勺将兽穴或禽舍及其周围缝隙中的浮土掏出，在阳光下从浮土中采集蜱。检查鸡舍时可翻开其土坯或砖，采集隐匿处的软蜱。在旱獭、黄鼠和沙鼠洞等鼠洞内可能有硬蜱存在，可用探蜱棒深入洞内，轻轻抖动然后抽出，检查收集粘于探蜱棒上的蜱，每洞需探 3 次（3 次采集蜱数计为一个洞的蜱数），探洞总数一般不少于 30 个。记录采集蜱总数，最后分类鉴定。

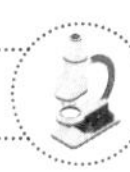

4. 密度计算　阳性洞穴率计算公式：

$$R = \frac{N_f}{N_t} \times 100\% \quad \text{（式 5-6）}$$

式中：

R——阳性洞穴率；

N_f——有蜱洞数，单位为洞；

N_t——掏探洞数，单位为洞。

探洞方式蜱密度计算公式：

$$D = \frac{N_c}{N_t} \quad \text{（式 5-7）}$$

式中：

D——蜱密度，单位为只每洞（只 / 洞）；

N_c——采集到的蜱总数，单位为只；

N_t——掏探洞数，单位为洞。

第二节　螨密度监测

各种动物尤其是鼠类、鸟类体表及其巢穴中均可采集到大量螨。可以直接监测螨密度，也可以通过宿主动物监测密度。

一、恙螨监测

（一）鼠带螨率及鼠带恙螨指数法

1. 监测生境　选择辖区内恙虫病高发或高流行风险地区的典型生境开展监测。每个监测点选择 3 种以上生境。根据恙螨孳生习性，优先选择（1）～（5）生境开展监测。

（1）农田：成片的旱田、水田、菜地等农业用地，包括田边、田埂以及田间的小型荒地、灌丛、坟场和防护林带等，距离居民区应在 100m 以上。

（2）果园：成片的水果、坚果、茶树种植区，包括其间的小片荒地、农田和防护林带。

（3）森林：面积较大的人工林、次生林地、山区林地、森林公园和自然保护区，不含上述（1）、（2）中的防护林带、小片灌木丛以及城市人工绿化林地、苗圃等。

（4）荒地：较大面积没有种植农作物和树木，且杂草丛生的荒地、灌木丛、农村弃耕地、城镇待建土地，不包括（1）～（3）中的小片荒地。

（5）农村居民区：包括农村居民区中的庭院、仓房、树林、竹林等村庄及周边 50m 以内范围。

（6）城镇居民区：城市或城镇居民小区、城中村室内外环境。

（7）重点行业：餐饮、食品制售、建筑工地、屠宰、酿造等场所的室内外环境。

（8）公园：城市中或城市边缘含有草地、树林等植被的公园、河岸、小山等人工景区或公共活动空间，不含远郊的森林公园、自然保护区等天然景区。

（9）其他：除上述生境以外的草原、湿地、荒漠等。

2. 捕鼠　采用中型钢板夹（或鼠笼），用生花生米或其他适宜食物作为诱饵，晚放晨收。居民区室外沿墙根，野外沿直线或沿田埂、沟渠等自然地形每 5m 布放 1 只，行间距不少于 50m。室内每 $15m^2$ 放 1 只。

每个生境每月捕获鼠不少于 5 只，每月捕获鼠总数应不少于 30 只。每只鼠单独装入塑料自封袋里，封上袋口，袋上标注捕获生境，带回实验室。

3. 鼠体恙螨采集　将死鼠（活鼠应先处死）放在白瓷盆或方盘中，鉴定鼠种。仔细检查死鼠耳廓、耳窝、眼缘、会阴等部位，将有恙螨的部位剪下，放在 5ml 或更大的离心管中。一鼠一管，盖上盖子，记录鼠编号，或将寄生有恙螨的部位置于培养皿中央，在培养皿边缘圈一圈清水，盖上皿盖。离心管或培养皿在 25℃室温中放置 1～3d。

在解剖镜下用细毛笔、解剖针等拣取爬下的恙螨，放入含 75% 乙醇的 2ml 冻存管中，或直接做玻片标本。计数每只鼠体所有恙螨数量，包括不同部位爬下和未爬下的恙螨总数。同一只鼠的恙螨放同一管中，旋紧盖子，在管上记录鼠编号，放室温或 4℃冰箱中保存。

制作成玻片标本，镜下鉴定种类。

染螨率（rate of mite infestation，R_M）指恙螨在鼠体表的寄生频度（即感染率）。染螨率计算公式：

$$R_M = \frac{H_M}{H} \times 100\% \quad （式 5-8）$$

式中：

R_M——染螨率；

H_M——寄生有某种恙螨的鼠数，单位只；

H——鼠总数，单位只。

螨指数（index of mite，I_M）指恙螨在宿主体表的寄生及严重程度（即感染度）。螨指数计算公式：

$$I_M = \frac{M}{H} \quad （式 5-9）$$

式中：

I_M——螨指数，单位为只每鼠（只 / 鼠）；

M——鼠体（或某种）上恙螨的个体数，单位为只；

H——鼠总数，单位为鼠。

（二）饵动物诱捕法

在铁丝笼中装入诱饵诱捕动物小白鼠，放在可能有恙螨的地方（如草地），24h 后收回，

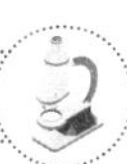

仔细检查小白鼠身体上带的恙螨，计数并鉴定种类。

（三）小黑板计数法

1. 监测方法　监测时间一般选择晴天的上午 9:00—11:00，将 15cm×15cm 的小黑板平放在可能有恙螨的地方（如草地），一个监测地点放 2～3 块（根据监测地点的面积可适当增减），每 15min 检查一次，重复检查 3 次。检查方法为，用手握住板的两个对角并轻轻拿起小黑板，按自上而下、自左而右的顺序全方位观察板上是否带恙螨。假如发现恙螨幼虫，将解剖针或者缝衣针蘸水，然后把恙螨幼虫挑入 75% 的乙醇中保存。

2. 密度计算　螨指数计算公式：

$$I_{M}=\frac{M}{B}\qquad\text{（式 5-10）}$$

式中：

I_M——螨指数，单位为只每板（只 / 板）；

M——检获恙螨个体数，单位为只；

B——小黑板数，单位为板。

二、革螨监测

（一）鼠体革螨指数法

1. 监测方法　把单独捕获的鼠装入白色的小布袋，并把采集时间、地点、鼠以及编号一一做好登记，封住袋口带回实验室。取一个白搪瓷盘，将鼠放入，用篦子或刷子多次梳刷皮，用湿毛笔把布袋上和梳刷到搪瓷盘上的革螨挑入 75% 的乙醇中保存，并在解剖镜下计数和鉴定分类。

2. 密度计算　鼠体革螨指数计算公式：

$$I_{gm}=\frac{G_{m}}{H}\qquad\text{（式 5-11）}$$

式中：

I_{gm}——鼠体革螨指数，单位为只每鼠（只 / 鼠）；

G_m——检获革螨个体数，单位为只；

H——鼠总数，单位为鼠。

（二）鼠窝革螨指数法

1. 监测方法　用小白布袋把鼠窝内及鼠窝边的草屑和浮土装入，一窝装一个小布袋，把采集时间、日期、鼠种以及编号做好登记，封口带回。用一个白搪瓷盘装鼠窝内容物，并用镊子等工具仔细检查，然后用湿毛笔把瓷盘中和布袋上的革螨挑入 75% 乙醇中保存，并在解剖镜下计数和鉴定分类。

2. 密度计算 鼠窝革螨指数计算公式：

$$I_{rm}=\frac{G_m}{H} \quad （式 5-12）$$

式中：

I_{rm}——鼠窝革螨指数，单位为只每鼠窝（只 / 鼠窝）；

G_m——检获革螨个体数，单位为只；

H——鼠窝数，单位为鼠窝。

（三）革螨干烤（漂浮）法

1. 监测方法 用带三脚架的漏斗装入草屑、浮土、鼠窝草以及窝内草屑，用盛有清水的烧杯或试管接住。用 100W 的灯泡干烤漏斗，革螨就会向下爬入管中或杯中。也可将浮土放入盛水盆中（漂浮法），连续搅拌，1min/ 次，在水面仔细寻找检查，用毛笔把漂浮在水面上的革螨挑出，在解剖镜下观察、计数并鉴别分类。

2. 密度计算 鼠窝革螨指数计算公式同式 5-12。

（龚震宇）

第六章　蚤密度监测

蚤常用监测指标有鼠体蚤指数、游离蚤指数、洞干蚤指数、窝巢蚤指数、绝对蚤指数等。蚤密度监测对于了解不同地区、不同季节蚤传疾病消长有重要的流行病学意义，并可借此制订有效防制措施。

一、鼠体蚤指数

1. 监测方法　用捕鼠笼法捕获活鼠，检查计数每只鼠体上寄生蚤数。因蚤类在寄主死后有自行离体的习性，故采用捕鼠笼法捕鼠，不采用夹夜法或电网电击法。居民区室内小于 15m^2 的房间布笼 1 只，15m^2 的房间布笼 2 只，大于 15m^2 的房间按每 15m^2 为 1 间折算标准间数，布笼数量依次类推；农田沿直线或沟渠等自然地形每 5m 布放 1 只，行间距不少于 50m。根据鼠的活动习性，布放在合适的生境，晚放晨收，将捕获的活鼠连同鼠笼放入布袋内，扎紧袋口，以防蚤类逃逸，带回实验室后用乙醚或氯仿麻醉，然后以湿毛笔沾蚤放入酒精瓶内，同时进行计数。监测每月或每旬进行一次，每次监测捕鼠应不少于 10 只。

2. 密度计算　鼠体总蚤指数计算公式：

$$I_f=\frac{F}{H} \qquad \text{（式 6-1）}$$

式中：

I_f——鼠体总蚤指数，单位为只每鼠（只 / 鼠）；

F——捕获蚤总数，单位为只；

H——捕获鼠数，单位为鼠。

鼠种蚤指数计算公式：

$$I_{fs}=\frac{F_s}{H} \qquad \text{（式 6-2）}$$

式中：

I_{fs}——鼠种蚤指数，单位为只每鼠（只 / 鼠）；

F_s——捕获某种蚤总数，单位为只；

H——捕获鼠数，单位为鼠。

二、游离蚤指数

1. 监测方法　在约 $20m^2$ 大小的房间四边及中央的地面各布放 1 张粘蚤纸。粘蚤纸可选用市场上的粘蝇纸替代，也可在 16 开的纸上涂一层粘蚤剂（松香：蓖麻油或凡士林：豆油 =2：1：1）制成。每旬定期布放 1～2 次，每次布放 150 张粘蚤纸，按每室 5 张，晚放晨收，平均每张纸所粘得的蚤数即为游离蚤指数。

2. 密度计算　游离蚤指数计算公式：

$$I_F = \frac{F}{S} \quad \text{（式 6-3）}$$

式中：

I_F——游离蚤指数，单位为只每张（只 / 张）；

F——捕获蚤总数，单位为只；

S——有效粘蚤纸数，单位为张。

三、洞干蚤指数

1. 适用范围　主要用于黄鼠（达乌尔黄鼠、阿拉善黄鼠、长尾黄鼠）、旱獭（喜马拉雅旱獭、灰旱獭、长尾旱獭、蒙古旱獭）的寄生蚤调查。

2. 监测方法　用长约 1m、直径较洞口略小的胶皮管，管外包白绒布，制成探蚤管。将此管顺道插入鼠洞内，并略微震动，稍停一会，轻轻抽出。每洞缓慢插入探 3 次，然后将探蚤管置于白布上拣蚤分类鉴定，探蚤过程中注意登记带蚤的洞数及不带蚤的洞数以便计算。每月探鼠洞干不少于 30 个。

3. 密度计算　洞干蚤指数计算公式：

$$I_F = \frac{F}{H} \quad \text{（式 6-4）}$$

式中：

I_F——洞干蚤指数，单位为只每洞干（只 / 洞干）；

F——捕获蚤总数，单位为只；

H——探查洞干数，单位为洞干。

四、窝巢蚤指数

1. 适用范围　用于长爪沙鼠、布氏田鼠、齐氏姬鼠、大绒鼠、青海田鼠等的寄生蚤调查。

2. 监测方法　将挖得的鼠窝连泥土一起装入塑料自封袋，带回实验室放入电热烤螨器加热，待成蚤和幼虫下移至集螨瓶中进行计数。在无电热烤螨器的情况下，也可采用挑拣法拣蚤，工作人员穿好五紧服，将采集的鼠窝及泥土放置在大搪瓷盘中，用镊子一点点拣出蚤。

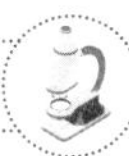

每月挖有效巢穴不少于 5 个。

3. 密度计算　窝巢蚤指数计算公式：

$$I_F = \frac{F}{N} \tag{式 6-5}$$

式中：

I_F——窝巢蚤指数，单位为只每窝巢（只 / 窝巢）；

F——捕获蚤总数，单位为只；

N——检查窝巢数，单位为窝巢。

五、其他监测指标

其他蚤类监测指标有动物染蚤率、绝对蚤种指数和蚤类群落参数指标。动物染蚤率可以反映动物被蚤感染的危害程度，方法为检查可能染蚤的动物，计算某种动物染蚤百分率。绝对蚤种指数用于计算一个鼠洞内的鼠体、洞穴和鼠巢中全部蚤数。蚤类群落参数指标主要有优势度指数、物种丰富度指数、生态优势度指数、Shannon-Winner 多样性指数和均匀度指数，利用群落参数进行统计分析而得，主要反映不同区域、生境、季节下蚤类群落的优势物种、蚤种类丰富程度、均匀度和稳定性等。

（龚震宇）

第七章　病媒生物病原学检测

病媒生物既可以通过刺叮吸血、啮咬、污染食物等影响人类的生活质量，还可以通过多种途径传播疾病。病媒生物传播的疾病主要包括由节肢动物传播的虫媒病（如疟疾、丝虫病、登革热、流行性乙型脑炎、鼠疫、发热伴血小板减少综合征等）和鼠类传播的鼠传疾病（如鼠疫、肾综合征出血热等）。

第一节　病媒生物病原学检测概述

一、病媒生物传染病

我国法定传染病中，约 1/3 是病媒生物传染病。病媒生物传染病对我国人民身体健康造成了极大危害，同时我国也面临着输入性病媒生物传染病流行和暴发的风险。据统计，1984—2000 年，全国发生肾综合征出血热（旧称流行性出血热）近 100 万例，死亡 2 万余例，近十年来，报告病例数稳定在 4 万～6 万例，占世界报道病例数的 90% 以上。2010 年 10 月，广州第 16 届亚运会开幕前夕，东莞发生我国首次基孔肯雅热社区聚集性流行，确诊 92 例，临床疑诊 182 例，对亚运会的举办造成了干扰。

不同的病媒生物传染病均有对应的传播媒介，如疟疾的传播媒介主要是按蚊，流行性乙型脑炎的传播媒介主要是三带喙库蚊，登革热和基孔肯雅热的传播媒介主要是埃及伊蚊和白纹伊蚊，莱姆病和森林脑炎的传播媒介主要是蜱，恙虫病的传播媒介主要是螨等（表 7-1）。

表 7-1　我国主要病媒生物传染病的传播媒介

病媒生物传染病种类	传播媒介
流行性乙型脑炎	三带喙库蚊、二带喙库蚊、环带库蚊、伪杂鳞库蚊等
疟疾	中华按蚊、大劣按蚊、微小按蚊、雷氏按蚊
登革热、基孔肯雅热	埃及伊蚊、白纹伊蚊

续表

病媒生物传染病种类	传播媒介
莱姆病、森林脑炎	全沟硬蜱、粒形硬蜱、长角血蜱等
丝虫病	淡色库蚊、致倦库蚊、中华按蚊、雷氏按蚊等
黑热病	白蛉
肾综合征出血热	柏氏禽刺螨、小盾纤恙螨等
鼠疫	印鼠客蚤、不等单蚤等

病媒生物传播病原体的机制分为两种：机械性传播和生物性传播。机械性传播是指病媒生物对病原体仅起到携带、输送的作用，病原体机械地从一个宿主被传给另一个宿主，或从某一污物如带病原体的粪便，被输送到食物、餐具上，造成食物等污染，并传播疾病。病原体在与病媒生物接触过程中不发生明显的形态变化或其他生物学变化。行机械性传播的节肢动物主要有蝇和蜚蠊等。生物性传播是指病原体在传播过程中，在病媒生物体内需经历发育和/或繁殖。生物性传播方式显示出病原体与病媒生物之间一定程度的特异性关系，如由蚊传播的蚊媒传染病都属于生物性传播。

二、病媒生物病原学监测体系

病媒生物病原学监测是预防和控制病媒生物传染病的重要环节之一，与病媒生物密度监测和病媒生物抗药性监测构成病媒生物监测体系，为病媒生物传染病的科学防制和预警提供了支持。

在病媒生物传染病高发地区开展病媒生物携带病原体监测，掌握疫区媒介种群的动态变化及病原体携带状况，分析病原体基因型别，将为病媒生物传染病流行趋势的预测、预警和制订防制对策、措施提供科学依据。目前我国统一的病媒生物病原学监测体系正在逐步建立中。

三、病媒生物病原体检测生物安全要求

按照有关病原的生物安全等级要求，参照《人间传染的病原微生物名录》、《病原微生物实验室生物安全管理条例》、《实验室生物安全通用要求》(GB 19489—2008)、《病原微生物实验室生物安全通用准则》(WS 233—2017)、《可感染人类的高致病性病原微生物菌(毒)种或样本运输管理规定》、《医疗废物管理条例》以及各实验室内部管理准则执行。生物安全级别与个人防护要求：病媒生物病原体检测需在生物安全二级实验室进行，防护要求与二级实验室的要求相同。

第二节　蚊虫携带病原体检测

一、蚊虫采样

采用定时、定点、定人调查方法，也可采用流动调查的方法，采集蚊虫标本，对当地蚊虫的带毒情况进行定期监测。蚊媒病发生期间在疫点采集蚊虫标本开展应急监测。

标本采集点一般选择在疫源地或输入性蚊媒传染病疫点的人居、动物圈舍和野外环境，标本采集方法可采用二氧化碳（CO_2）诱蚊灯法、孕卵蚊诱集器法、诱蚊灯法、吸蚊器法。依据不同地区不同蚊虫的生活习性和活动规律采集蚊虫。所有采集的蚊虫标本需低温保存。将采集到的蚊虫带回实验室直接冷冻保存，或麻醉致死后进行分类，同种类分装于同一编号的冻存管内，再冷冻保存或直接用于检测。参考标准《病媒生物感染病原体采样规程　蚊虫》（GB/T 28941—2012）。

二、蚊虫带毒率检测

（一）乙型脑炎病毒

1. 病原学特征　流行性乙型脑炎是由乙型脑炎病毒（encephalitis B virus，简称“乙脑病毒”）引起，主要侵犯中枢神经系统的急性传染病，也称“日本脑炎”，简称“乙脑”，属自然疫源性疾病，主要经蚊媒传播，流行于夏秋季。乙脑病毒属黄病毒科（*Flaviviridae*），黄病毒属（*Flavivirus*）。球形，直径约40nm，分子量4.2×10^6D，为单股正链RNA病毒，有明显的嗜神经特性，基因组全长10 976个核苷酸，编码3个结构蛋白与7个非结构蛋白。乙脑病毒只有1个血清型。基于乙脑病毒C/PrM基因序列可以将乙脑病毒分为5种基因型，我国目前有Ⅰ、Ⅲ、Ⅴ 3种基因型乙脑病毒的流行。乙脑病毒对常用的消毒剂和有机溶剂敏感。检测到乙脑病毒特异性核酸或抗原、分离到乙脑病毒均可作为病原学诊断依据。

2. 流行和传播特征　蚊虫是乙脑的主要传播媒介，我国主要是三带喙库蚊。乙脑的主要传染源是家畜，其中猪是导致人感染最重要的传染源。猪感染乙脑病毒后3～5d内有病毒血症，此时蚊虫吸血后可带毒，人被携带乙脑病毒的蚊虫叮咬而感染。蚊虫既是本病的传播媒介，也是病毒的储存宿主；野生动物和野鸟是自然疫源地的储存宿主。乙脑发病以儿童为主，由于儿童乙脑疫苗预防接种的普及，近年来，发病年龄有上升趋势。我国绝大多数省份均有乙脑的流行，流行主要集中在蚊虫叮咬季节。乙脑流行和传播特征可参考《流行性乙型脑炎诊断标准》（WS 214—2008）。

3. 核酸检测PCR（聚合酶链反应）技术　该技术是利用双链DNA分子碱基配对原则，在一定条件下扩增DNA片段的体外扩增法。它的特异性取决于两个人工合成的寡核苷酸

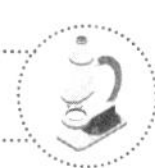

引物的序列，引物与待扩增片段两条链两段 DNA 序列分别互补，待扩增 DNA 在变性温度下分解为两条单链模板，在复性温度引物与模板两端的 DNA 序列分别复性（杂交 - 碱基配对），在延伸温度和单核苷酸存在的条件下，由 TaqDNA 聚合酶催化，引导引物的 5′端向 3′端方向延伸合成新链，是一个重复进行的热变性复性延伸的温控循环过程，随着循环次数的增加，DNA 产量呈指数上升，经过 20 个循环后，微量基因材料特异性地扩增可达数百万倍。

（1）设备：移液器及配套吸头、离心管（1.5ml、0.2ml）及管架、台式高速离心机、普通冰箱、旋涡混合器、电泳仪及电泳槽、微波炉、PCR 仪、紫外分析仪等。

（2）试剂：随机引物、特异性引物、RNA 提取试剂盒、AMV 逆转录试剂盒、PCR 试剂盒、TBE 缓冲液、加样缓冲液、染料、琼脂糖等。

（3）步骤

1）核酸提取：将待检标本按照核酸提取试剂盒说明书，制备模板 RNA。

2）PCR 扩增：合成病原体特定基因的特异性引物序列，上游引物：PrMF（251-275）：5′-CgT TCT TCA AGT TTA CAg CAT TAg C-3′，下游引物：PrM R（901925）:5′-CC YRT gTT YCT gCC AAg CAT CCA MCC-3′。

以 RNA 为模板时，可以选择一步法 PCR，也或选择两步法，即先逆转录成 cDNA，然后以 cDNA 为模板进行目的基因 PCR 扩增。

目的基因的扩增条件为 95℃预变性 5min，94℃ 30s、55℃ 30s、72℃ 60s，扩增 30～35 个循环，72℃延伸 10min。

3）结果判断：用 1%～2% 琼脂糖凝胶电泳检测 PCR 扩增产物，如果条带的分子量与预期片段大小一致，表明核酸扩增阳性。

4）意义：对蚊虫标本进行乙脑病毒特异性核酸检测，阳性结果可以判定为乙脑病毒感染。该方法比病毒分离更加敏感、快速，可直接作出判断。此法可检测病媒生物携带特定病原体的基因以及分型，基因扩增产物可进一步进行序列测定和分析。

4. 荧光定量 PCR 检测　根据病原体基因特定的序列，合成一对特异性引物和一条特异性的荧光双标记探针。该探针与病原体基因特异性结合，结合部位位于引物结合区域内。探针的 5′端和 3′端分别标记不同的荧光素，如 5′端标记 FAM 荧光素，它发出的荧光能够被检测仪器接收，称为报告荧光基团（用 R 表示），3′端一般标记 TAMRA 荧光素，它在近距离内能吸收 5′端报告荧光基团发出的荧光信号，称为淬灭荧光基团（用 Q 表示，淬灭荧光基团也可用一种基本无荧光本底的小沟结合物——MGB，取代常规可发光的 TAMRA 荧光标记，使得新探针技术的荧光本底大大降低，从而提高分辨率）。当 PCR 反应在退火阶段时，一对引物和一对探针同时与目的基因片段结合，此时探针上 R 基团发出的荧光信号被 Q 基团所吸收，仪器检测不到 R 基团所发出的荧光信号；当 PCR 反应进行到延伸阶段时，Taq 酶在引物的引导下，以 4 种核苷酸为底物，根据碱基配对原则，沿着模板链合成新链；当链的延伸进行到探针结合部位时，受到探针的阻碍而无法继续，此时的 Taq 酶发挥它的 5′端→3′端外切核酸酶的功能，将探针水解成单核苷酸，消除阻碍，与此同时标记在探针上的 R 基团游离出来，R 基团所发出的荧光不再为 Q 基团所吸收而被检测仪所接收；在 Taq 酶的作用下继续延伸过程合成完整的新链，R 基团和 Q 基团均游离于溶液中，仪器可继续检测到 R 基团所发出的荧光信号。

（1）设备：移液器及配套吸头、离心管及管架、台式高速离心机、冰箱、旋涡混合器、实时荧光定量 PCR 仪等。

（2）试剂：引物及探针、RNA 提取试剂盒、荧光 RT-PCR 试剂盒等。

（3）步骤

1）核酸提取：待检标本用 RNA 提取试剂盒提取病毒 RNA，按照试剂说明进行操作，制备模板 RNA。

2）荧光 PCR 扩增：用引物和探针进行荧光 PCR 扩增。荧光信号的收集设置在每次循环的退火延伸时进行。

3）结果判断：以荧光 PCR 反应的前 3～15 个循环的荧光信号作为荧光本底信号，以本底信号标准差的 10 倍作为荧光阈值。Ct 值（标本扩增产生的荧光信号达到荧光阈值时所对应的循环阈值）＜ 40、荧光信号数据线性化处理后对应循环数生成的曲线图呈“S”形的标本可判断为相应的病毒核酸检测阳性。

4）意义：本方法是一种灵敏、特异、快速、低污染的病毒 RNA 检测方法，可定性或定量检测样本中的病毒。

5. 细胞分离病毒　病毒是一种细胞内存活的生物，必须生活在活的细胞组织内，C6/36 白纹伊蚊细胞对病毒十分敏感，可根据观察病毒对其产生的变化（病变等现象）和应用特异、敏感的检测技术，检出病毒的存在、检测病毒的型别。

（1）设备和试剂：可调移液器，无菌吸头，无菌细胞吹打管、吸管、96 孔 /24 孔无菌平底组织培养板或细胞管、C6/36 白纹伊蚊细胞、CO_2 培养箱、生物安全柜、倒置显微镜、细胞生长液、细胞维持液、标本处理液。

（2）样本的处理：采集吸过血的埃及伊蚊、白纹伊蚊或其他可疑蚊种，用 0.50mol/L（10%）葡萄糖液喂养，至胃血完全消化后置于 -20℃，待死后按蚊种及捕获地点分组，以 10～20 只一组为宜，经生理盐水冲洗数次后，转入研磨器，加 1ml 标本处理液，研碎均匀，置于预冷 4℃离心机，10 000r/min 离心 1min，取上清液于 4℃作用 2h 处理后接种于 C6/36 白纹伊蚊细胞。感染乙脑病毒的蚊虫，目前常规采用的病毒分离方法有组织细胞培养法和新生乳鼠接种法，如有条件可以两种方法同时进行。

（3）组织细胞培养：采用 C6/36、BHK-21、Vero 细胞等乙脑病毒敏感的细胞系。

1）C6/36 细胞培养基：①细胞生长液：100ml 细胞生长液中包含 Eagle's 液 57ml、1640 培养液 27ml、胎牛血清 10ml、10 000U/ml 青霉素和 10 000μg/ml 链霉素各 1ml、1% 谷氨酰胺 1ml，7.5% 碳酸氢钠调液体 pH7.2～7.4；②细胞维持液：100ml 细胞维持液中包含 Eagle's 液 61ml、1640 培养液 31ml、胎牛血清 2ml、10 000U/ml 青霉素和 10 000μg/ml 链霉素各 1ml、1% 谷氨酰胺 1ml，7.5% 碳酸氢钠调液体 pH7.2～7.4。

2）BHK-21、Vero 细胞培养基：①细胞生长液：100ml 生长液中包含 Eagle's 液 84ml、胎牛血清 10ml、10 000U/ml 青霉素和 10 000μg/ml 链霉素各 1ml、1% 谷氨酰胺 1ml，7.5% 碳

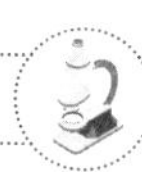

酸氢钠调液体 pH7.2～7.4;②细胞维持液:100ml 维持液中包含 Eagle's 液 92ml、胎牛血清 2ml、10 000U/ml 青霉素和 10 000μg/ml 链霉素各 1ml、1% 谷氨酰胺 1ml,7.5% 碳酸氢钠调液体 pH7.2～7.4。

(4)病毒分离:C6/36 白纹伊蚊细胞传代细胞在 24 孔细胞培养板上长成单层后倒去培养液,每孔接种用标本处理液稀释的蚊悬液 0.2ml,37℃吸附 1h 后加维持液 0.8ml,置于 35℃静止培养,观察 7d。显微镜下观察细胞病变,C6/36 细胞感染乙脑病毒出现病变时间一般为 3～4d,对出现病变的细胞感染上清液进行进一步鉴定,无病变者盲传三代不出现细胞病变可以停止实验。C6/36 细胞感染乙脑病毒后,细胞病变表现为细胞聚集、融合和脱落等特征。

6. 新生乳鼠接种法 2～3 日龄乳鼠,每窝乳鼠为一组。在每只乳鼠左(或右)侧眼后角、耳前缘与颅中线构成的三角区中心,刺入 2～3mm,注射血清或脑脊液 0.02ml。乳鼠接种后 24h 起,每 8h 观察一次,发病后改为每 4h 观察一次。接种 24h 内死亡的乳鼠视为非特异性死亡。乳鼠濒死时收获鼠脑组织,未发病的乳鼠继续观察至 14d。制备鼠脑研磨液进行下一轮接种实验。按照上述方法在鼠脑内传代 3 次,对可以引起乳鼠规律病变的标本进行乙脑病毒特异性鉴定实验。

结果判定:一般乳鼠接种乙脑病毒后 60h 左右开始发病,表现为拒乳、离群、蜷曲、抽搐、四肢强直等症状,随着时间的推移症状逐渐加重,多数乳鼠 72h 死亡。患者标本引起乳鼠发病并非诊断乙脑病毒感染的特异性指标,还需要对分离物进行乙脑病毒特异性鉴定实验方能确诊。

(二)登革病毒

1. 病原学特征 登革热是由 1～4 型登革病毒引起,经伊蚊传播的急性传染病,《中华人民共和国传染病防治法》将登革热定为乙类传染病。目前,世界上约有 25 亿人受到登革病毒感染的威胁,每年发生登革病毒感染的患者超过 1 亿人,造成大约 25 000 人死亡。

登革病毒属于黄病毒科黄病毒属。成熟病毒颗粒是由核衣壳蛋白和脂质膜蛋白形成的一个立体结构,直径约为 50nm。登革病毒为 RNA 病毒,基因组由单股正链 RNA 组成,全长大约 11 000 个核苷酸,包括编码 3 个结构蛋白和 7 个非结构蛋白的基因,3 个结构蛋白为核衣壳蛋白 C、膜相关蛋白 M 和包膜蛋白 E,包膜蛋白 E 与病毒的血凝活性及中和活性有关。登革病毒可分为 4 种血清型:DEN-1、DEN-2、DEN-3 和 DEN-4,4 种血清型登革病毒均可引起登革热的发生和流行。

2. 流行和传播特征 登革热传播迅猛、发病率高,特别是近些年由于人员流动频繁和国际旅游的迅猛发展,登革病毒流行范围及其传播媒介埃及伊蚊和白纹伊蚊的分布范围也在相应扩大。登革病毒有 4 个血清型,在一个地区往往存在不同血清型病毒交替流行,这更增加了登革出血热和登革休克综合征发生的可能性。登革出血热和登革休克综合征的病死率较高,不仅严重影响人民的身体健康,而且严重影响当地经济、贸易和旅游事业的发展。

登革热传播媒介监测是预防和控制登革热的重要措施之一，在全面开展登革热疫情监测，及时发现本地病例或输入病例的基础上，应在登革热好发地区常规开展媒介伊蚊监测。流行和传播特征可参考《登革热诊断标准》（WS 216—2008）。

3. 核酸检测

（1）病毒 RNA 的提取：采用 TRIzol 按说明提取，制备模板 RNA。

（2）逆转录、合成 cDNA：采用 AMV 逆转录酶，按说明书进行操作。

（3）PCR 扩增：登革病毒引物序列见表 7-2。

表 7-2　登革病毒引物序列

引物	序列（5′→3′）	靶序列（基因）	片段 /bp
1～4 型通用引物	+）GTGCACACATTGACAGAACA −）CTTTCTATCCAATAACCCAT	NS1	539
DEN-1 型特异性引物	+）GGACTGCGTATGGAGTT TTG −）ATGGGTTGTGGCCTAATCAG	E-NS1	490
DEN-2 型特异性引物	+）GTTCCTCTGCAAACACTCCA −）GTGTTATTTTGAGTTTCCTTG	E	230
DEN-3 型特异性引物	+）GTGCTTACACAGCCCTGTTT −）TCCATTCTCCCAATCTCCTG	E-NS1	320
DEN-4 型特异性引物	+）CCATTATGGCTGTGTTGTTT −）CTTCATCCTGCTTCACTTCT	NS 2a -NS 2b	398

反应条件为 95℃预变性 10min，94℃ 60s、55℃ 60s、72℃ 45s，扩增 30～35 个循环，72℃延伸 12min。

扩增产物用 1%～2% 琼脂糖凝胶电泳鉴定。若条带的分子量与预期片段大小相同，则表明为特异性扩增产物。必要时可进行 PCR 片段的回收和核苷酸序列测定：切下特异分子量条带，用凝胶回收试剂盒回收（按说明书进行操作），自动测序仪进行测序。

（4）意义：扩增到特异性条带可确诊登革病毒感染并明确其型别，序列测定还可以对登革病毒的变异情况进行研究。

4. C6/36（或 BHK21）细胞分离登革病毒

（1）标本处理：采集吸过血的伊蚊或其他可疑媒介蚊，用 0.5mol/L（10%）葡萄糖液喂养，至胃血完全消化后置于 −70℃保存，死后按蚊种及捕获地点分组，5～10 只 / 组，生理盐水冲洗数次后，用研磨器研碎，每组加 0.5ml Hank’s 液，2000r/min 离心 15min，取上清加双抗（青霉素、链霉素，终浓度各 1000U/ml），4℃过夜，备用。

（2）病毒分离：将培养好的单层细胞上清弃掉，用 Hank’s 液洗涤 2 遍，接种蚊悬液 0.2ml。C6/36 细胞在 28℃吸附 1h，BHK21 细胞在 37℃吸附 1h，补加维持液，C6/36 细胞在 28℃培养，BHK21 细胞在 37℃培养。第二天开始观察细胞病变情况。一般 BHK21 细胞 4d 左右

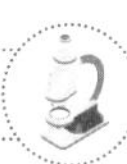

出现病变，C6/36 细胞需要在 28℃培养 7d。如果没有细胞病变，则盲传 3 代（每次取细胞悬液 0.1ml）接种细胞传代。

在若细胞出现膨大至融合、折光度增强、颗粒增多等现象，取细胞悬液 0.1ml 进行传代，仍出现同样病变者应保种并进行鉴定；若 7d 后细胞不出现病变，需盲传 1～2 代，仍不出现病变者用间接免疫荧光试验作进一步检查，阴性者作阴性报告。

5. 间接免疫荧光试验（FA/IFA）鉴定病毒

（1）细胞片的制备：把出现“++”病变的 C6/36 细胞管倒去维持液（若不出现病变，则需培养 7d 再制片），用 pH 7.2 的 PBS 缓冲液洗 2 次后加 PBS 缓冲液 3ml，用滴管把细胞从管壁上吹下，吹散，2 000r/min 离心 5min，弃去 PBS 缓冲液，加 0.2mlPBS 缓冲液把沉渣吹散，滴加在 10 孔的载玻片各孔中，冷风吹干，加冷丙酮固定 10min，用 PBS 缓冲液冲洗 2 次，蒸馏水漂洗 1 次，冷风吹干，–20℃保存。正常 C6/36 细胞对照按同法制片。

（2）方法：取出保存的待鉴定细胞片，冷风吹干，于各孔中按顺序滴加病毒使用单位的单克隆抗体 2 孔，对照 2 孔滴加 PBS 缓冲液，置湿盒内 37℃水浴 30min，取出用 PBS 缓冲液冲洗 3 次，蒸馏水漂洗 1 次，冷风吹干，滴加含伊文思蓝的 2 单位抗鼠 IgG 荧光抗体，置湿盒内 37℃水浴 30min，用 PBS 缓冲液冲洗 3 次，蒸馏水漂洗 1 次，冷风吹干，用甘油缓冲液封片，镜检，记录结果。

（3）结果判断：特异性免疫荧光呈黄绿色颗粒，分布在感染细胞的胞浆内，正常组织细胞被染成橙红色或暗红色。

（4）意义：从蚊媒中分离出登革病毒，经鉴定，可确诊病毒的感染。

6. 应用新生乳鼠分离病毒

（1）原理：新生乳鼠对病毒十分敏感，可根据观察病毒对其产生的致病等现象和应用特异、敏感的检测技术，检出病毒的存在、检测病毒的型别。

（2）材料：细胞改用 1～3 日龄乳鼠。标本采集及处理见“C6/36（或 BHK21）细胞分离登革病毒”。

（3）病毒分离：每一标本接种一窝 1～3 日龄乳鼠，每只乳鼠脑内接种蚊悬液 10～20μl，接种后 48h 内死亡者作非特异性死亡，弃去。若存活者观察至第 10d 左右时仍未发病，剖取其中 2 只，取脑，用肉汤制成 10% 悬液，盲传 1～3 日龄乳鼠一窝，其余的及盲传的均观察至第 4 周，未发病作阴性结果。在观察期内若发病（出现松毛、蜷缩、活动力降低、站立不稳、抽搐、离群、不进食、瘫痪等症状）则剖取半边脑，按盲传法制成 10% 鼠脑悬液，转种 1～3 日龄乳鼠，并作无菌试验，另一半脑置于 50% 甘油缓冲液中低温保存。无菌试验阴性而仍出现以上症状的乳鼠作为可疑毒株传代，保种并进行鉴定。

（4）病毒鉴定：间接免疫荧光试验（FA/IFA）

1）脑组织片的制备：取发病濒死的小鼠脑组织以冰冻切片制成 10 孔组织片，经冷风吹干，冷丙酮固定 10min，冲洗、吹干后置于 –20℃保存。

2）试验方法、结果和意义：同“间接免疫荧光试验（FA/IFA）鉴定病毒”。参考《登革热诊断标准》（WS 216—2008）和《全国登革热监测方案》。

第三节　鼠类携带病原体检测

一、鼠类采样

选择感染或可能感染病原体的鼠类现场采样，采集方法有捕鼠笼法、夹夜法，粘鼠板法、毒饵毒杀法、熏蒸法。将捕获的鼠单体装入鼠袋，扎紧袋口，严防蚤类逃逸。然后登记捕获信息、鼠样本基本信息。用麻醉剂麻醉鼠和鼠体寄生虫，梳检寄生虫后，再进行血液和脏器组织的采集。采集的鼠脏器组织可以直接冷冻保存，也可根据携带的病原体不同选择不同的保存液保存。血液样本根据不同检测目的选取冷藏保存或加相应的抗凝血剂保存。鼠类样本采集、解剖时工作人员应做好个人防护，防止被病原体感染或鼠体外寄生虫叮咬，采血及解剖过程应按相应病原体生物安全级别在相应的实验室中进行，做好相应防护。开展病原体检测的实验室属专用实验室，其结构、防护水平、工作制度、工作人员着装、实验操作规程以及污物处理都应符合相应的规定，详细参照《实验室　生物安全通用要求》(GB 19489—2008)、《病原微生物实验室生物安全通用准则》(WS 233—2017)，还可参考《病媒生物感染病原体采样规程　鼠类》(GB/T 28940—2012)。

二、鼠类带毒率检测

(一)汉坦病毒

1. 病原学特征　流行性出血热(epidemic hemorrhagic fever，EHF)是由汉坦病毒引起的一种自然疫源性疾病，也称肾综合征出血热(hemorrhagic fever with renal syndrome，HFRS)，简称“出血热”。

汉坦病毒属于布尼亚病毒科汉坦病毒属，为有包膜的分节段负链 RNA 病毒。成熟的汉坦病毒颗粒具有多形性，多呈圆形或卵圆形，直径在 75～210nm，平均直径 122nm。分为汉滩病毒、汉城病毒、普马拉病毒、希望山病毒等多种不同的基因型。汉坦病毒对一般有机溶剂和消毒剂敏感，氯仿、丙酮、乙醚、苯酚、甲醛等均很容易将其灭活，此外，60℃ 10min 或 100℃ 1min 及紫外线也可将其灭活。在我国流行的汉坦病毒主要有两型，即汉滩病毒(引起姬鼠型出血热)和汉城病毒(引起家鼠型出血热)。

2. 流行和传播特征　近年来在我国还发现了以棕背䶄为主要宿主动物的普马拉型汉坦病毒感染。我国目前主要宿主和传染源是野栖的黑线姬鼠和以家栖为主的褐家鼠，其次是以家栖为主的小家鼠、黄胸鼠，野栖的黄毛鼠、大仓鼠和黑线仓鼠以及林栖的大林姬鼠、小林姬鼠等，此外还有棕背䶄、红背䶄等。目前认为出血热的传播方式呈现多途径多样性，但以动物源性传播为主。带病毒的革螨、恙螨叮咬人体也可传播出血热。革螨主要包括格氏血

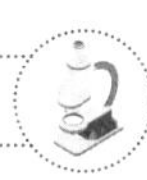

厉螨、厩真厉螨、耶氏厉螨等，恙螨主要是小盾纤恙螨。

出血热发病具有明显的季节性。非流行期各月均有病例发生，但绝大多数地区姬鼠型疫区发病呈现双峰型，即10月至次年1月及5月至7月，分别为冬季和春季发病高峰。家鼠型发病高峰多为4—6月。

3. RT-PCR 法检测汉坦病毒基因及基因分型

（1）病毒RNA的提取：按照试剂说明书操作，制备模板RNA。逆转录合成cDNA，按说明书进行操作。

（2）PCR扩增：汉坦病毒引物序列见表7-3。

表7-3　汉坦病毒引物序列

引物	序列（5′→3′）	片段
逆转录引物	TAGTAGTAGACTCC	LMS
通用外引物	AAAGTAGGTGITAYATCYTIACAATGTGG GTACAICCTGTRCCIACCCC	M（+） M（-）
型特异性引物		
汉滩病毒	GAATCGATACTGTGGGCTGCAAGTGC GGATTAGAACCCCAGCTCGTCTC	M（+） M（-）
汉城病毒	GTGGACTCTTCTTCTCATTATT TGGGCAATCTGGGGGGTTGCATG	M（+） M（-）
S片段引物	ATGTTGCCTGGGGIAAAGAGG GCGCACTAGTAGTAGTAGACTCCCTAAAGA	S（+） S（-）

（3）反应条件：95℃预变性10min，94℃ 60s，55℃ 60s、72℃ 45s、扩增30～35个循环，72℃延伸12min。扩增产物用1%～2%琼脂糖凝胶电泳鉴定。若条带的分子量与预期片段大小相同，则表明为特异性扩增产物。扩增到特异性条带可确诊汉坦病毒感染并明确其型别，序列测定还可以对汉坦病毒的变异情况进行研究。

4. 病毒分离　可以采用Vero E6细胞或其他敏感细胞。将培养好的单层细胞上清弃掉，用Hank's液洗涤2遍，接种组织悬液0.1～0.2ml。37℃孵箱吸附1h，补加维持液。37℃培养至第7日至10日刮取细胞制备抗原片，按免疫荧光法进行鉴定，阴性者需盲传3代，分离到病毒可确诊汉坦病毒感染。参考《流行性出血热诊断标准》（WS 278—2008）。

（二）鼠疫耶尔森菌

1. 病原学特征　鼠疫耶尔森菌为短小的革兰氏阴性球杆菌，新分离株以亚甲蓝或吉姆萨染色，显示两端浓染，有荚膜（或称封套）。鼠疫耶尔森菌对外界抵抗力较强，在寒冷、潮湿的条件下不易死亡，在-30℃仍能存活，于5～10℃条件下尚能生存。可耐日光直射1～4h，在干燥咯痰和蚤粪中存活数周，在冻尸中能存活4～5个月，但对一般消毒剂、杀菌剂的抵抗力不强，对链霉素、卡那霉素及四环素敏感。

2. 流行和传播特征　鼠疫是由鼠疫耶尔森菌引起的典型的自然疫源性疾病，在人间流行前，一般先在鼠间流行。鼠疫传染源有野鼠、地鼠、狐、狼、猫、豹等，其中黄鼠和旱獭最主要。家鼠中的黄胸鼠、褐家鼠和黑家鼠是人间鼠疫重要传染源。

3. 鼠疫耶尔森菌检测

（1）鼠疫耶尔森菌检验基本要求：鼠疫耶尔森菌检测必须在原卫生部《人间传染的病原微生物名录》规定的相应等级的生物安全实验室内进行。检测人员必须事前熟悉实验室管理制度、自身防护制度、技术操作规程等。应两人以上同时进入实验室工作，及时准确做好各项记录。

（2）目标基因的检测：从疑似鼠疫标本中检测鼠疫耶尔森菌时，以鼠疫耶尔森菌的 *fra* 及 *pla* 基因的片段作为 PCR 扩增的目标基因。针对上述目标基因采用的引物序列和扩增产物的长度见表 7-4。

表 7-4　鼠疫检测引物序列

基因	引物（5′→3′）	长度 /bp
fra	5′-GGAACCACTAGCACATCTGTT-3′	249
	5′-ACCTGCTGCAAGTTTACCGCC -3′	
pla	5′-ACTACGACTGGATGAATGAAAATC-3′	456
	5′-GTGACATAATATCCAGCGTTAATT-3′	

（3）PCR 反应：95℃预变性 5min；95℃变性 1min，55℃退火 1min，72℃延伸 1min，循环 30 次，最后 72℃延伸 5min。

（4）结果判定：取 PCR 扩增产物 10μl 在 2% 琼脂糖凝胶电泳，在紫外灯下观察结果。

第四节　蚤类携带病原体检测

一、蚤类采样

采集感染或可能感染病原体的蚤类的方法有动物体表蚤采集法、动物巢穴蚤采集法、洞干蚤采集法、地面游离蚤采集法。将采集的蚤依据采集的宿主分装于冻存管并进行编号，详细记录标本的采集信息。编号的冻存管再用布袋装好并编号记录。用于细菌学检测的标本应在 4～8℃中保存，用于其他病原体检测的标本应冻结保存，可用干冰、液氮或 -80℃冰箱保存。参考标准《病媒生物感染病原体采样规程　蚤》（GB/T 28942—2012）和《流行性和地方性斑疹伤寒诊断标准》（WS 215—2008）。

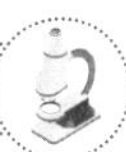

二、蚤类带毒率检测

1. 病原学特征　斑疹伤寒由普氏立克次体和莫氏立克次体所感染引起，包括流行性和地方性斑疹伤寒。流行性斑疹伤寒是由普氏立克次体引起的一种急性传染病。该病的传播媒介为体虱，故该病又称虱传斑疹伤寒。地方性斑疹伤寒由莫氏立克次体所致，是一种类似流行性斑疹伤寒的急性传染病，其传播媒介为鼠蚤（主要为印鼠客蚤），所以又被称为鼠型斑疹伤寒或蚤传斑疹伤寒。

2.PCR 检测

（1）目的基因：依据普氏立克次体和莫氏立克次体的 *gltA* 基因设计特异性引物做 PCR 扩增，引物序列见表 7-5。

表 7-5　普氏立克次体和莫氏立克次体引物序列

病原体	引物（5′→3′）	片段 /bp
普氏立克次体	CS-877：5′-GGGGGCCTGCTCACGGCGG-3′	477
	CS-1273：5′-CATAACCAGTGTAAAGCTG-3′	
莫氏立克次体	TY1f：5′-TGGGGAACTACCAAGTAG-3′	488
	TY1f：5′-ACCAGTGCTAATACATGCA-3′	

疑为普氏立克次体或莫氏立克次体感染的样本，按照试剂盒提取 DNA。

（2）PCR 反应：95℃预变性 180s，95℃变性 30s，50℃退火 30s，72℃延伸 60s，循环 40 次，最后 72℃延伸 7min。取 PCR 扩增产物 10μl 用 2% 琼脂糖凝胶电泳进行鉴定，在紫外灯下观察结果。

（3）结果判定：扩增的普氏立克次体的基因片段为 477bp，扩增的莫氏立克次体的基因片段为 488bp。

第五节　蜱类携带病原体检测

一、蜱类采样

采集感染或可能感染病原体的蜱虫的方法有动物体表蜱采集法、游离蜱采集法。短期内（5～10d）将采集的蜱依据采集宿主分装于 50ml 离心管内，并进行编号，详细记录标本采集信息。离心管内塞入采集点附近的树叶或草叶保持湿度，旋紧管盖，每隔 1d 更换一次草叶或树叶，以活蜱形态带回实验室进行病原体检测；如需长期保存，可将活蜱装入冻存管，置于液氮内或超低温冰箱保存。参考《全国病媒生物生态学监测方案》。

二、蜱类带毒率检测

（一）新布尼亚病毒病原学特征

重度发热伴血小板减少综合征布尼亚病毒（severe fever with thrombocytopenia syndrome bunyavirus，SFTSV），简称“新布尼亚病毒”，是发热伴血小板减少综合征的致病原。新布尼亚属于布尼亚病毒科（*Bunyaviridae*）白蛉病毒属（*Phlebovirus*），病毒颗粒呈球形，直径80～100nm，外有脂质包膜，表面有棘突。基因组包含3个单股负链RNA片段（L、M和S），末端序列高度保守，与白蛉病毒属其他病毒成员相同，可形成锅柄状结构。布尼亚病毒科病毒抵抗力弱，不耐酸，易被热、乙醚、去氧胆酸钠和常用消毒剂及紫外线照射等迅速灭活。

（二）核酸检测

1. 样品前处理　鉴定后的蜱虫用生理盐水冲洗3次后，放入1～5ml离心管中，加600μL PBS。蜱虫成虫每管放入15只，若虫放入1～30只，幼虫放入1～50只。每个样品离心管再放入2颗直径3mm经高压灭菌消毒的小钢珠，再使用组织破碎仪进行研磨，程序设定30次/30s，间隔20s再研磨1次。研磨后13 000r/min离心1min，取上清200μl待提取RNA。

提取RNA：按照试剂盒说明书提取核酸。

荧光定量PCR：采用实时荧光定量PCR（real-time PCR）病毒核酸诊断方法进行检测和诊断。按照试剂盒配制反应体系，引物序列见表7-6。反应条件：50℃ 30min，95℃ 2min，95℃ 15s、60℃ 30s，40个循环。

阳性结果判定：扩增曲线有对数增长期，且Ct值≤38。

表7-6　布尼亚病毒检测引物序列

基因	引物（5′→3′）	位置
L	L-F-3 AGTCTAGGTCATCTGATCCGTTYAG	3138—3162
	L-R-3 TGTAAGTTCGCCCTTTGTCCAT	3209—3230
	L-Probe-3 HEX-CAATGACAGACGCCTTCCATGGTAATAGGG-BHQ1	3168—3197
M	M-F-3 AAGAAGTGGCTGTTCATCATTATTG	1369—1393
	M-R-3 GCCTTAAGGACATTGGTGAGTA	1424—1445
	M-Probe-3 FAM-TCATCCTCCTTGGATATGCAGGCCTCA-BHQ-2	1394—1420
S	S-F-3 GGGTCCCTGAAGGAGTTGTAAA	1104—1125
	S-R-3 TGCCTTCACCAAGACTATCAATGT	1155—1178
	S-Probe-3 TexasRed-TTCTGTCTTGCTGGCTCCGCGC-BHQ-2	1127—1148

续表

基因	引物（5′→3′）	位置
IC	EGFP-F CTGCTGCCCGACAACCA	583—599
	EGFP-R TGTGATCGCGCTTCTCGTT	637—655
	EGFP-probe CCAGTCCGCCCTGAGCAAAGACC	612—634

2. RT-PCR　采用一步法 RT-PCR，以 SFTSV M 片段中高度保守区为靶区域，设计特异性引物进行扩增。引物为 MF3（5′-GATGAGATGGTCCATGCTGATTCT-3′）和 MR2（5′-CTCATGGGGTGGAATGTCCTCAC-3′）。目的条带大小为 560bp。反应条件为 50℃逆转录 30min，95℃酶失活和 RNA 变性 15min，95℃变性 20s，58℃退火 40s，72℃延伸 30s，35 个扩增循环，最后 72℃延伸 5min。扩增产物用琼脂糖凝胶电泳进行鉴定，对阳性产物进行双向测序，并使用 DNA Star 软件进行拼接和校正，得到的序列与 Gen-Bank 数据库中默认病毒序列进行一致性分析，并用软件进行系统进化分析。

（三）病毒的分离培养

发热伴血小板减少综合征病毒主要采用 VERO E6 细胞培养方法进行病毒分离，当 75%～100% 细胞出现病变时进行收获，收获之前可以将细胞冻融 1～2 次，以提高收获标本的病毒滴度。即使无细胞病变也应该于第 7 天收获。参照核酸检测方法对新分离的病毒进行鉴定。

（陈红娜）

第八章　病媒生物抗药性监测

化学杀虫剂因其作用迅速、见效快的特点一直广泛应用于病媒生物的控制，但连续使用后，病媒生物会产生抗药性。据统计，目前全世界有550种以上的昆虫和螨类对杀虫剂产生了抗药性，涉及几乎所有类型的杀虫剂。抗药性的广泛性和严重性不仅表现在抗药性虫种的数量不断增加，还表现在对不同种类的杀虫剂产生抗药性的虫种种类不断增加，病媒生物抗药性已成为杀虫剂应用中最严重的问题之一。抗药性是因不合理地连续大量使用杀虫剂而产生的，是昆虫获得生存的适应机制，终止其发展非常困难。抗药性治理非常重要，只要科学、合理地施用杀虫剂，延缓抗药性的发展速率和防制抗药性病媒生物还是可行的。抗药性监测是评价杀虫剂合理使用、病媒生物抗药性治理措施有效性的手段。快速、有效地检测病媒生物的抗药性，对于合理施用杀虫剂、制定有效的抗药性治理策略具有重要的指导意义。本章重点介绍一些实用的抗药性现场检测技术。

第一节　蚊虫抗药性检测技术

长期、连续、大量使用不同类型的杀虫剂对成蚊以及蚊幼进行防制，导致全世界各地蚊虫均对不同杀虫剂呈现不同程度的抗药性，抗药性成为蚊虫防制的突出问题。蚊虫种群抗药性的发展是动态的，鉴于目前适用于蚊虫防制的良好药物比较有限，为延缓抗药性的产生，保护现有的杀虫剂资源，定期开展抗药性检测，对于科学、合理、规范选用化学杀虫剂具有重要的指导意义。

一、成蚊抗药性测定

成蚊抗药性测定主要采用接触筒法（诊断剂量法）。

1. 试验材料　吸蚊管、定时器、计数器、滤纸（16cm × 12.5cm）、接触筒。接触筒材质为有机玻璃，一个为测试筒，为蚊虫接触药纸用，另一个为恢复筒，为蚊虫接触药纸后做恢复饲养用（图8-1）。

2. 供试蚊虫　于测定前夜采集刚吸血的雌蚊，带回实验室内饲养至次日上午进行抗药性测定；或采集室内羽化3～5d的雌成蚊进行测试。

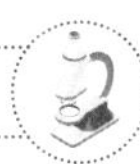

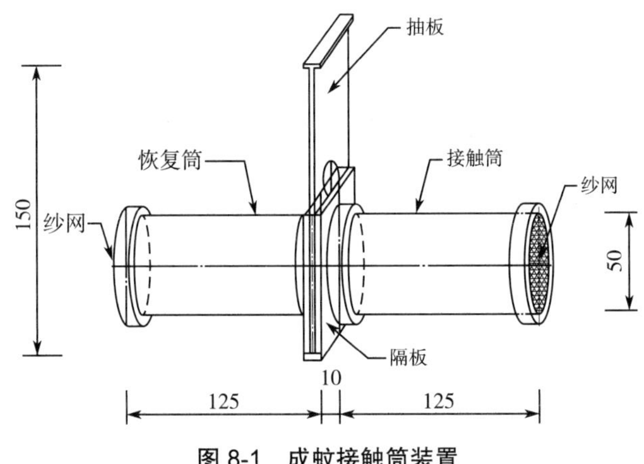

图 8-1　成蚊接触筒装置

注：1. 图中尺寸单位为mm，材料为钢化有机玻璃。2. 主要做法：接触筒和恢复筒一端为1mm 钢丝纱网，一端与隔板相接，通过内外丝与筒连接；抽板夹在隔板中间。抽板高150mm，宽60mm，下部预留直径45mm、15mm回孔。

资料来源：《蚊虫抗药性检测方法 生物测定法》（GB/T 26347—2010）。

3. 药纸制备　按 1∶2 配比将白油和乙醚混合作为溶剂，按照所需剂量配制杀虫剂药液（表 8-1）。吸取 2.14ml 药液并均匀滴于滤纸上，2h 后，待溶剂挥发后即可使用。药纸剂量以在白油中的浓度计算，如 1% 药液浓度即白油 + 乙醚混合液的 0.33%。因此，每平方米滤纸滴白油混合液 107.1ml，乙醚全部挥发后实际残留白油 35.7ml。

表 8-1　WHO 推荐的成蚊诊断剂量

杀虫剂类型	杀虫剂	区分剂量（接触时间 /h）		
		按蚊	致倦库蚊	埃及伊蚊
有机氯类	DDT	4%（1）	4%（1）	4%（0.5）
	狄氏剂	0.4%（1）	0.4%（1）	0.4%（1）
有机磷类	马拉硫磷	5%（1）	5%（1）	0.8%（1）
	杀螟硫磷	1%（2）	1%（2）	—
拟除虫菊酯类	高效氯氟氰菊酯	—	0.025%（1）	0.03%（1）
	溴氰菊酯	0.025%（1）	0.025%（1）	—
	氯菊酯	0.25%（1）	0.25%（3）	0.25%（1）
氨基甲酸酯类	残杀威	0.1%（1）	0.1%（2）	0.1%（1）

4. 测试步骤　将药纸卷成纸卷放入测试筒内，药纸与测试筒内壁之间应放置无药白纸作为隔离；用吸蚊器吸取 25 只测试雌蚊放入恢复筒内，关闭隔板，然后将测试筒安装在方隔板的另一端；待蚊虫恢复正常，抽开中间隔板，将恢复筒内的蚊虫吹进测试筒内并将隔板关闭；将测试筒放平，使成蚊与药纸充分接触一定时间（一般为 15min ～ 1h）；抽开中间隔板，

再将测试蚊虫吹回到恢复筒内，关闭隔板；取下测试筒并将恢复筒直立，饲以 5% 糖水棉球，24h 后检查死亡率。实验重复 3 次并设对照。

5. 抗性判别标准　蚊虫死亡率在 98%～100% 表明其为敏感种群；死亡率在 80%～97% 表明其为可能抗性种群；死亡率小于 80% 表明其为抗性种群。

二、蚊幼的抗药性测定

蚊幼生物测定采用幼虫浸液法，即将幼虫浸泡于一定浓度的药液中，观察其在一定时间内的死亡率。

（一）敏感基线法

依据杀虫剂应用剂量和死亡概率值关系建立毒力回归方程，以敏感品系得到的杀虫剂毒力回归线作为敏感基线。

1. 试虫采集　野外直接采集卵孵化，用三龄末到四龄初的幼虫作为测试对象；采集幼虫或捕捉成蚊，带回养殖，用子一代三龄末到四龄初的幼虫作为测试对象。

2. 测试步骤　用丙酮将测试药物配制成一定比例的母液，按等比或等差级数从高至低将母液稀释成 5～7 个浓度梯度；吸取 30 条三龄末四龄初幼虫放入 50ml 量杯内，然后用脱氯水补足至 50ml，在每只搪瓷碗中放入 149ml 脱氯水，并在碗上标明测试药物名称和浓度，用移液管吸取 1ml 已配制的丙酮药液滴入水中，用玻璃棒搅拌，同时把量杯中的幼虫连同 50ml 水全部倒入碗内，合计成 200ml 水溶液。将试虫在 25℃、相对湿度为 60%～80% 的条件下放置 24h 后，检查并记录各处理组的死亡数。每个浓度试验重复 3 次。对照用 1ml 空白试剂处理，死亡率超过 20% 视为无效。死亡判断标准：以镊子尖头轻轻触动幼虫头部和尾部呼吸管，如果幼虫反应迟钝不能浮至水面或呈麻痹痉挛濒死状态，视为死亡。

3. 抗性判别标准　抗性水平一般用抗性比值表示，抗性比值（RR）为测试种群半数致死浓度（LC_{50}）与敏感种群半数致死浓度（LC_{50}）的比值。

抗性比值计算公式：

$$\text{抗性比值（RR）} = \frac{\text{测试种群 } LC_{50}}{\text{敏感种群 } LC_{50}} \qquad \text{（式 8-1）}$$

$0 < RR \leq 3$ 为敏感种群；$3 < RR \leq 10$ 为低抗种群（S）；$10 < RR \leq 40$ 为中抗种群；$RR > 40$ 为高抗种群。

（二）诊断剂量法

依据杀虫剂对敏感品系的毒力回归线，确定一个能够区分敏感个体和抗性个体或抗性杂合子的剂量。一般用 2 倍敏感品系的 LC_{99} 值作为诊断剂量。

1. 测试方法　将 1ml 药液加入盛有 149ml 脱氯水的烧杯中，用玻璃棒搅匀；将另一杯中预先挑选好的 30 条幼虫连同 50ml 水，全部注入上述烧杯内，合计 200ml 溶液，使溶液的

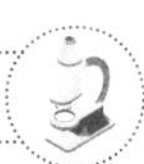

终浓度达到诊断剂量(表 8-2)。对照组以 1ml 相应溶剂处理。24h 后记录死亡数,实验重复 3 次。死亡判定标准同敏感基线法。

表 8-2　部分常用杀虫剂对淡色库蚊幼虫的诊断剂量

杀虫剂	诊断剂量 /($g \cdot L^{-1}$)
残杀威	5×10^{-4}
辛硫磷	5×10^{-4}
氯菊酯	4×10^{-5}
高效氯氰菊酯	1×10^{-5}
丙烯菊酯	2×10^{-4}
溴氰菊酯	3×10^{-6}

注:引自《蚊虫抗药性检测方法　生物测定法》(GB/T 26347—2010)。

2. 抗性判别标准　幼虫死亡率在 98%～100% 表明其为敏感种群;死亡率在 80%～97% 表明其为可能抗性种群;死亡率小于 80% 表明其为抗性种群。

第二节　蝇类抗药性检测技术

随着杀虫剂的大量开发和应用,几乎世界各地都有家蝇对杀虫剂产生抗药性的报道。研究表明,家蝇对 DDT 一般只需 2 年就能产生抗药性,对有机磷类杀虫剂产生抗药性需要 4～5 年。家蝇能对药剂产生多抗性,即对一种药剂产生抗药性后,对没有使用过的另一种或多种药剂也产生抗药性。抗药性的产生不仅影响杀虫剂的防制效果,而且还会严重影响尚未用过的药剂和新开发品种的应用,因此应科学合理使用杀虫剂,延缓抗药性产生,提高防制效果。家蝇抗药性检测方法有很多种,常用的为敏感基线法、诊断剂量法以及不敏感乙酰胆碱酯酶法。本节主要介绍敏感基线法以及诊断剂量法。

一、诊断剂量法

(一)试虫采集

现场采集家蝇,室内饲养 1～2 代,选择羽化后 3～5d、体重约 20mg 的雌性家蝇。

(二)试剂材料

乙醚或 CO_2、丙酮或其他有机溶剂、杀虫剂原药、养虫笼、微量点滴器(微量进样器)、100ml 血清瓶。

（三）测定方法

1. 点滴法　用丙酮将测试药剂母液稀释到诊断剂量需要的浓度（表 8-3），将家蝇用乙醚或 CO_2 等麻醉至昏迷。用微量点滴器将 1μl 药液点滴在雌性家蝇中胸背板上（每只家蝇的受药量等于诊断剂量）。每个处理点滴 30 只雌性家蝇，以丙酮点滴为空白对照，实验重复 3 次。将受药后的试虫转入清洁容器内，放入 25℃、相对湿度 60%～80% 环境内正常饲养，24h 后检查死亡率。

死亡判断标准：测试家蝇完全不动或腹部上翻、抽搐，不能爬行。

抗性判别标准：死亡率小于 80% 为抗性种群。

表 8-3　常用杀虫剂对敏感家蝇种群的诊断剂量

杀虫剂	诊断剂量（药膜法）LD_{99}/（μg·cm^{-2}）	诊断剂量（点滴法）LD_{99}/（μg·只$^{-1}$）
残杀威	0.30	1.0
敌敌畏	2.00	1.0
胺菊酯	1.00	0.30
溴氰菊酯	0.03	0.005
高效氯氰菊酯	0.04	0.025

注：引自《蝇类抗药性检测方法　家蝇生物测定法》（GB/T 26350—2010）。

2. 药膜法　用丙酮将测试药剂配成一定浓度的母液，然后将母液稀释到一定浓度（表 8-3）。取 0.5ml 药液加入 100ml 血清瓶中，使血清瓶内表面药膜的最终剂量达到诊断剂量，不断转动血清瓶，使测试药液均匀分布于瓶内壁，置于通风橱中过夜直至有机溶剂完全挥发。

每个处理放入 20 只家蝇，用纱网或纱布封口，实验重复 5 次。以相应溶剂处理为对照组。测试条件下放置 3h 后，检查结果并计算死亡率。

死亡判断标准：测试家蝇完全不动或腹部上翻、抽搐，不能爬行。

抗性判别标准：死亡率小于 80% 为抗性种群。

二、敏感基线法

（一）试虫采集

现场采集家蝇，室内饲养 1～2 代，选择羽化后 3～5d、体重约 20mg 的雌性家蝇。

（二）试剂材料

乙醚或 CO_2、丙酮或其他有机溶剂、杀虫剂原药、养虫笼、微量点滴器（微量进样器）、

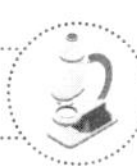

100ml 血清瓶。

（三）测定方法

1. 点滴法　用丙酮将测试药液配制成一定浓度的母液，按等比或等差级数从高至低将母液稀释成 5～7 个浓度梯度；用乙醚将羽化后 3～5 日龄成蝇麻醉（翅不振动、足不抽动）；将麻醉后的家蝇倒入培养皿内，挑选健康、大小均一的雌蝇备用；用微量点滴器将测试药剂按浓度由低到高的顺序，点滴在家蝇中胸背板中央，每个蝇体 1μl，每个处理 20 只家蝇，试验重复 3 次。

将点滴完药液的试蝇放在预先放有砂糖、奶粉和湿棉球的烧杯内，用纱布盖上，并用橡皮筋扎紧，在温度为（25 ± 1）℃、相对湿度为 60%～80% 的条件下饲养 24h。记录各处理的死亡虫数。对照用丙酮处理，死亡率超过 20% 视为无效。

死亡判断标准：试虫完全不动或腹部上翻、抽搐，不能爬行。

抗性判别标准：抗性水平一般用抗性比值表示，抗性比值（RR）为测试种群半数致死剂量（LD_{50}）与敏感种群半数致死剂量（LD_{50}）的比值。抗性比值计算公式见式 8-1。

$0 < RR \leqslant 2$ 为敏感种群；$2 < RR \leqslant 10$ 为低抗种群（S），$10 < RR \leqslant 20$ 为中抗种群，$RR > 20$ 为高抗种群。

2. 药膜法　用丙酮将测试药剂母液稀释到一系列的浓度，取 0.5ml 药液加入 100ml 血清瓶中，不断转动血清瓶，使药液均匀分布于瓶内壁，置于通风橱中过夜直至有机溶剂完全挥发。

每个处理放入 20 只家蝇，用纱网或纱布封口，实验重复 5 次。以相应溶剂处理为对照组。3h 后计算死亡率。

死亡判断标准：试虫完全不动或腹部上翻、抽搐，不能爬行。

抗性判别标准：敏感品系和测定样本 95% 置信区间不重叠，且抗性倍数 ≥ 5 倍为抗性种群。

第三节　蜚蠊抗药性检测技术

近年来，蜚蠊因其生活周期短、繁殖力强、分布范围广、适应性强的特点危害日趋严重，易对化学杀虫剂产生抗药性。长期以来，由于化学杀虫剂的大量使用，德国小蠊已产生不同程度的抗药性，常用的化学杀虫剂已不再对其产生致命的威胁，而且这种抗性还在不断地增强，给蜚蠊的防制带来了很大困难。因此，如何克服或延缓德国小蠊抗药性的产生和增强、延长杀虫剂的有效使用寿命以及彻底了解其抗性机制，已成为防制所面临的最主要问题。蜚蠊抗药性检测方法有很多种，常用的为敏感基线法、诊断剂量法以及不敏感乙酰胆碱酯酶法。本节主要介绍诊断剂量法以及敏感基线法。

一、诊断剂量法

(一)试虫采集

现场采集德国小蠊或当地优势种,室内饲养备用。如现场捕捉的雄虫数量不够,可饲养1代,取F1代羽化后7～15d的雄性成虫备用。用于测试的试虫,应肢体完整、健康活跃。

(二)试剂材料

乙醚或CO_2、丙酮或其他有机溶剂、杀虫剂原药、养虫缸、微量点滴器(微量进样器)。

(三)测定方法

1. 点滴法 用丙酮或其他易挥发的有机溶剂将杀虫剂母液稀释到诊断剂量需要的浓度(表8-4),将试虫用乙醚、CO_2等麻醉至昏迷。

用微量点滴器将1μl杀虫剂溶液点滴于雄性成虫第2、3对足基节的胸部腹板上。每次测定至少处理100只试虫,以丙酮点滴为空白对照。将受药后的试虫转入清洁容器内,放入25℃、相对湿度60%～80%的环境内正常饲养,24h后记录各处理的死亡虫数,计算死亡率。

死亡判断标准:试虫不能正常爬行或完全不动视为死亡。

抗性判别标准:死亡率小于80%为抗性种群。

表8-4 常用杀虫剂对敏感德国小蠊的诊断剂量

杀虫剂	诊断剂量(药膜法)LD_{99}/(mg·L^{-1})	诊断剂量(点滴法)LD_{99}/(μg·头$^{-1}$)
残杀威	1.1×10^{-4}	1.0
氯菊酯	—	1.5
溴氰菊酯	—	0.1
氯氰菊酯	—	0.5
敌敌畏	3.5×10^{-4}	1.0

注:引自《蜚蠊抗药性检测方法 德国小蠊生物测定法》(GB/T 26352—2010)。

2. 药膜法 用丙酮或其他的有机溶剂将测试杀虫剂配成一定浓度的母液,然后将母液稀释到一定浓度(表8-4)。取2.5ml溶液加入500ml锥形瓶中,使锥形瓶内表面药膜的最终剂量达到诊断剂量,不断转动锥形瓶,使药液均匀分布于瓶内壁,置于通风橱中过夜,使有机溶剂挥发完全。每瓶放试虫10只,用纱网或纱布封口,实验重复5次。对照组以相应溶剂处理。24h后记录各处理的死亡虫数,计算死亡数。

死亡判断标准:试虫不能正常爬行或完全不动视为死亡。

抗性判别标准:死亡率小于80%为抗性种群。

二、敏感基线法

（一）试虫采集

现场采集德国小蠊或当地优势种，室内饲养备用。如现场捕捉的雄虫数量不够，可饲养1代，取F1代羽化后7～15d的雄性成虫备用。用于测试的试虫，应肢体完整、健康活跃。

（二）试剂耗材

乙醚或CO_2、丙酮或其他有机溶剂、杀虫剂原药、养虫缸、微量点滴器（微量进样器）。

（三）测定方法

用丙酮或其他有机溶剂将测试杀虫剂配成一定浓度的母液，然后分别稀释成一系列浓度梯度，使最低浓度死亡率小于20%，最高浓度死亡率大于80%。

将试虫用CO_2或乙醚麻醉后，挑选健康的雄性试虫10只，用微量点滴器按从低浓度到高浓度的顺序将1μl测试药剂点滴于试虫第2、3对足基节间的胸部腹板上。将处理后的试虫转至清洁容器内正常饲养，24h后检查并记录死亡数，每个浓度重复3次。对照组点滴丙酮或其他相应溶剂。

死亡判定标准：试虫不能正常爬行或完全不动视为死亡。

抗性判别标准：抗性水平一般用抗性比值表示，抗性比值（RR）为测试种群半数致死剂量（LD_{50}）与敏感种群半数致死剂量（LD_{50}）的比值。抗性比值计算公式见式8-1。

$0 < RR \leqslant 2$，为敏感；$2 < RR \leqslant 10$，为低抗；$10 < RR \leqslant 20$，为中抗；$RR > 20$，为高抗。

第四节　抗药性治理

WHO将昆虫具有耐受杀死正常种群大部分个体的能力并在其种群中发展起来的现象，称为抗药性。抗药性是害虫种群对特定杀虫剂作出的反应，是药剂选择的结果，可以在群体中遗传，是相对于敏感种群或正常种群而言的。

害虫种群如何产生抗药性？目前有关害虫抗药性的形成主要从两方面解释：一是自身先天存在的抗药性，二是适者生存定律的必然结果，即后天获得抗药性。因此相对应的害虫抗药性形成学说有两种，即选择学说和诱导变异学说。选择学说认为抗药性是一种前适应现象，即用药前害虫种群就存在对药剂的抗性基因，抗性种群是否形成完全取决于杀虫剂的选择作用；而诱导变异学说则认为抗药性是一种后适应现象，即昆虫种群中原来不存在抗性基因，杀虫剂的直接作用使昆虫种群内某些个体发生突变，产生抗性基因，这种抗药性形成不是杀虫剂的选择作用而是诱导作用。不管哪种学说，害虫之所以产生抗药性均是由于人们对害虫的化学防制方法不规范，表现为药剂使用单一或用量不正确，导致害虫后天获得抗药性。

延缓或防止害虫抗药性产生，应遵循以下原则：①尽可能将目标昆虫的抗性基因频率控制在最低水平；②注意选择没有交互抗药性的药剂进行交替轮换使用和混用；③选择最佳施药时间和方法，严格控制施药次数；④实行综合防制；⑤尽可能减少对非靶标生物的影响。此外，鉴于害虫种群的抗药性是动态发展的，为延缓抗药性产生还应注意定期开展抗药性监测，每隔 1～2 年开展 1 次，测试药剂应包含该地区常用的化学杀虫剂以及农业或林业用量较大的农药种类。根据抗药性检测结果，有选择地使用杀虫剂，一般低抗水平的杀虫剂，可以根据抗药性水平调整使用剂量；中抗水平的杀虫剂，在无可替代药剂应急控制时酌情使用；高抗水平的杀虫剂，应停用 1～2 年，待恢复敏感后再使用。此外，还可以通过轮用、混用不同作用机制的药剂或使用增效剂等方法延缓抗药性产生。

害虫抗药性在世界范围内的普遍存在使抗药性治理刻不容缓。尽管人们已经认识到抗药性的作用机制并提出相应的抗药性治理策略，但归根结底依然是合理使用杀虫剂。为防止或延缓害虫种群抗药性的发展，也可以采用其他防制手段，即在综合治理的原则下，采用环境治理和生物防制。

（刘洪霞）

第二篇

病媒生物控制技术

第九章　蚊虫控制技术

第一节　蚊虫孳生地治理

蚊虫孳生地治理是蚊虫控制的关键措施，其中又以环境治理为治本措施，根据病媒生物生态习性中的孳生和栖息习性，清除其孳生环境或打断其生殖链，就能有效地控制其孳生和繁殖。

一、环境治理

蚊虫一生经历卵、幼虫、蛹、成虫四个时期，其中前三个时期是在水中度过的。没有积水就没有蚊虫。

1. 环境改造　对蚊虫防制而言，环境改造主要包括直接清除蚊虫孳生场所，或改变其孳生环境，使之不再适于蚊虫幼虫生长。常采用的方法有：

(1)平整土地，包括削凸填洼，取土填坑等，防止积水生蚊。

(2)搞好环境卫生，清除破罐、碎缸、罐头盒等可积水的废物。

(3)翻缸倒罐，妥善存放废轮胎等，防止积水。存用积水，经常倒换或采取加盖等办法，以防止蚊虫在其中产卵，孳生幼虫。

(4)畅通沟渠，排除无用积水。

以上都是防止容器型和污水型积水生蚊，如埃及伊蚊、白纹伊蚊、淡色库蚊和致倦库蚊的有效措施，也是通过发动群众完全能做到的。

一般而论，流水都不适合蚊虫孳生。所以整修沟渠，清除其中杂草，增加流速，能防止各种蚊虫在其中孳生。

2. 环境处理　环境处理在蚊虫防制中是改变环境条件，使之不再适于蚊虫的孳生和生活。可用的方法如下：

(1)水位波动：小型人工湖和水库的边缘由于水草或水生植被丛生，容易孳生蚊虫。为了防止这类水体生蚊，水库可采取水位波动的办法，即定期蓄水和放水，使水位升降。水位波动并不直接杀死幼虫，而是通过水位下降杀死水库边缘的水生植被，清除幼虫的栖留和庇护场所,使之不再适于幼虫的孳生。这种方法可以收到比使用杀虫剂更好的长期效果,并可节省使用杀虫剂的费用和其他防制经费。

(2)间歇灌溉:在国内外,稻田是许多重要媒介蚊种如中华按蚊、三带喙库蚊的重要孳生场所。对于这样巨大的孳生面积,间歇灌溉是防止稻田生蚊的重要途径之一。

所谓间歇灌溉是指对稻田进行定期灌水、停水或放水,使之干干湿湿,借以阻挠雌蚊在其中产卵和幼虫的发育生长。这样的灌溉方法可以有效地防止其中孳生蚊类,而且不影响稻谷产量。

(3)植被控制:控制沟渠、水库等中的水生植被可增加水流速度,或清除蚊虫的庇护和栖附场所,可以防止或减少蚊虫在其中孳生。

二、灭蚊幼剂控制

对于蚊虫幼虫控制,清除积水是主要措施,但在已经出现蚊虫幼虫之后,则需要对蚊虫幼虫实施控制。此类完全变态昆虫在幼虫期生长过程中受保幼激素的影响。在昆虫体内,脑激素、蜕皮激素、保幼激素组成一个激素调节系统,其中脑激素起主导作用,脑接受内外环境中的刺激,分泌适量的脑激素,能促进前胸腺活动分泌蜕皮激素,脑激素又能促进咽侧体活动分泌保幼激素,在蜕皮激素和保幼激素的共同作用下,昆虫得以正常地蜕皮。蜕皮后仍保持幼虫性状。末龄昆虫体内保幼激素的分泌减少,或激素很快失去活性,引起化蛹(不完全变态的昆虫,则变为成虫)。在没有其他生物生长的水体中控制蚊虫幼虫可选择昆虫生长调节剂中的保幼激素,如吡丙醚、烯虫酯,蚊虫幼虫经口摄取和由表皮吸收后使蚊幼虫体内激素失平衡,不能顺利完成化蛹及羽化,大多数个体死于从幼虫到成虫的中间阶段。使用前应确定产品登记的靶标及使用方法。

在蚊虫幼虫控制中有一条原则就是,不采用同一种杀虫剂杀灭成虫和幼虫,那样会加速诱导靶标产生对该杀虫剂的抗药性。使用登记靶标为蚊(幼虫)或孑孓的卫生杀虫剂(表 9-1)一般不会出现成蚊、幼虫使用同一种杀虫剂的情况。

苏云金杆菌和球形芽孢杆菌是控制蚊虫幼虫的病原微生物杀虫剂。苏云金杆菌的晶体是多形的,芽孢和晶体被蚊虫幼虫吞入后,使幼虫中肠的上皮细胞片层脱落,在短时间内导致幼虫死亡,所以是与胃毒相当的生物杀虫剂。苏云金杆菌对伊蚊、库蚊等的幼虫都有很高的毒效,但对按蚊幼虫的一般比上述种类稍差。球形芽孢杆菌杀蚊虫幼虫的有毒组分芽孢也有很强的毒素。球形芽孢杆菌的杀蚊谱远比苏云金杆菌窄。一般而论,它对库蚊幼虫毒力最高,对按蚊幼虫次之,对伊蚊幼虫最差,但也因种类而异。应用方法见表 9-1。

表 9-1　农药登记用于蚊虫幼虫控制的灭蚊幼杀虫剂

有效成分	类型	剂型	使用方法	用量
吡虫啉	新烟碱类化合物	颗粒剂	2 周撒 1 次	1.5g 制剂 /m^2

续表

有效成分	类型	剂型	使用方法	用量
醚菊酯	拟除虫菊酯类	颗粒剂	2～3周投放1次	1.5%颗粒剂，15～20g/m^2
苏云金杆菌	生物农药	悬浮剂	喷洒	600ITU/mg，2～5ml制剂/m^2
		可湿性粉剂	喷洒	1 600ITU/mg，1～2g制剂/m^2
		大颗粒	2～3周投放1次	200ITU/mg，10～20g制剂/m^2
球形芽孢杆菌	生物农药	悬浮剂	喷洒	100ITU/mg，3ml制剂/m^2
吡丙醚	昆虫生长调节剂	颗粒剂	2～3周投放1次	0.5%砂粒剂，1～2g/m^2
吡丙醚+倍硫磷	昆虫生长调节剂+有机磷	颗粒剂	2～3周投放1次	20g制剂/m^2
S-烯虫酯	昆虫生长调节剂	微囊悬浮剂	2～3周喷洒1次	0.1g制剂/m^2（1∶100稀释，50ml/m^2）
倍硫磷	有机磷	颗粒剂	2～3周投放1次	5%缓释剂，10～20g/m^2
双硫磷	有机磷	颗粒剂	2～3周投放1次	1%砂粒剂0.5～1g/m^2

注：雨水井灭蚊首选生物杀虫剂，控制白纹伊蚊用苏云金杆菌，控制库蚊用球形芽孢杆菌。

灭蚊幼剂药效由水体中杀虫剂的有效成分含量（g/L）决定，但是在现场应用中能观察到的是水体的面积，因此灭蚊幼剂推荐的使用剂量是以毫升或克每平方米计算。在实际控制蚊虫孳生地的过程中，控制人员应根据水体的面积和深度掌握投放或喷洒灭蚊幼剂的量，水体深的（1m左右）必须投足推荐的剂量，水深超过1m应该在推荐用剂量的基础上适当增加。水体若无变化，水中杀虫剂的效果一般可维持半个月左右，水体若流动或遇降雨，杀虫剂浓度会下降，杀虫效果受影响，需及时施药。

（冷培恩）

第二节　空间喷雾技术

一、空间喷雾技术概述

空间喷雾可以快速击倒或杀灭飞行活动的媒介昆虫，而同时对环境的残留效应较低。在突发病媒生物传染病疫情或媒介密度季节性升高时，空间喷雾技术为我们提供了一种快速、高效的媒介控制方法。但空间喷雾并非万能，其适用条件也具有特异性，此外，在实践中，空间喷雾往往需要其他多种防控手段配合以达到最优的综合控制效果。

（一）空间喷雾的定义

空间喷雾是通过杀虫器械使液体杀虫剂形成微小的雾粒散布于一定空间，粒径直径小于 50μm。与室内滞留喷洒的杀虫方式不同，空间喷雾是通过杀虫器械将杀虫剂喷雾在一定空间，杀虫剂直接接触病媒昆虫体表。空间喷雾技术通过快速降低飞行的虫害及媒介密度，达到阻断病媒生物传染病传播途径的目的。

（二）空间喷雾主要控制对象

控制对象主要包含蚊虫、家蝇、白蛉等广泛引起公共卫生威胁的飞行昆虫媒介，喷雾形成能够在空中悬浮的气雾（或气溶胶），媒介昆虫在气雾中飞行并与含杀虫剂有效成分的雾粒撞击而被击倒或杀灭。

（三）空间喷雾技术的分类

空间喷雾技术主要包含热烟雾（thermal fog）和超低容量喷雾（ultra-low volume spraying）两大类。

1. 热烟雾　热烟雾是利用燃烧所产生的高温气体的热能和动能，使杀虫剂受热而迅速汽化，雾化成细小雾粒，随自然气流漂移，使靶标生物接触到雾粒中毒。用于热烟雾的杀虫剂通常应用油基等有机溶剂进行稀释。燃料燃烧产生的高温降低了油基溶剂的黏性，继而通过脉冲或高速摩擦等方式将杀虫剂汽化喷出，杀虫剂喷出喷嘴后，在空气中再次冷却凝聚成极细的烟雾（多数粒径＜ 20μm）。烟雾粒径大小受杀虫剂种类、热烟雾机喷雾流量及喷嘴温度（通常＞ 500℃）等因素影响。在媒介控制时，热烟雾喷雾量通常为 5 ～ 10L/hm^2，不超过 50L/hm^2。

（1）热烟雾技术优点：热烟雾渗透性好、可及性高，视觉上操作人员容易判断掌握喷雾效果；热烟雾视觉效果突出，公众能看到喷雾操作过程，宣传和影响作用较大；热烟雾中有效成分浓度更低，降低操作人员的职业暴露风险。

（2）热烟雾技术缺点：有机溶剂作为稀释剂，喷雾时容易产生异常气味，造成一定程度环境污染；成本较高，稀释剂消耗量大，热烟雾设备本身成本亦较高；室外喷雾操作时，居民往往会主动关闭门窗阻止烟雾进入室内，一定程度上影响烟雾对室内空间的渗透效果；热烟雾机喷雾时产生高温以及溶剂的易燃性增加了操作的危险性；热烟雾在城区环境应用会降低能见度，可能会影响交通，引发事故。

2. 超低容量喷雾　超低容量喷雾利用超低容量喷头或高速漩涡气流等将杀虫剂原油或高浓度制剂分散成为很小的高浓度雾粒（＜ 30μm），使靶标生物接触到雾粒中毒。

（1）超低容量喷雾优点：稀释剂用量少，使用成本低，可接受度高；总喷雾量少，更高效；可采用水溶性配方，不会引起火灾，更为环保；超低容量烟雾不影响视线，不会影响交通。

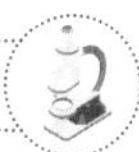

（2）超低容量喷雾缺点：雾粒视觉上不容易观察判断弥散效果；设备操作要求较高，为保证效果操作人员需要掌握喷雾设备的校正技术。

（四）空间喷雾实施的要点

在现场及操作中，为使空间喷雾更加科学合理、经济高效，需掌握四点：

（1）掌握目标媒介的生态行为习性，以判断进行空间喷雾操作的最佳时间和地点。

（2）掌握适用于空间喷雾的药物种类、剂型和单位面积用药量。

（3）熟练掌握不同空间喷雾器械的应用条件和现场操作方法。

（4）通过监测媒介密度和疾病流行状况，对空间喷雾进行效果评估。

二、空间喷雾的参数

（一）雾粒

雾粒（fog droplet）在空气中较长时间悬浮是保证空间喷雾杀灭效果的关键。自然状态下，部分雾粒会受重力作用沉降或落在物体表面，在户外环境中，大部分雾粒会随着空气流动最终被大气稀释降解。

雾粒沉降的速度由雾粒的质量决定，例如，20μm 直径的液滴沉降速度是 0.012m/s，在静止空气中沉降 10m 的高度需要 14min，而一个 100μm 直径的液滴沉降速度是 0.279m/s，下降相同的高度仅需 36s（表 9-2）。当液滴直径大于 30μm 时，因在空中悬浮的时间过短而效果不好；当液滴直径小于 5μm 时，液滴会受到飞行昆虫造成的空气湍流的影响而不容易接触到飞行昆虫。一般认为，空间喷雾的雾粒直径应在 10～30μm 的范围内，这样即使存在一定程度的挥发或经过一定时间后，雾粒仍保持较好的空气悬浮时间和媒介杀灭率。

表 9-2　雾粒大小、沉降时间与空间密度的对比表

雾粒直径 /μm	10m 高度沉降时间	雾粒密度 /（粒·cm^{-3}）
1	93.7h	19 120.0
5	3.7h	152.0
10	56min	19.2
20	14min	2.38
50	135s	0.150
100	36s	0.0192

在干燥的气候条件下，以水等溶剂稀释的杀虫剂，喷雾会因为蒸发而导致液滴粒径收缩，该种情况下，选取粒径稍大一些的喷雾亦是可取的。既定容积的杀虫剂稀释液，较小的

雾粒粒径意味着更多的雾粒数目。如果喷雾粒径为 20μm，雾粒体积 4.2 微微升 pl，1ml 杀虫剂将产生 2.39 亿个雾粒，粒径为 100μm 时，雾粒体积 534（pl），将产生 191 万个雾粒。增加的液滴数量将大大增加单位体积空间内的雾粒密度，从而大大增加杀虫剂接触媒介的机会，杀灭效果亦显著提高。

（二）雾粒大小的评价参数

空间喷雾喷出的雾粒粒径并非严格地完全相等，而是包含一系列大小不等的雾粒尺寸。通常采用下面几个参数来描述雾粒大小，参数数值的大小主要由喷嘴的设计和操作条件决定，尤其受流量的影响较大。

1. 雾粒体积中位数直径　雾粒体积中位数直径（volume mean diameter，VMD）单位是μm，表示将雾粒粒径按照从小到大分成相等体积两部分的粒径尺寸，一半体积的雾粒小于这个粒径，另一半体积的雾粒大于这个粒径。当存在少量较大雾粒时，VMD 会受到显著影响。VMD 的值并不表明雾粒的大小范围（图 9-1）。

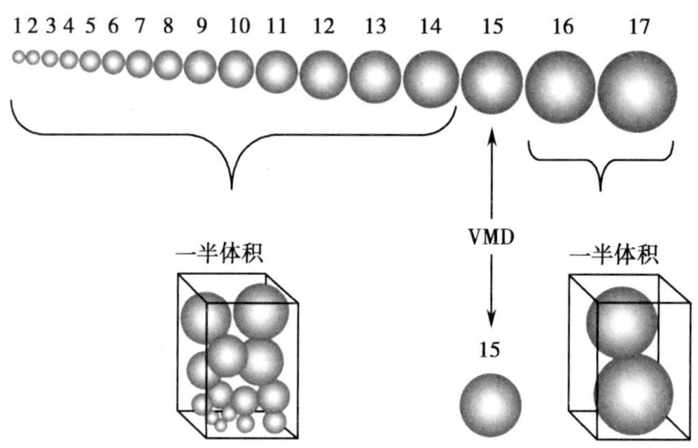

图 9-1　雾粒体积中位数直径

2. 雾粒数量中位数直径　雾粒数量中位数直径（number median diameter，NMD）表示将雾粒粒径按照从小到大分成相等数量两部分的粒径尺寸，一半数量的雾粒小于这个粒径，另一半数量的雾粒大于这个粒径（图 9-2）。

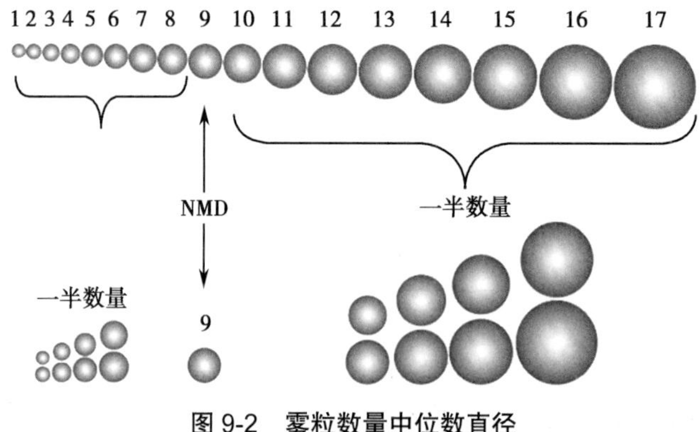

图 9-2　雾粒数量中位数直径

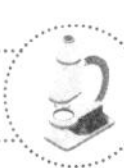

3. 雾径离散度　雾径离散度（span）表示按照雾粒粒径排列（图 9-3），90 分位点与 10 分位点粒径的雾粒体积差（$V_{90}-V_{10}$），除以雾粒体积中位数直径（VMD），计算公式为：

$$\text{span}=\frac{V_{90}-V_{10}}{\text{VMD}} \quad \text{（式 9-1）}$$

雾径离散度是描述雾粒粒径范围的参数，其值小于 2 时较为理想。

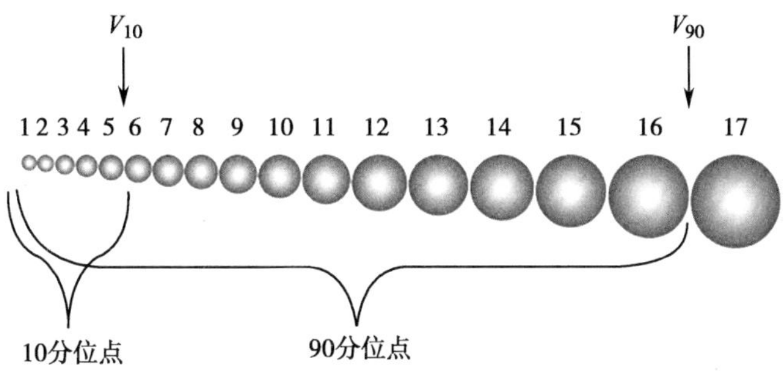

图 9-3　雾径离散度

VMD、NMD 和 span 是评价喷雾效果的参数，关键因素是在合理的雾粒分布范围内保证雾粒数量最大化。

（三）喷雾的流量

大多数空间喷雾器械都会产生一系列的液滴尺寸。雾粒体积中位数直径（VMD）一般随着流量（flow rate）的增大而增大；但也有些空间喷雾器械能够随着流量的增加，相应地增加空气压力进行补偿。因此确认不同的流量时雾粒的粒径谱非常必要。雾粒的粒径加倍，其数量就会减少，这将会严重降低喷雾效果，因为雾粒粒径过大将大大降低雾粒密度，并缩短雾粒在空气中的悬浮时间。为了保持喷雾效果，需要在雾粒大小和雾粒数量（由流量控制）间寻找一个最佳平衡点。

（四）喷雾浓度

单位面积所喷雾的杀虫剂有效成分必须保持在一定剂量范围内，该剂量可以通过调整喷雾浓度（spray concentration）和喷雾流量协调。杀虫剂有效成分的稀释倍数增加，喷雾中必须增加单位面积内喷雾流量（如通过增加机器的流量，减缓喷雾设备移动速度以及降低喷雾宽度来实现）。飞行中的媒介昆虫必须接触到绝对致死剂量的杀虫剂液滴才能被击倒杀死。活性成分浓度越低，达到一个致死剂量所需的给定粒径大小的液滴的数目自然就要越多。从操作方面出发，空间喷雾的一个重要目的就是尽量减少喷雾稀释的杀虫剂的总体积（通常 0.5～2L/hm^2）。

（五）风速

风速（wind speed）对雾粒在空间的分布以及与昆虫有效撞击有着重要影响。多数情况下，1～4m/s（3.6～15km/h）的风速比较适宜空间喷雾的雾粒从喷雾位置向下风向漂移，但当风速超过 15km/h 不适宜空间喷雾操作。喷雾现场的风速可以用手持式风速仪测定。

此外，地形和植被类型亦会通过影响气流而影响雾粒的分布。在植被稀疏且地形开阔的区域与在建筑物密集的城区进行空间喷雾，前者喷雾雾粒的有效作用面积可以更宽，而后者城区环境中的建筑物会改变气流。在实践中，城市环境中既定的道路布局决定了空间喷雾的路线，这样喷雾可能达不到理论的有效作用面积宽度；此外，密集的植被会减小空间喷雾雾粒对相应区域的渗透率，该类环境往往需要增加喷雾药剂的体积来进行补偿。实践中背负式喷雾器一般将 10m 宽度作为空间喷雾的有效作用面积来计算流量，车载喷雾器一般设为 50m 宽度。

（六）风向

车载空间喷雾器械和空中喷雾设备的喷雾路径必须考虑到风向（wind direction），以达到将喷雾最大限度地分布在整个目标区域的目的。与风向相关的空间喷雾路径如图 9-4 所示。

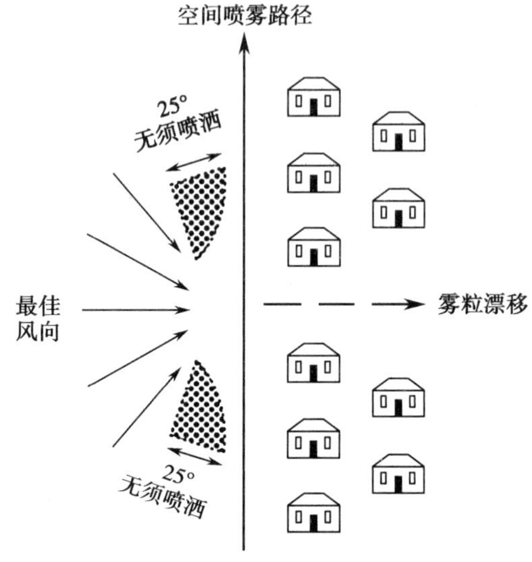

图 9-4　相对于风向的空间喷雾移动路径图

（七）温度效应

温度效应（temperature effect）会影响喷雾效果。阳光直射下的地面会升温，从而导致地面附近的空气升温产生上升气流，因此正午时间进行室外环境的空间喷雾是不适宜的，喷雾的雾粒会倾向于垂直上升而不是水平漂移。相反，逆温情况下，即冷空气靠近地表，比较适于空间喷雾操作，雾粒会靠近地面漂移，清晨和傍晚的地表温度比较符合这种情况，前者经过了一晚上的冷却，地表空气温度较低，傍晚日落后，地表温度会下降（图 9-5）。

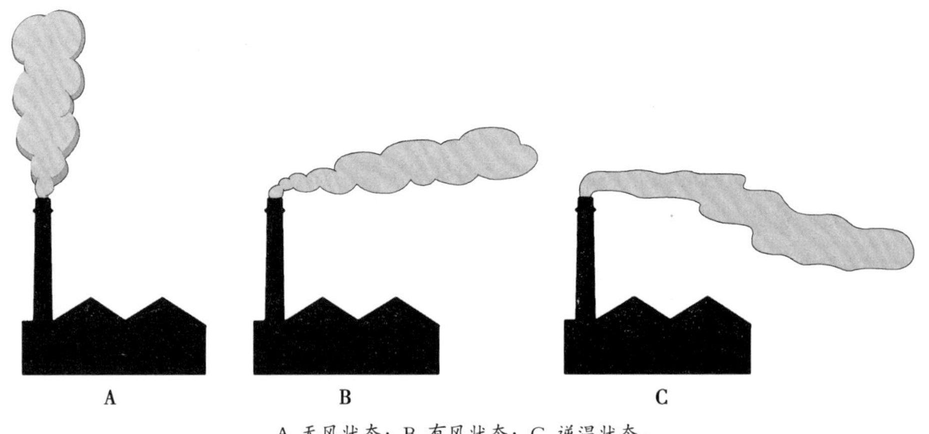

A. 无风状态；B. 有风状态；C. 逆温状态。

图 9-5　气流运动

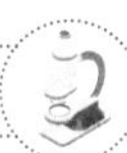

（八）喷雾时间

掌握目标媒介的活动周期，确保空间喷雾时间（time of treatment）与媒介活动高峰时间一致对于喷雾的杀灭效果至关重要。部分媒介昆虫的活动高峰集中在黄昏或黎明，这有利于对该类媒介的控制，但对于白天活动的媒介种群，如登革热媒介埃及伊蚊、白纹伊蚊等在上午和下午活动最频繁，空间喷雾的时间应当选在上午早些时候和下午晚些时候，寻找媒介活动高峰与最佳喷雾效果的平衡点（图 9-6）。相比之下，室内环境进行空间喷雾对时间的要求不高。蝇类大部分在白天活动，此时温度过高不适宜空间喷雾，因此通常在早晨温度尚未快速升高时进行空间喷雾操作。

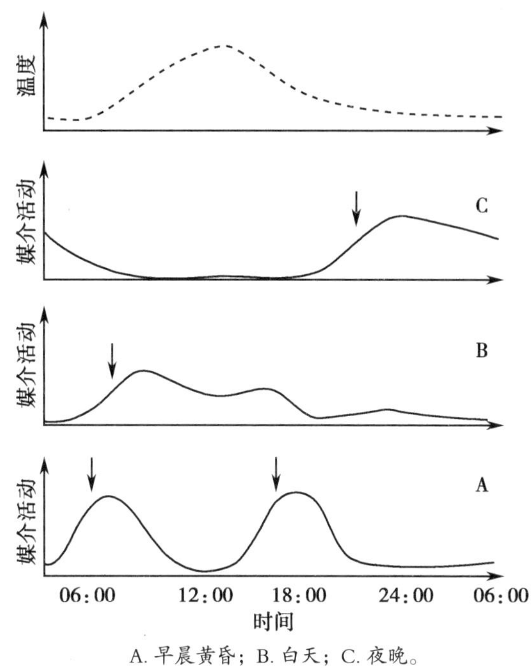

A. 早晨黄昏；B. 白天；C. 夜晚。

图 9-6　温度变化、媒介高峰活动时间与空间喷雾作业时间的选择

三、空间喷雾器械和使用方法

空间喷雾器械的选择，主要取决于目标区域的大小、可及性以及人力资源和操作能力。对于较大空间的喷雾，选用车载喷雾设备效率会更高，但对于分布于其中的复杂区域（如某些较窄的街道或室内空间，车载设备无法进入），背负式设备可以起到配合的作用。在热烟雾有可能造成交通危险的情况下建议用超低容量喷雾设备。某些特殊情况下，当目标区域可及性较低时，飞机空间喷雾设备进行空间喷雾可能是唯一的选择，该种情况在国外比较普遍，但该方法要求较高，需要专业人员来操作。总之，设备的选择应该综合考虑操作人员熟练性、环境适用性和设备性能。

（一）热烟雾器械

热烟雾机利用汽油机或柴油机排气管产生的高热废气或脉冲喷气发动机产生的高温与高速气流将油剂杀虫剂加热汽化喷出，遇冷凝成微细油雾（VMD $<$ 50μm）悬浮于空中呈烟雾状。烟雾实际上不是烟而是雾（烟是固体微粒悬于空中），所以可将机器称为热雾发生器或烟雾机。

1. 脉冲式热烟雾机　以脉冲喷气发动机为动力施放烟雾，烟雾可随气流扩散、弥漫，并有极好的穿透性和附着性能。脉冲式热烟雾机重量轻，操作使用方便，效率高（图 9-7）。

（1）应用范围：主要适用于空间较大的室内环境以及空间相对有限的室外环境等媒介害虫控制等作业。室内包括大型仓库、宾馆、饭店、地下室、车船货仓、体育馆、超市、酒店型的

度假村及其他场所；室外包括下水道、防空洞、垃圾堆（场）、居民小区、农贸集市及公园等。

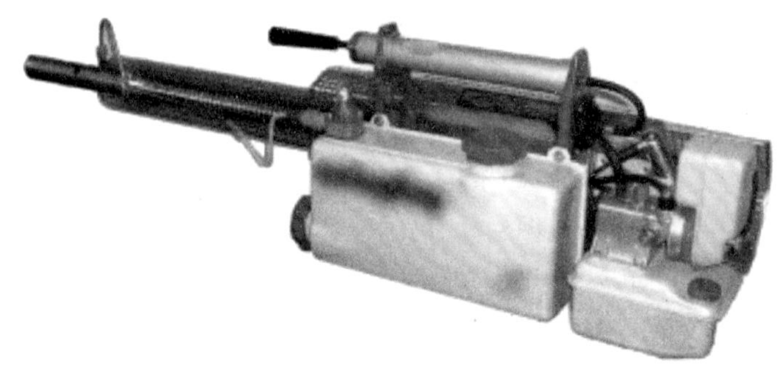

图 9-7　脉冲式热烟雾机

（2）结构和工作原理

1）结构：由脉冲喷气发动机和供药系统组成。脉冲喷气发动机由燃烧室 - 喷管、冷却装置、供油系统、点火系统及启动系统等构成。供药系统由增压单向阀、开关、药管、药箱、喷药嘴及接头构成（图 9-8）。

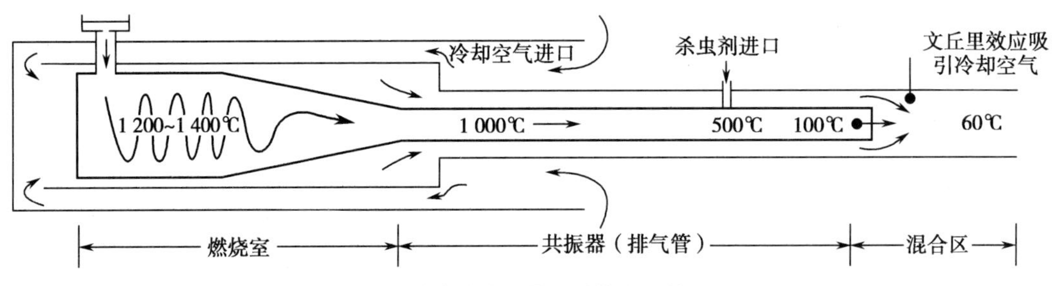

图 9-8　脉冲式热烟雾机结构和工作原理

2）工作原理：①发动机启动，将燃料运送至化油器，一路直接进入化油器喉管，形成可燃混合气，并进入燃烧室的进气管中，此时点火系统开关接通，开关的作用是连接电池与火花塞，产生高压电，火花塞放出高压电弧，点燃混合气，脉冲喷气发动机将持续运作，燃料通过化油器为机器运转提供持续动力。发动机产生的高压热气沿着一长管移动到喷嘴，此处注入的杀虫剂会迅速汽化并随热废气喷出。②正常工作循环，在前一工作循环排气惯性作用下，燃烧室内产生负压，进气阀片打开进气孔，新鲜空气被吸入，燃料也从油嘴吸入。混合气进入燃烧室，与前一循环残留的废气混合形成工作混合气。同时，该混合气又被炽热废气点燃，接着进行燃烧、排气过程，脉冲式发动机按进气→燃烧→排气的循环过程，不断工作。③喷烟雾过程，由化油器引压管引出一股高压气体，使其经增压单向阀、药开关，加在药箱液面上，产生一定的正压力。药液在压力的作用下经吸药管、药开关、喷药嘴孔流入喷管内。在高温、高速气流作用下，药液中的油烟剂被蒸发，破碎成直径小于 50μm 的烟雾，从喷管喷出，并迅速扩散弥漫。当防制或者处理的对象接触到烟雾时被毒杀，达到防制效果。

热烟雾机器运转时噪声较大，机器喷雾流量大多通过机器上一个简单的固定节流阀来控制。当发动机停止运转时，需要开启机器上安全阀防止杀虫剂有机混合物流到尚处于高

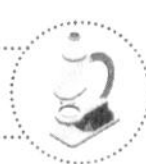

温状态的喷嘴上引发危险，或先关闭药箱，再关闭油门。

（3）操作方法

操作前请参照设备的使用说明。

1）准备工作：①拉动操作杆，听脉冲点火的声音，试一下是否有电；②加燃料油：通过机器配置的带筛网的漏斗向油箱加入汽油（油量不能少于油箱的 1/3，但也不要过满，以防溢出发生危险），旋紧油箱盖；③将药液开关置于"关"的位置，加药剂混合液：药物配制后，按照使用量向药箱中加入药剂混合液，药液同样需要过滤，以防堵塞喷嘴；药液加入药箱，旋紧药箱盖。

2）发动机器：发动机器前，逆时针旋开机器油量开关；拉动操作杆，发动机器；机器发动稳定后（约半分钟），打开药阀，此时出现白色喷雾，操作人员可以按照需要调节药阀的流量，然后按要求进行喷雾操作。

3）喷雾作业：机器发动后，将机器侧背在身上，握住担柄，进行喷雾；控制行走速度，步行方向垂直风向（理想），喷雾方向应与风向保持一致或稍有夹角（即顺风方向）；不要任意摆动喷头，以免造成雾粒分布不均，影响杀虫效果。与超低容量喷雾不同，热烟雾机喷头与地面持平或微向下，每隔 10m 为一喷雾区域（根据机器的喷幅来确定）；在环境温度超过 30℃时作业，喷完一箱药物后要停止 5min，机器充分冷却后再继续工作。

4）个人防护：操作人员需做好个人防护，如穿防护服，佩戴眼罩、口罩和橡胶手套，防止药物中毒；喷雾过程中及喷雾后 10min 内请勿触及高温部位，以免烫伤。

5）关机：操作完成后，关机时先关闭药阀；待烟雾机内无白色烟雾喷出（约 1min），关闭燃油开关；待机器冷却后，进行药箱清洗和机器保养等后续操作。

（4）安全使用注意事项：操作中一定要按照标准操作规程进行操作，防止发生火灾、中毒等安全事件；燃烧室的温度很高，手和衣服不能触及它的外部冷却管；熄火前要先关闭药液开关，然后关闭油门开关；避免在易燃、易爆及高温处放置刚熄火的机器；工作时不能让喷口离目标太近，以免损伤目标，更不可让喷口及燃料室外部冷却管接近易燃物，防止引起火灾；在工作中需要添加汽油时，必须停机 5min 以上方可加油，否则会发生燃烧事故。热烟雾因大多使用有机溶剂作为配药溶剂，所以会产生一定的污染，对该类污染有特殊要求的场所应避免使用；此外，热烟雾机喷出的烟雾会导致能见度下降，在可能影响交通的场所应避免使用。

（5）维护保养

1）每日作业结束后的维护保养：检查进气膜片，清除膜片及化油器盖上的油污，清洁药箱过滤网，去除箱内沉积物；擦去机器表面的灰尘、油泥；清除火花塞积碳，擦干、洗净；清除喷管、烟化管和喷嘴处积碳；清洗化油器内腔。

2）作业季节结束后的维护保养：倒净油箱、药箱内残留的汽油、药液，并用柴油清洗药箱及药液管路等零件；清洗化油器内腔油污，擦去机器表面灰尘、油泥，取出电池；用塑料薄膜罩盖，置于干燥、清洁处保存。储存需小心轻放、避免碰撞，放置要平稳，勿置于倾斜处。

（6）脉冲式热烟雾机故障排除：手提式热烟雾机常见的故障和解决办法见表 9-3。

表 9-3　手提式热烟雾机常见故障及排除方法

部位	常出现的问题	解决方法	维护保养建议
动力系统	火花塞无法打火	清除积碳，校对正负极间隙； 更换新的火花塞	定期检查正负极间隙，每年更换
	化油器"淹掉"	检查是否汽油箱过满； 关闭油路并打压，排出多余的油气	定期检查化油器，擦拭、清除油渍油污； 油箱油量最好不要超过 2/3
		油门"过大"	定期校正调节油门
	燃烧室积碳，喷药口滴液	使用钢刷清洁排烟管	每工作累计 8h 进行清洁一次
	无法供油	检查确认油箱盖是否拧紧	每次作业前检查
管路	管路破损	更换	每次作业前检查
	药箱虹吸头堵塞	清洗残留药剂	加注干净无杂质的药液； 每次作业完毕及时彻底清洗药箱及管路
喷嘴	喷头堵塞 喷头松动	卸下清洗 加固	每次作业前检查喷头 妥善安放喷头，防止磕碰
	无烟雾喷出	检查确认药箱盖是否拧紧	每次作业前检查

2. 车载式热烟雾机　车载式热烟雾机为较大型的热雾发生器，利用大功率汽油发动机排气管前端的高温将药剂汽化，借助排气管产生的气流将烟雾喷出（图 9-9）。因为需要配备大功率的发动机，一般都为大型车载设备，喷雾量也非常大，其流量可以达到 10L/min，甚至更大。

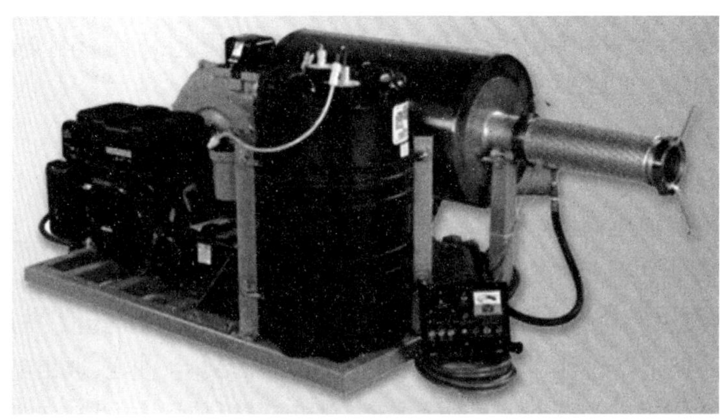

图 9-9　车载式热烟雾机

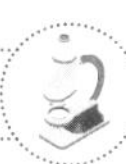

（二）超低容量喷雾设备

1. 超低容量喷雾器 汽油发动机或蓄电池为动力，带动风机产生高速旋切气流，同时将药液加压按一定流量（可调节）送到喷嘴和高速气流汇合处，在高速旋切气流和喷嘴特殊结构共同作用下，将药液破碎为极小的雾粒。雾粒微细直径 5～50μm，具有很强的弥散性、均匀性、漂浮性；射程可达水平 10m，覆盖面广。药液雾粒能在空间悬浮较长时间，对飞行的害虫有较高的杀灭效率。应用范围：适用于室内较大空间及室外大面积杀灭卫生害虫，特别是飞虫类（图 9-10）。

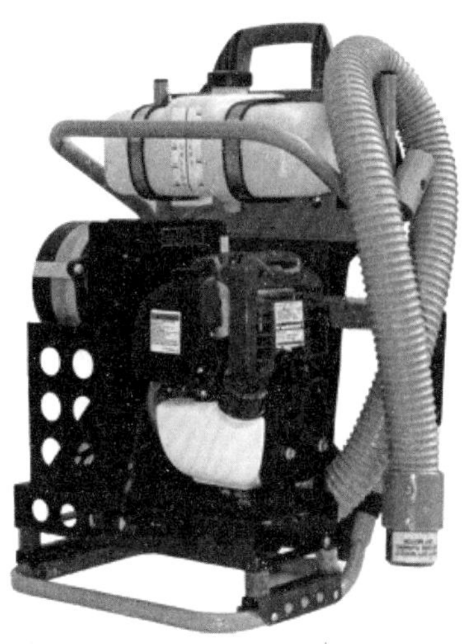

图 9-10 背负式超低容量喷雾器

超低容量喷雾器种类：超低容量喷雾器根据体积大小一般可分为电动超低、背负式超低和车载式超低 3 种（表 9-4）。不论大小，工作原理基本相同。

表 9-4 不同种类超低容量喷雾器特点

超低容量设备种类	容量	动力	重量
电动超低容量喷雾器	≤ 6L	220V 交流电动机	≤ 20kg
背负式超低容量喷雾器	≤ 4L	汽油发动机和直流电动机（电池）	≤ 25kg
车载式超低容量喷雾器	≥ 50L	汽油发动机或直流电动机（电池）	≤ 250kg

2. 电动超低容量喷雾器 电动超低容量喷雾器一般使用 220V 交流电，高频、高速电机旋转带动风叶产生高速气流，将药液压送到喷管与产生的高速气流会合，雾化成极小的微粒（图 9-11）。

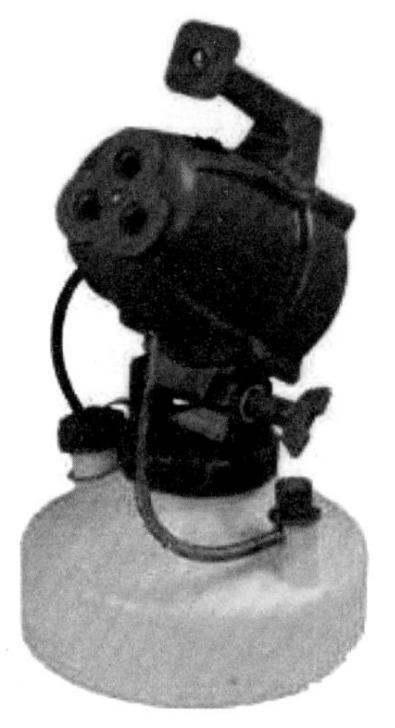

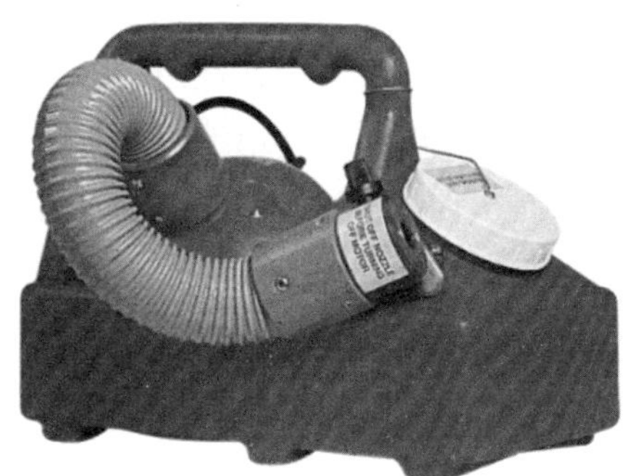

图 9-11 电动超低容量喷雾器

（1）特点：功率大，重量小，手提操作，使用方便；雾粒微细，直径 10～50μm，空间漂浮时间长，杀灭飞虫迅速、效果好，比较适合室内空间大面积杀灭飞虫。

（2）操作方法及注意事项：使用前配置长 20m 左右、耐磨损的三线电线及插座一副，便于扩大操作范围；所用药液应事先按比例配制好，根据杀灭面积加入适当药量，所装药量不应超过药箱外部所定刻度；将药液加入药箱内，旋紧药箱盖；将插座接上电源，打开电源开关即可使用；喷雾时，保持喷头呈水平状态或稍向上，室外喷雾时应与风向保持一致或稍有夹角；不要任意摆动喷头，以免造成雾粒分布不均，影响杀虫效果。

（3）安全使用注意事项：需要停机时，应先关闭药液开关，后关闭电源开关；关机后如需要马上启动，必须等马达静止后才能开机，严禁短时间内频繁开关，以免加快机件的损耗；喷雾时不要将药液喷在照明灯泡（管）上，以免发生危险；严禁对有明火的地方喷雾。

（4）维护保养：使用完毕后，应将剩余的药液倒出；药液箱加入清水，旋紧药箱盖，上下左右摇动后倒出混浊污水，如此反复清洗 2 次；用少量肥皂水（充分溶解）加入药箱，开机喷雾，清洗喷管，连续 2 次，再用清水清洗 1 次；使用 1 个月后，要清洗电机底部的空气过滤网；使用 3～6 个月后，各部位零件螺丝及电机活动部位应作充分润滑处理；在清洗保养机械时，要注意喷管及螺丝的密封性，若出现渗漏药液的现象，可采用密封胶或玻璃胶来处理；机械入库存放前，必须冲洗风干药箱。

3. 背负式超低容量喷雾器 包括机动型和电动型（图 9-12）。

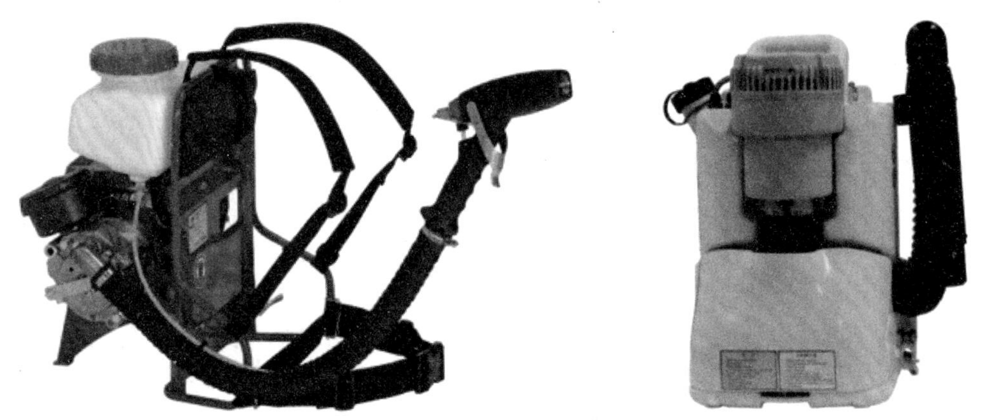

图 9-12 背负式超低容量喷雾器

（1）使用方法：不同产品的使用方法会有所差别，操作前请参照设备的使用说明。

1）开机前的准备工作：检查蓄电池电量并做好充电或更换蓄电池的准备，仔细检查电源线绝缘状况（如果是机动的，检查油箱、燃油管道等）。确保机器工作开关和药阀开关处在关闭的位置，流量调节旋钮在 0 的档位（或 0 状态）。根据喷雾的体积（室内）或面积（室外）准确地计算出所需的药品量，按照药品登记时的使用量（可查询中国农药信息网）或使用说明计算杀虫剂的制剂量，根据单位面积喷药液量（最小 500ml/hm^2）计算总药液量，根据制剂量和药液量的比值及药箱的刻度上限（参考药品用量计算方法）加入制剂量及溶剂量，并旋紧药箱盖。

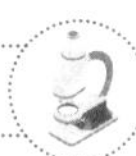

2）机器启动：打开电源总开关并将机器背起；到达工作场所后打开工作开关（如果是机动的，需要先开启油阀，启动马达）；电机运转平稳后按下药阀开关按钮，并按下自锁按钮将药阀开关锁死以达到常开的效果；调整流量调节旋钮到所需位置；注意观察机器的工作情况和喷雾状况。

3）喷雾作业：根据喷雾器的流量、药液量，控制行走速度，一般控制在60m/min左右喷雾的速度，步行方向垂直风向（理想），喷雾方向应顺风方向，并与风向保持一致或稍有夹角；不要任意摆动喷头，以免造成雾粒分布不均，影响杀虫效果。在空旷区域或低矮灌木区域，喷头向上与地面呈45°角，每隔10m为一喷雾区域（根据机器的喷幅来确定）。进行喷雾作业时需做好个人防护。

4）关机：长按药阀开关按钮将自锁按钮弹出实现关闭功能，并将流量调节旋钮旋紧至0。关闭工作开关。将剩余的药液排出。

（2）安全使用注意事项：需要停机时，应先关闭药液开关，后关闭电源开关；关机后如需要马上启动必须等马达静止后才能开机，严禁短时间内频繁开关，以免加快机件的损耗；喷雾时不要将药液喷在照明灯泡（管）上，以免发生危险。严禁对有明火的地方喷雾。

（3）维护保养：使用完毕后，药箱内加入清水，旋紧药箱盖，上下左右震荡，倒出污水，再加入清水反复清洗2次。将清水加入药箱，开机喷雾300～500ml，清洗管道和喷嘴，连续2次开机喷雾，再用清水清洗干净。如长时间不使用机器，必须参考上述清洗方法清洗机器后将蓄电池取出，机器风干后放在干燥通风处。经常检查密封件和活动件，长期不用时每2～3个月充放电一次，发现部件损坏、老化、变形，应及时更换以免影响整机的性能。

（4）常见故障排除：机动超低容量喷雾器的药箱一般位于设备的最上方，药箱不承受压力，药液自然流入喷雾管路，因此要防止药液残渣堵塞。常见故障见表9-5。

表9-5　背负式超低容量喷雾器常见故障及解决方法

部位	常出现的问题	解决方法	维护保养建议
动力系统	空气过滤器堵塞	更换新的空气过滤器，或用汽油清洗晾干	每次使用前检查，每工作25h需清洗1次
	火花塞无法打火	清除积碳，校对正负极间隙；更换新的火花塞	定期检查正负极间隙，每年更换
	机油不足或发黑	加注满，或直接更换	每工作10h需更换机油
	证实皮带松弛 / 损坏	更换	每工作300h更换新的皮带
管路	管路破损	更换	每次作业前检查
	杂质堵塞	清理杂质	加注干净无杂质的水；每次作业完毕及时彻底清洗药箱及管路

续表

部位	常出现的问题	解决方法	维护保养建议
喷嘴	流量不准	按照厂家指导进行校准	每次作业前进行检查校准
	滴水，喷嘴堵塞	返厂维修	每次作业后及时清洗喷嘴；妥善安放喷头，防止磕碰

4. 车载式超低容量喷雾器 车载设备需要固定于机动车后部，有 2 种类型，一种是固定在专用车上（图 9-13）；另一种为单一喷雾机，使用时可装在不同型号的中、小型汽车上，不用时取下来。一般会配备较大的药箱，因此需要药液泵将药液泵出，可产生巨大数量的雾粒，射程远，喷幅宽，适用于外环境大面积处理。

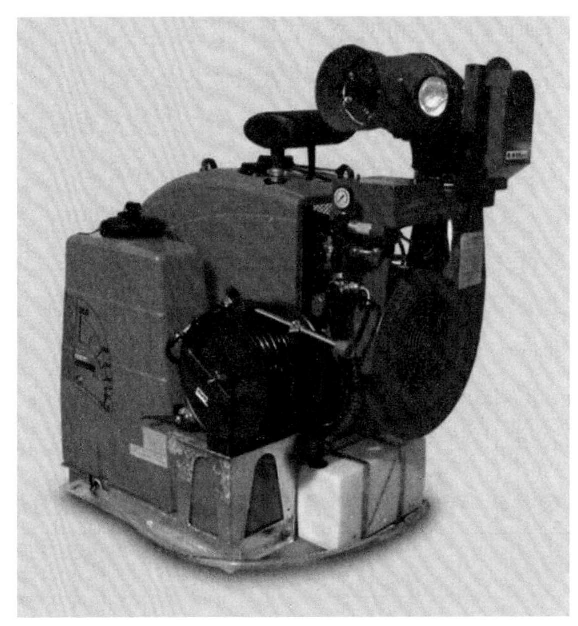

图 9-13 车载式超低容量喷雾器

（1）特点：机动性好，作业效率高。如果使用机动背负式超低容量喷雾器，每小时作业面积 4hm^2，而车载超低容量喷雾器每小时作业面积可达 60hm^2，相当于前者 15 倍。安全性好，操作者劳动强度低，操作者坐在驾驶室内，少受杀虫剂污染，而且免去背负机器和多次加药等繁重劳动。车载超低容量喷雾器适合于快速大面积杀灭蚊蝇等飞虫，尤其适合于疫情发生时的紧急处理，如登革热流行时处理疫区，消灭埃及伊蚊或白纹伊蚊。可在蚊蝇高峰季节处理蚊蝇密度较高的场所。在夏秋季如发生自然灾害、害虫数量骤增，有行车条件的地方，可用于处理室外较大面积的蚊蝇快速控制。

（2）结构和工作原理：一般由发电机组、喷雾系统、风送系统、供药系统、控制系统（可手动操作、程序控制、自动操作、遥控操作）等组成。高射程低量风送喷雾机的工作原理是由发电机发出电能，通过控制系统驱动风送系统、喷雾系统、供药系统进行工作，风送系统的轴流

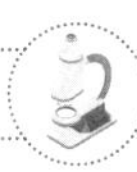

风机产生强大的气流，将经过供药系统、喷雾系统雾化后的杀虫剂雾粒输送到防制目标，从而达到防制效果。

（3）现场应用：段金花等现场研究大型车载式超低容量喷雾器在登革热媒介控制中的应用，使用了其最大喷药流量 10L/min，在微风与顺风情况下，其有效喷幅可达 60m 以上，在空旷的地带或大型车库等场合下，使用大型车载超低容量喷雾车具有理想的施药效果。大型车载超低容量喷雾器有效灭蚊距离可以达到 50m，绿植有效渗透距离为 20m，现场灭蚊率为 100%，大型车载超低容量喷雾器具有快速、有效杀灭空旷地域或绿植中伊蚊的能力，在登革热疫情防控中具有重要的作用。

（4）常见故障及解决办法：车载式超低容量喷雾器常见故障及解决方法见表 9-6。

表 9-6　车载式超低容量喷雾器常见故障及解决方法

部位	常出现的问题	解决方法	维护保养建议
动力系统	电瓶电压不足	充电或更换电瓶	每次作业前检查电压电量
	电压不足，导致燃油发动机无法启动	充电或更换电瓶	每次作业前检查电瓶，长期不用时每 2～3 个月充放电一次
管路	软管破损	更换	每次作业前检查
	进液管杂质堵塞	清洗虹吸头	加注干净无杂质的水； 每次作业完毕启动自动清洗功能，重点清洗虹吸头
喷嘴	喷嘴堵塞，滴水	返厂维修或更换	每次作业后及时清洗喷嘴； 妥善保护，防止磕碰
	喷雾量不足	确认药液泵的设置输出量	定期校对药液泵
遥控器	操作无反应	检查连接线是否松动； 检查是否有损伤	每次作业前做遥控测试； 妥善存放，防止磕碰、进液

四、空间喷雾的实施方案

空间喷雾技术已经被证实是蚊媒传染病控制的有效手段，如当发生登革热疫情时，在核心区和警戒区室内外使用空间喷雾技术快速杀灭成蚊。在实际工作中，实施疫点空间喷雾需要考虑以下几个方面。

（一）计划与需求

疫情应急处置赶赴现场前，需确认疫点位置，根据疫点位置准备好核心区与警戒区的地图，最好多准备几张，供分在不同组的操作人员使用。根据地图信息，提前掌握处置区域的地理及人口信息、建筑物和道路分布走向、绿化和植被信息、居民区和学校分布信息等，根据信息初步判断需要选择的空间喷雾方法和分组情况。同时根据需要控制的媒介种类选择合适的时间进行喷雾作业。

空间喷雾方法确定后，根据器械种类选择不同的药物和剂型，充分考虑到媒介的抗药性、药物的成本等相关的问题。

（二）空间喷雾时间

伊蚊控制超低容量喷雾的最佳时间是下午近黄昏时段，或早上 7:00—9:00，这时是蚊虫的活跃期，气象条件也适合进行超低容量喷雾。

（三）空间喷雾要求的气象条件

超低容量喷雾要求晴天，风速在 1～4m/s，当风速超过 4m/s 时，不应进行室外超低容量喷雾。

（四）空间喷雾杀虫剂的剂型

超低容量喷雾选择的杀虫剂剂型需与器械相匹配，应选用水乳剂（EW）、乳油（EC）、微乳剂（ME）或超低容量制剂（UL）进行喷雾。可湿性粉剂（WP）、悬浮剂（SC）、微胶囊剂（CS）和水分散颗粒剂（WG）制剂不适合超低容量喷雾。热烟雾的剂型通常是油剂或者热烟雾机专用剂型，部分机型的热烟雾机可以使用水乳剂。

（五）空间喷雾的量化技术

通过喷雾器喷幅、流量、药物使用剂量、喷雾速率等参数来达到量化控虫目的。

1. 空间喷雾杀虫剂用药量　空间喷雾杀虫剂用药量有两个途径获得，一是 WHO 推荐的剂量，二是农药登记时的用量，这里先说 WHO 推荐的量。WHO 推荐氯菊酯用于超低容量喷雾的剂量是 $5g/hm^2$，用于热烟雾的剂量是 $10g/hm^2$（表 9-7）。常用杀虫剂 10.4% 的生物丙烯菊酯·氯菊酯水乳剂由 1.4g/L 生物丙烯菊酯和 102.6g/L 氯菊酯组成，10% 胺·氯菊酯水乳剂由 45g/L 胺菊酯和 55g/L 氯菊酯组成，5% 氯菊·四氟醚水乳剂由 10g/L 四氟醚菊酯和 40g/L 氯菊酯组成。1L 生物丙烯菊酯·氯菊酯可以处理 $20.52hm^2$（102.6/5），1L 胺·氯菊酯可处理 $11hm^2$（55/5），1L 氯菊·四氟醚可处理 $8hm^2$（40/5）。可见空间喷雾杀虫剂的用药量完全是根据处理面积来确定的。

表 9-7　WHO 推荐适用于空间喷雾的杀虫剂

杀虫剂	类型	有效成分用量 /（$g·hm^{-2}$）		WHO 危害分级*
		冷雾（超低容量喷雾）	热雾（热烟雾）	
杀螟硫磷（fenitrothion）	有机磷类	250～300	250～300	Ⅱ
马拉硫磷（malathion）	有机磷类	112～600	500～600	Ⅲ

续表

杀虫剂	类型	有效成分用量 /（g·hm⁻²）		WHO 危害分级*
		冷雾（超低容量喷雾）	热雾（热烟雾）	
甲基嘧啶磷（pirimiphos-methyl）	有机磷类	230～330	180～200	Ⅲ
生物苄呋菊酯（bioresmethrin）	菊酯类	5	10	U
氟氯氰菊酯（cyfluthrin）	菊酯类	1～2	1～2	Ⅱ
氯氰菊酯（cypermethrin）	菊酯类	1～3	—	Ⅱ
苯醚氰菊酯（cyphenothrin）	菊酯类	2～5	5～10	Ⅱ
右旋反式苯醚氰菊酯（*d-t*-cyphenothrin）	菊酯类	1～2	2.5～5	NA
溴氰菊酯（deltamethrin）	菊酯类	0.5～1.0	0.5～1.0	Ⅱ
右旋苯醚菊酯（*d*-phenothrin）	菊酯类	5～20		U
醚菊酯（etofenprox）	菊酯类	10～20	10～20	U
高效 - 氯氟氰菊酯（A-cyhalothrin）	菊酯类	1.0	1.0	Ⅱ
氯菊酯（permethrin）	菊酯类	5	10	Ⅱ
苄呋菊酯（resmethrin）	菊酯类	2～4	4	Ⅲ

注：* Ⅱ级为中等危害性，Ⅲ级为轻度危害性，NA 为没有可用的资料，U 级为正常使用不可能出现危害性。

杀虫剂制剂使用量可按照下式计算：

$$\text{杀虫剂制剂使用量（ml）} = \frac{\text{推荐用药量（g/hm}^2\text{）} \times \text{作业面积（hm}^2\text{）}}{\text{杀虫剂制剂浓度（\%）}} \qquad \text{（式 9-2）}$$

2. 确定喷雾参数 超低容量喷雾的基本参数是雾粒大小、喷幅、流率 3 个。雾粒大小直接影响杀虫效果，最有效的雾粒大小为 5～20μm。雾粒大小会随流率变化，流率增大，雾粒也变大。流率决定了杀虫剂的稀释比例和操作者行走速度，稀释比例低，杀虫剂浓度高，行走速度快；反之，稀释比例高，杀虫剂浓度低，行走速度慢。比较合适的步行速度是 1min 走 60 步。喷幅则决定了有效喷雾面积，在一个大的广场、绿地需确定操作者分块来回作业的次数。

3. 确定喷雾路线 根据喷雾器的喷幅和作业区域道路状况，确定行走路线，估算行走距离。作业时间必须选择在早上或傍晚靶标活动高峰前后。作业起始点需在作业区的下风向，行走路线尽可能与风向垂直，喷雾方向为顺风方向。若是大的广场或空旷地，需根据喷幅大小将场地划分成若干作业区，分区作业，由此可计算出大致的行走距离。比如喷雾器喷幅是 10m，流量是 100ml/min，22 000m² 作业现场是 10 000m²（125m × 80m）广场一个，外加 600m

长道路一段（20m 宽），广场喷雾作业需行走 1 000m（125m，走 8 次），道路喷雾作业需行走 1 200m（道路两侧）。

4. 确定喷雾的总药量及喷雾时间　喷雾器的喷幅和流量的确定，一是依据产品的出厂技术参数，二是依据现场测定获得的喷幅和流量。根据喷幅和流量，可以估算作业时间。喷雾作业时间与流率有关，流率越大喷雾作业时间越短，但是流率增大雾粒直径也会变大，从而影响杀灭效果。喷雾作业时间还与杀虫剂稀释比例有关，稀释比例大，作业时间长。比如上述 22 000m² 作业现场，喷雾器喷幅是 10m，流量是 100ml/min，总行走作业距离是 2200m，则药液总量是关键数值，如果按照 0.1ml/m² 喷雾，需要总药量 2000ml，喷雾作业需要 20min，110m/min 的移动速度是常人不可及的。因此，可调整为 0.3ml/m² 喷雾，需要总药量 6 000ml，喷雾作业需要 60min，移动速度 36.7m/min 就变得比较合理。

杀虫剂药液量、喷雾作业时间和行走速度可按照下列公式计算：

$$\text{杀虫剂药液量（ml）} = \text{作业面积（m}^2\text{）} \times \text{单位面积喷药量（ml/m}^2\text{）} \quad \text{（式 9-3）}$$

$$\text{喷雾作业时间（min）} = \frac{\text{药液总量（ml）}}{\text{喷雾器流量（ml/min）}} \quad \text{（式 9-4）}$$

$$\text{行走速度（m/min）} = \frac{\text{行走距离（m）}}{\text{喷雾作业时间（min）}} \quad \text{（式 9-5）}$$

在实际喷雾作业时要依据小区、绿地道路来行走并实施喷雾，情况会更为复杂，但是不论什么环境，喷雾药物制剂的量可依面积大小和致死剂的有效成分含量来精确计算，也可依据杀虫剂产品登记时的应用剂量来计算，作业时间可根据流量进行调节（前提是该流量喷雾的雾粒大小适合空间喷雾控制飞虫），行走速度依喷幅和道路长度来调整。

（六）处理频次和效果评价

空间喷雾处理频次要根据控制效果进行调整。一般情况下，疫情初期连续处理 3d，此后根据蚊密度监测结果和疫情进展情况确定超低容量喷雾频次。

超低容量喷雾前后，采用双层叠帐法进行蚊密度调查，评价控制效果。

控制效果评价：成蚊密度下降率的评价界点为 80%，当密度下降率＜ 80% 时，说明处理效果不明显，需要加大处理频次或调整使用的杀虫剂类型。

疫点控制时根据该疾病媒介应急控制的蚊密度要求评价控制效果，比如登革热疫点处置时，双层叠帐法成蚊密度需低于 2 只 /h。

（七）空间喷雾的注意事项

喷雾前，需确保个人防护已经做到位，在喷雾过程中亦需要注意安全，防止事故发生。

1. 室内喷雾时注意事项　关闭室内的电源开关；关闭产生热量的设备，如取暖设备或烹饪设备，并等其冷却后再进行喷雾；水基稀释药剂比脱臭煤油稀释药剂发生火灾的危险性更低；喷雾过程中，注意对储水容器和食品容器的防护，避免污染；对鱼缸等可能会产生喷雾不

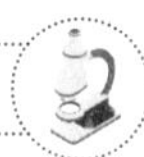

良结果的对象需进行遮盖处理；室内空间喷雾前需要先对人员和动物等进行疏散，再次进入该场所时，需要提前通风 30min 以上；室内喷雾前关闭门窗，喷雾后保持门窗关闭状态至少 30min，以达到最佳的喷雾效果。

2. 户外喷雾时注意事项　户外喷雾效果受气象条件影响大，因此要做好正确判断，在降雨天气、风速 >15m/s 的情况下或者白天的正午非靶标活动时间避免喷雾作业；喷雾范围内的建筑物的门窗应保持开启状态，以保证药雾更好地渗透；超低容量喷雾器喷口的角度应稍微向上倾斜，热烟雾机喷口要保持水平；根据风向选择喷雾方向和移动方向，站在下风向并向下风向方向进行喷雾作业，逐渐向上风向方向移动；使用非水基稀释的产品时尽量避免直接喷在灌木和昂贵的花卉区，以免造成绿化损害。

（王飞）

第三节　滞留喷洒技术

一、滞留喷洒概述

滞留喷洒（residual spray）也称表面喷洒，是将有持效、触杀作用的杀虫剂喷洒到病媒生物栖息、停留或藏匿的场所，用于杀死停栖在已处理表面上的病媒生物，包括爬虫和飞虫。病媒生物防制是否可以采用滞留喷洒的方法，主要依据的是防制对象的生态习性。例如，蚊虫常常会停留在墙、门、植物树叶背面等表面处栖息，滞留喷洒可以起到较好的杀灭效果。除了蚊虫，蝇、蜚蠊、蚤、螨、白蛉等病媒生物也会在栖息地或隐蔽处栖息、爬行，因此，在适当地点进行滞留喷洒对这些病媒生物均具有较好的防控效果。影响滞留喷洒控制效果的因素有杀虫剂的种类和剂量、昆虫对杀虫剂的敏感性以及药物剂型与处理表面的性质，此外，环境条件（日晒、雨淋、潮湿、温度）等对杀虫效果也有一定的影响。一般认为处理表面的吸水量小、墙面偏酸性、无日晒、无雨淋则控制效果好、持效期长。当然，不当的喷洒处理，不仅造成浪费，而且还会增加杀虫剂对环境的污染，加速病媒生物产生抗药性，造成控制失败，不利于病媒生物传染病如疟疾、乙脑、登革热的控制。

滞留喷洒是经实践证明防制病媒生物的有效手段之一。欧洲、美洲和亚洲最早应用滞留喷洒来防制疟疾的传播媒介——按蚊，1940—1980 年，滞留喷洒在上述地区应用，挽救了数亿人的生命，为全球疟疾防控做出了巨大贡献。1956 年 WHO 提出的全球消灭疟疾规划把室内滞留喷洒滴滴涕（DDT）等杀虫剂作为防制蚊虫的主要手段。我国自 20 世纪 50 年代中期开始，主要采用杀虫剂（DDT 或六六六）进行全面室内滞留喷洒，20 世纪 70 年代以后改为对重点地区或重点村庄进行喷洒。实施杀虫剂滞留喷洒以后，疟疾传播主要媒介种群密度明显减小，从而大大降低疟疾传播速率，使疟疾由原来的高流行状态转变为低流行状态。目前滞留喷洒和长效蚊帐仍是疟疾传播媒介防制的两大手段，占全球疟疾防控投资的近60%。据调查统计，2010年，全球1.85亿人口受到滞留喷洒灭蚊效果的保护；到2013年，1.24亿人口仍受到滞留喷洒灭蚊效果的保护。基于疫情防控的需要和病媒生物多样化特点，滞留喷洒的使用范围也逐步扩大，除了控制蚊虫，滞留喷洒对控制臭虫、蜚蠊和某些室内害虫如传播黑热病的媒介——白蛉也有很好的效果。在蝇、蚤、蜱、螨和其他病媒生物的孳生地、隐匿处、栖息处滞留喷洒杀虫剂也可将其杀灭。墙壁滞留喷洒杀虫剂在南美洲也是控制美洲锥虫病媒介锥蝽的最重要方法，在非洲可用于杀灭传播非洲锥虫病的媒介舌蝇属的采采蝇。另外，滞留喷洒也主要从室内墙壁、天花板等表面喷洒，扩展到室外灌木丛叶面滞留喷洒（绿篱喷洒），防制维度和范围大大增加。

二、喷洒前的准备工作

（一）确定喷洒目标范围并收集信息

滞留喷洒前，需要确定喷洒区域并收集尽可能详细的信息。初步评估和确定需要喷洒的区域后在地图上标出位点。可以借助全球定位系统（GPS）、地理信息系统（GIS）等工具，有助于明确实施滞留喷洒的区域。目标区域确定后，需要收集流行病学信息、媒介信息、人口学信息、地理及房屋信息等基础信息，其中媒介信息主要包括媒介种类、密度、习性、分布、季节性及对杀虫剂的敏感性等，地理及房屋信息主要包括需要喷洒房屋和建筑的分布、位置、数量、类型、大小及可进入性等。根据这些信息，准备好标注了道路、村庄位置、水源点、湖泊、河流、山地等重要的地理信息的地图，确定和记录需要喷洒的房屋，并在墙面或门上简单编号，以方便喷洒人员知晓喷洒区域及负责人更好地监督。计算房屋建筑需喷洒的面积，以估计喷洒面积总数和杀虫剂需要量。需要注意的是，在疟疾媒介控制中为了使滞留喷洒有效，目标区域内85%以上的建筑或住房的表面都必须喷洒到；在其他媒介控制中，应根据实际情况针对靶标的栖息场所实施局部滞留喷洒。

（二）喷洒人员

从事滞留喷洒的人员必须获得各地人力资源和社会保障部门或行业协会鉴定和颁发的有害生物防制员初级及以上职业资格，或为从事病媒生物控制、寄生虫病防治的公共卫生专职技术人员，并能掌握滞留喷洒的基本技术。

（三）防护用品和工作物资准备

滞留喷洒人员在喷洒前需要做好个人防护，确保自身安全，避免接触杀虫剂，在病媒生物传染病疫情期间避免感染疾病。防护用品包括宽檐帽、全屏面罩、护目镜、口罩、长袖工作服、橡胶手套、鞋子、雨衣以及驱避剂等。另外，工作中还需要携带喷洒区域房屋和建筑的地图、笔记本和记录表、装杀虫剂袋子或瓶子的背包、过滤脏水的棉布、塑料薄片等工具与物

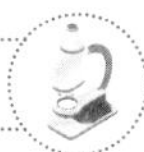

资，方便开展喷洒作业。

（四）卫生杀虫剂选用、包装、储存和配制

1. 卫生杀虫剂选用　并非所有的化学杀虫剂都可用于滞留喷洒，适合病媒生物滞留喷洒的杀虫剂应为卫生杀虫剂，且必须符合《农药管理条例》的要求，具备卫生杀虫剂农药登记证（WP）和农药生产许可证。滞留喷洒杀虫剂的选用原则主要包括：

（1）应选择具有触杀作用的长持效杀虫剂。

（2）选用的杀虫剂应高效、低毒、对环境友好。

（3）选择对靶标生物敏感的杀虫剂。

（4）长期使用时，应考虑选择不同作用机理的杀虫剂轮用。

（5）考虑杀虫剂对靶标害虫的驱避作用，即若杀虫剂对病媒昆虫有刺激，使之不愿意接触，一般不宜选作滞留喷洒等。

2. 剂型选择　卫生杀虫剂有多种剂型，同一种成分不同剂型的杀虫剂杀虫效果有着显著的差别。适用于滞留喷洒的剂型有可湿性粉剂（WP）、乳油（EC）、悬浮剂（SC）、微囊悬浮剂（CS）及水分散粒剂（WG）。剂型应根据靶物体表面性质进行选择。吸收表面，如灰质面、水泥面等选择可湿性粉剂；半吸收面，如漆面、木质面、壁纸面等可选用悬浮剂；不吸收面，如硅酸盐玻璃面、大理石面等某些特定场所表面可选用乳油、微囊悬浮剂等。主要剂型优缺点见表 9-8。

表 9-8　常用杀虫剂主要剂型的描述及优缺点

剂型	描述	优点	缺点
可湿性粉剂（WP）和水分散粒剂（WG）	药物有效成分和可湿性及可分散的介质一起制成粉剂； 在水中形成悬浮液	对吸水表面有效（泥砖 / 水泥墙）；易于运输、储存及使用；相对便宜	对塑料薄膜、帆布帐篷及油漆表面效果差；喷雾时需要搅拌 / 震动药桶；混合过程中有接触粉尘的风险
乳油（EC）	药物有效成分溶解到油性溶剂和乳化剂中；与水混合，形成乳白色的细悬浮液	易溶于水，沉积少；对水泥、木材等表面更有效；对油漆表面有效；有效成分浓度稳定	气味大、易燃；易被皮肤吸收，增加操作者的风险
悬浮剂（SC）	有效成分的细小微粒悬浮在液体中（通常是水）	安全、残留少；对水泥、木材及油漆表面有效	对塑料薄膜的效果差
微囊悬浮剂（CS）	有效成分封装在微胶囊内； 在水中形成悬浮液用于喷洒	喷洒后胶囊慢慢释放杀虫剂，延长了药物的滞留时间	喷雾时需不断搅拌以保持聚合物胶囊悬浮

3. 包装和储存　根据常用喷雾器的容量，将卫生杀虫剂预先分装成单份的小袋装或塑料瓶装，便于现场杀虫剂携带和使用。另外，包装需牢固结实，以禁得住不良条件下的运输、使用、储存，以防杀虫剂泄漏。杀虫剂的分装容器材质必须坚固、防漏、防风雨、防鼠，而且需做好标记。杀虫剂平时需要储存在防潮、防热、通风良好的储存室，避免阳光直射。储存容器避免直接放在地面上，需高于地面放置。杀虫剂需远离食品、动物饲料、儿童及未经许可的人员。

4. 常用的杀虫剂及剂量　WHO 推荐可用于滞留喷洒的常用杀虫剂及推荐剂量见表 9-9、表 9-10、表 9-11，购买前需核实是否有农药登记证。

表 9-9　WHO 可用于蚊虫（按蚊）滞留喷洒的杀虫剂及剂量

杀虫剂	类型 *	剂量 /（g a.i·m^{-2}）	WHO 危害分级 **
噁虫威	C	0.1～0.4	Ⅱ
残杀威	C	1～2	Ⅱ
杀螟硫磷	OP	2	Ⅱ
马拉硫磷	OP	2	Ⅲ
甲基嘧啶磷	OP	1～2	Ⅱ
顺式氯氰菊酯	PY	0.02～0.03	Ⅱ
联苯菊酯	PY	0.025～0.05	Ⅱ
氟氯氰菊酯	PY	0.025～0.05	Ⅱ
溴氰菊酯	PY	0.01～0.025	Ⅱ
醚菊酯	PY	0.1～0.3	U

注：*C：氨基甲酸酯类杀虫剂；OP：有机磷酸酯类杀虫剂；PY：拟除虫菊酯类杀虫剂。
** Ⅱ级：中等危害性；Ⅲ级：轻度危害性；U 级：正常使用不可能出现危害性。

表 9-10　WHO 可用于蝇类滞留喷洒的杀虫剂及剂量

杀虫剂	类型 *	剂量 /（g a.i·m^{-2}）	WHO 危害分级 **
二嗪磷	OP	0.4～0.8	Ⅱ
甲基嘧啶磷	OP	1.0～2.0	Ⅲ
顺式氯氰菊酯	PY	0.015～0.03	Ⅱ
高效氯氰菊酯	PY	0.05	Ⅱ
高效氟氯氰菊酯	PY	0.01	Ⅱ
氟氯氰菊酯	PY	0.03	Ⅱ

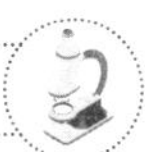

续表

杀虫剂	类型*	剂量/(g a.i·m⁻²)	WHO 危害分级**
氯氰菊酯	PY	25～100	Ⅱ
右旋苯氰菊酯	PY	0.025～0.05	Ⅱ
溴氰菊酯	PY	0.01～0.02	Ⅱ
顺式氰戊菊酯	PY	0.025～0.05	Ⅱ
醚菊酯	PY	0.1～0.2	U
氰戊菊酯	PY	1.0	Ⅱ
氯氟氰菊酯	PY	0.1～0.3	Ⅱ
右旋苯醚菊酯	PY	0.25	U

注：*OP：有机磷酸酯类杀虫剂；PY：拟除虫菊酯类杀虫剂。

** Ⅱ级：中等危害性；Ⅲ级：轻度危害性；U 级：正常使用不可能出现危害性。

表 9-11　WHO 可用于蜚蠊滞留喷洒的杀虫剂及剂量

杀虫剂类型	类型*	剂量/(g a.i·m⁻²)	WHO 危害分级**
顺式氯氰菊酯	PY	0.03～0.06	Ⅱ
高效氯氟氰菊酯	PY	0.025	Ⅱ
氟氯氰菊酯	PY	0.04	Ⅱ
氯氰菊酯	PY	0.05～0.2	Ⅱ
二嗪磷	OP	0.5	Ⅱ
顺式氰戊菊酯	PY	0.05～0.1	Ⅱ
醚菊酯	PY	0.5～1.0	U
马拉硫磷	OP	3.0	Ⅲ
氯菊酯	PY	0.25	Ⅱ
残杀威	C	1.0	Ⅱ
联苯菊酯	PY	0.48～0.96	Ⅱ
杀螟硫磷	OP	1.0～2.0	Ⅱ
溴氰菊酯	PY	0.03～0.05	Ⅱ

注：*C：氨基甲酸酯类杀虫剂；OP：有机磷酸酯类杀虫剂；PY：拟除虫菊酯类杀虫剂。

** Ⅱ级：中等危害性；Ⅲ级：轻度危害性；U 级：正常使用不可能出现危害性。

5. 杀虫剂配制 配制过程中要穿戴防护口罩、长袖工作服、工作帽、护目镜、防渗橡胶手套、长筒胶鞋等防护用品以保证安全，配制器具主要有塑料桶、长镊子、搅拌棒、药勺、天平、量筒、量杯等。配制前，需要了解墙面的吸水量，根据杀虫剂的使用剂量（mg/m^2）计算杀虫剂使用浓度；根据喷雾器的容量称取所需重量的杀虫剂制剂，配制药液。

（1）墙面吸水量测定：将喷雾器装入一定量的水，均匀地喷洒在预先划定的面积内，以湿而不流淌为宜。将喷雾器内剩余的水倒出计量，用原水量减去余水量，再除以喷洒面积，即得该表面单位面积的吸水量（式 9-6）。一般瓷砖、玻璃表面的吸水量为 25～50ml/m^2，油漆、涂料表面的吸水量为 50～75ml/m^2，石灰面为 75～100ml/m^2，水泥面为 100～150ml/m^2。

$$墙面吸水量（ml/m^2）= \frac{原水量（ml）- 余水量（ml）}{喷洒面积（m^2）} \quad （式 9\text{-}6）$$

（2）计算杀虫剂使用浓度：

$$杀虫剂使用浓度（\%）= \frac{使用剂量（g/m^2）}{墙面吸水量（ml/m^2）} \times 100 \quad （式 9\text{-}7）$$

例如：选择奋斗呐作滞留喷洒，使用剂量为 0.03g/m^2，测得墙面的吸水量为 60ml/m^2，则杀虫剂使用浓度为：0.03g/m^2 ÷ 60ml/m^2 × 100=0.05%（0.05g/100ml）。

（3）计算所需杀虫剂制剂用量：

$$杀虫剂制剂用量（g 或 ml）= \frac{杀虫剂使用浓度（\%）}{杀虫剂制剂浓度（\%）} \times 喷雾器容量（ml） \quad （式 9\text{-}8）$$

例如：用奋斗呐为顺式氯氰菊酯可湿性粉剂，制剂浓度 5%，杀虫剂使用浓度 0.05%，喷雾器为 552 丙型喷雾器，容量为 7 000ml，则所需杀虫剂重量为：0.05% ÷ 5% × 7 000ml=70g。

注：杀虫剂制剂为粉剂如可湿性粉剂时，杀虫剂用量单位为 g；杀虫剂制剂为液剂如悬浮剂时，杀虫剂用量单位为 ml。

（五）器械准备

滞留喷洒一般选用储压式喷雾器、机动或电动泵式常量喷雾器，可根据拟处理面积的大小或高度选择单用或兼用。喷雾器制造材质必须是耐腐蚀、耐压、防紫外线的，全负荷重量一般不超过 25kg。喷雾器上宜安装气压表以显示喷雾压力。

1. 储压式喷雾器原理和结构

（1）原理：储压式喷雾器主要由储药的药桶、气筒和喷杆、喷头组成，药桶与气筒连在一起，手压泵加压，加压的空气迫使药液从药桶流向软管、开关阀、喷杆到喷嘴（图 9-14）。

（2）药桶组成：药桶通常由不锈钢材质制成，大多数药桶顶部有 4 个开口，最大的一个用于加入药液，配有可拿掉的盖子，其他的开口分别用于气泵、喷雾系统和气压计（图 9-15）。

药桶盖（图 9-16）由以下几部分组成：①橡皮垫圈；②把手；③排气阀，通过手操作或旋转把手转 1/4 圈；④防止盖子丢失的链条。

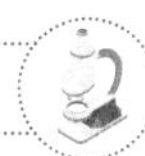

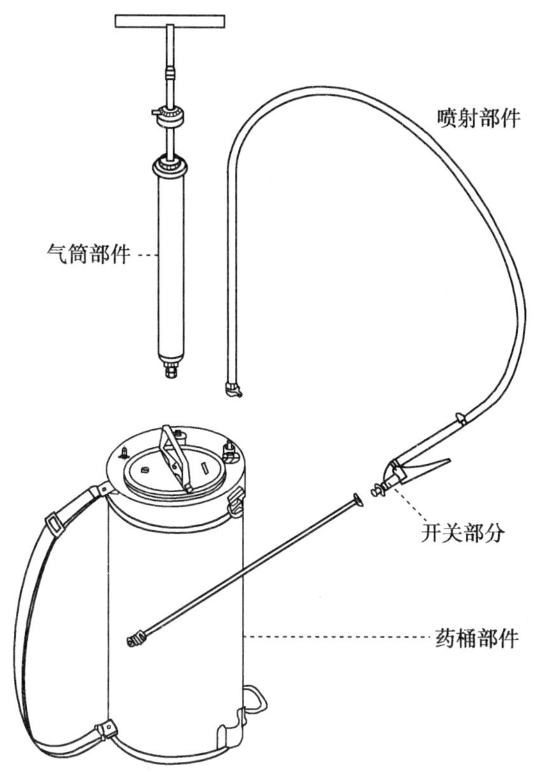

图 9-14　手动储压式喷雾器的主要组成部分

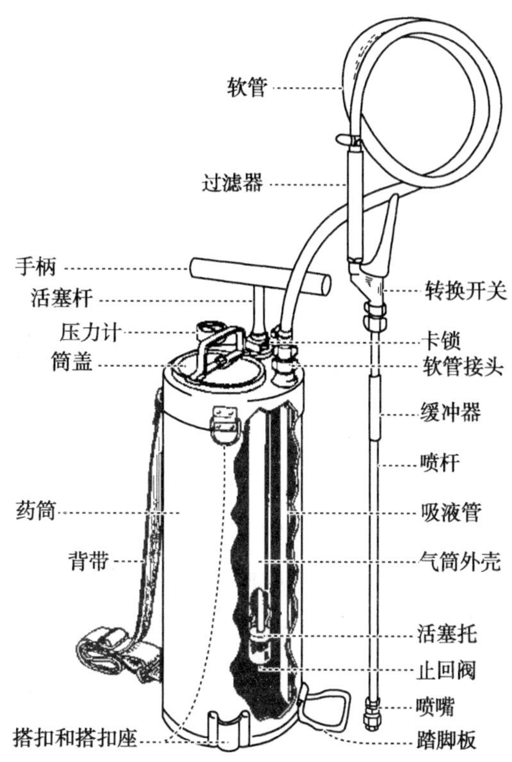

图 9-15　储压式喷雾器的剖析图

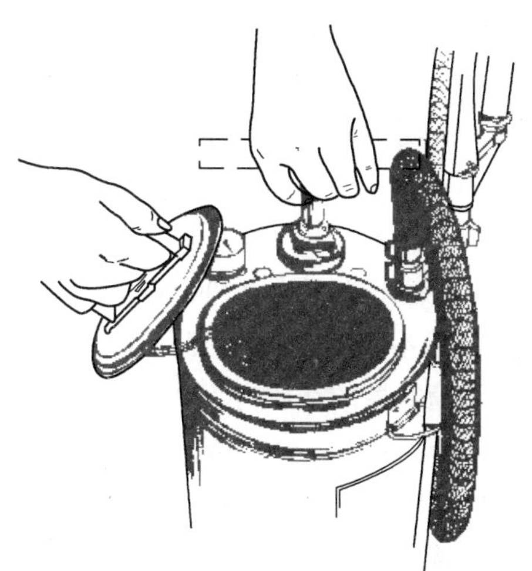
图 9-16　桶盖去除后药桶上部的细微部分

气压计用于测量药筒中的压力。背带要足够地宽，以防带子割伤操作人员的肩膀，背带通过不锈钢的带扣固定在药桶上，大多数药桶背带是可以调节的。

喷雾器未使用时，喷杆应放在支架和喷嘴架上，防止喷嘴受到损坏。

（3）气泵部件：活塞型的气泵由活塞在圆桶内运动，活塞驱使空气通过圆桶底部的阀门，活塞密封圈由皮革、橡胶或塑料制成，必须能抵抗杀虫剂剂型中化学物质的腐蚀（图 9-17）。

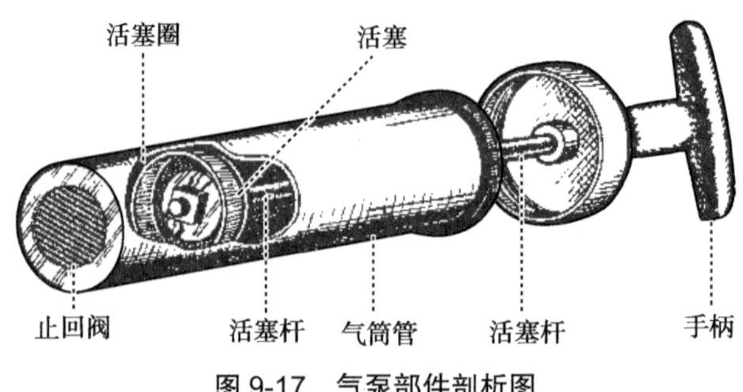

图 9-17　气泵部件剖析图

(4)喷药部件:①吸液管:通过O形垫圈安装在药桶上,假如垫圈损坏,药桶就会漏气;②喷药软管:由能抵抗杀虫剂剂型中化学物质腐蚀的材料组成;③过滤网:安装在吸液管上,阻挡不能通过喷嘴的太大的颗粒,过滤网可以取出清洗或替换;④开关(a cut-off valve):操作人员开关喷雾用;⑤喷管:或延长管,40～60cm长,有些型号可以伸缩;⑥喷嘴部分:由滤网、喷头体和喷头帽组成,喷嘴可由不锈钢、陶瓷或塑料制成(图9-18)。喷嘴是喷雾器最重要的部分,它在药筒一定的压力下,每分钟必须释放精确数量的药液,维持一致的喷洒类型和喷幅。喷嘴的选择取决于以何种方式喷洒杀虫剂,滞留喷洒应选择扇形喷嘴。

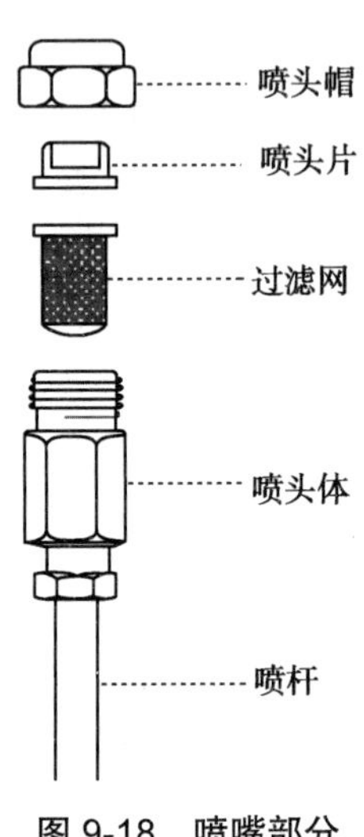

图 9-18　喷嘴部分

储压式喷雾器属于常量喷雾器。在害虫防制上,常量喷雾器常用于蚊蝇孳生地喷洒、墙面滞留喷洒、蜚蠊缝隙喷洒、蚤类喷洒处理等。

2. 储压式喷雾器的使用

使用器械前要进行性能检测,使用中注意压力控制,使用后做好设备维护。如果处理的靶物体表面为平面,应选择扇形雾喷嘴;处理孔洞、缝隙或裂缝时,应选择单束喷嘴。WHO在其《滞留喷洒媒介控制应用》一书中应用的喷雾器压力参数为170～380kPa;扇形雾喷嘴喷角≥80度。在喷头端安装恒量流量阀(比如150kPa),可以确保筒内压力从380kPa(55psi)下降到170kPa(25psi)过程中流量不降低,从而保证了喷洒表面单位面积喷洒药物量恒定。喷雾器的流量应是一个常量,该喷雾器的在压力170～380kPa时,流量在(760±15)ml/min范围内,流量超出这个范围时需检查原因,必要时需更换喷头。喷头寿命主要取决于水质。

在开始喷洒操作前,必须检查设备,不良设备可能导致控制效果不佳或超量用药。背负式喷雾器装药前,应在喷雾器皮碗及摇杆转轴处(气室内置的喷雾器应在滑套及活塞处)涂上适量的润滑油。储压式喷雾器使用前应检查并保证安全阀的阀芯运动灵活,排气孔畅通。机动喷雾机的调压阀应灵活可靠。喷洒人员在实施操作前应对器械进行严格检查并用清水试喷,确保喷雾器或喷雾机的所有部件齐全、安装正确、无漏气。并保证喷嘴雾化性能良好,且各连接处无漏液,喷嘴和开关阀门无滴水或堵塞,喷雾速率均匀。

3. 储压式喷雾器的操作

(1)喷雾器检查:将一只脚放在踏脚板上(假如有的话),打开气泵活塞,用两手上下运动

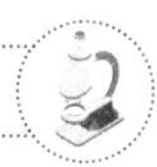

活塞，打气时上下运动最好全程。

假如喷雾器有压力表，不停打气直到压力表显示压力为 380kPa（55psi）左右。如果压力表不精确或者没有压力表，通过一次上下打气估计产生 6.895kPa（1psi）压力（因喷雾器型号有所不同），所装药液为药桶容积的 3/4 时，给药桶加压大概打气 55 次。

检查充满压力的喷雾筒，听是否有空气溢出的声音，压力表是否显示压力上升。检查喷杆或软管有无泄漏，特别是软管与筒、开关阀连接处。打开开关阀，喷头有雾喷出。在干燥墙面上检查喷头喷出雾的类型，是否平滑、无条纹；在开关阀开启时，喷头无滴液。

（2）喷雾器流量校准和喷头检查：加压至 380kPa（55psi），或根据特定的喷雾器确定压力），打开开关阀 1min，将喷出的水收集在水壶中，测量喷出的水量；重复 3 次，计算 3 次平均数。

如果喷出量不在指定的范围内（不同喷雾的指标值不同），需要检查喷头和滤网是否堵塞；如有必要更换喷头，应重新校对。在喷杆上增加恒流量阀，可以确保筒内压力下降时流率不降低。

喷头的开口非常小，因此喷头堵塞并不一定是损坏了。将堵塞的喷头放入盛水的容器中数小时，然后用非常软的牙刷清除堵塞物。禁止用坚硬的针状物清洁喷头，不能将喷头放入嘴中吹。

（3）杀虫剂的准备：必须仔细处理杀虫剂。在开始喷药活动前将可溶性粉剂进行称量分包装。正确的药量必须放入合适大小的塑料或纸袋中。分装人员必须穿防护服。同在喷药期间进行这些活动相比，在喷药前进行分装可降低喷药现场人员受污染、药物洒出和浪费的危险，也很容易精确杀虫剂的剂量。使用后的药袋和杀虫剂容器必须进行安全处置。

（4）混合：在混合杀虫剂前，必须检查喷雾器和用水进行校验。在现场，需用木棍将可溶性杀虫剂粉剂与少量的水混合成糊状，再加到喷雾器桶中，用更多的水清洗拌药容器，清洗的水也倒入药筒中，直至刻度，重复搅动。拌药容器这时应该是干净的。

（5）加药：通过一个过滤器或过滤器漏斗将悬浮液倒入药筒中，以防加药时受到污染。没有过滤的悬浮液在喷药期间可能会堵塞喷头。

杀虫剂药液应不超过药筒容量的 3/4，剩余的空间留给压缩的空气。药筒通常有一个刻度表明喷雾器的容量，标准的喷雾器通常是 8L 或 10L。

（6）搅拌：在开始喷洒以前和喷药期间需要通过抓住喷雾器的泵杆和药筒的底部不时地摇晃。

假如使用事先称重的杀虫剂药袋，可以将所需数量的水直接倒入喷雾器，再加入袋中的杀虫剂，盖上盖子，将喷雾器完全颠倒来混均药物。

（7）盖上和打开盖子：将盖子垂直插入药筒中，向上提升盖子，使它与药筒开口相吻合，通过宽的开口旋转把手。

打开盖子时。按下放气阀，旋转盖子上的把手，一旦药桶气压与大气压一致，盖子就可以松开了。

（8）给药桶加压：将一只脚放在踏脚板上（假如有的话），打开气泵活塞，用两手上下运动活塞。喷雾活动的压力上下限大约为 380kPa（55psi）和 170kPa（25psi），喷雾时的平均压力大约为 280kPa（40psi）。

喷药间隙需将活塞杆保持在锁定的状态。喷雾器不使用时或在运输过程中，需将气放掉。

（9）喷雾过程：将杀虫剂悬浮液按推荐的剂量均匀地喷洒在所有可喷洒的表面。在喷洒过程中，每隔一段时间应检查下压力表，确保维持喷雾器内压力不低于某一规定压力值（如 170kPa 或 25psi），当压力低于该值时，需重新加压；加压完毕，需将活塞泵关闭。

以下因素与滞留喷洒效果有关：

1）墙面的吸水量。

2）杀虫剂中有效成分的含量。

3）喷雾器的流量和维持恒定流量的压力［维持在 170～380kPa（25～55psi）］。

4）操作人员手持喷杆喷头到喷洒表面的距离。

（10）喷雾结束：检查完喷雾筒后，旋转盖上的手柄，摁住盖上的压力释放阀减压，握住手柄防止盖掉进筒内。

（11）培训：喷雾操作人员需要接受培训，要做到以每分钟喷洒 19m^2 的合适速度进行喷雾。可以用一个墙面进行练习。在墙上画出 3m 高和 6.35m 长的区域，将它分成 9 个部分，第一部分 75cm 宽，其余的为 70cm 宽（图 9-19）。

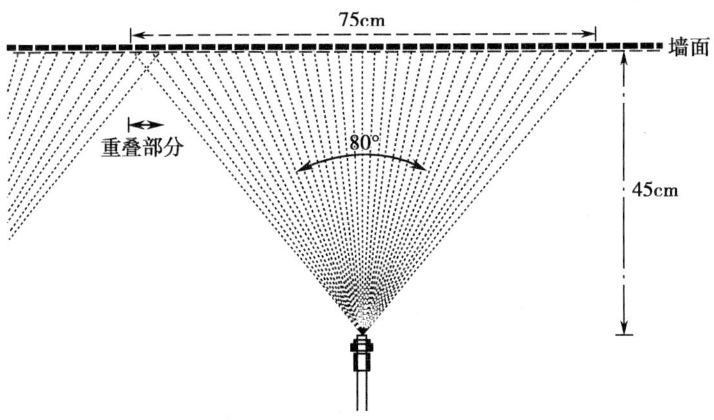

图 9-19 可以在墙面上用粉笔划出进行滞留性喷洒的培训区域

假如喷嘴与墙面的距离保持在 45cm，将产生宽度为 75cm 的喷幅（图 9-20 和图 9-21）。为了练习喷嘴一直与墙面保持 45cm，准备好一根木棍或其他物品，用橡皮带或绳子连接到喷杆上，确保到喷头的距离是 45cm。伸出右手背，当向上移动右手背时，身体朝着墙面倾斜，以便棍子的末端始终保持与墙面接触。

操作人员站在墙面的前面，假如喷药人员用右手喷药，喷雾器就背在左边的肩膀上，用左手保持药筒，右手拿喷杆进行喷雾（图 9-22）。必须戴头盔或帽子，穿防护服。

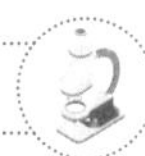

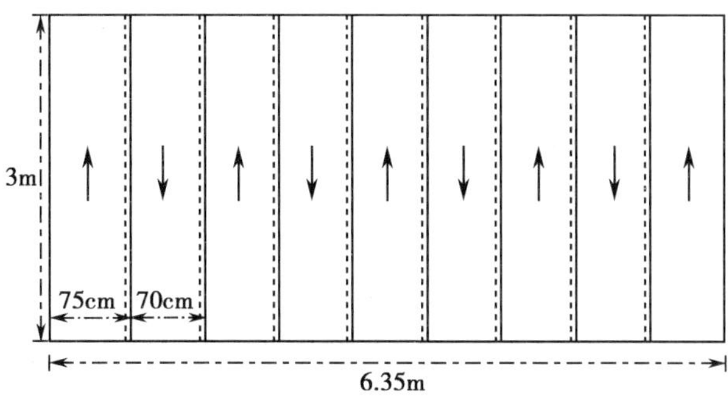

图 9-20　喷嘴喷雾模式

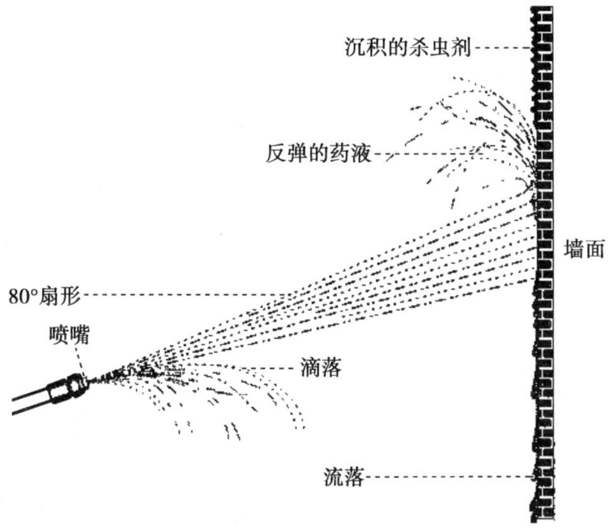

图 9-21　当对垂直墙面进行喷雾时，一些杀虫剂颗粒会反弹进入空气，喷药量较多会导致杀虫剂沿墙壁向下流

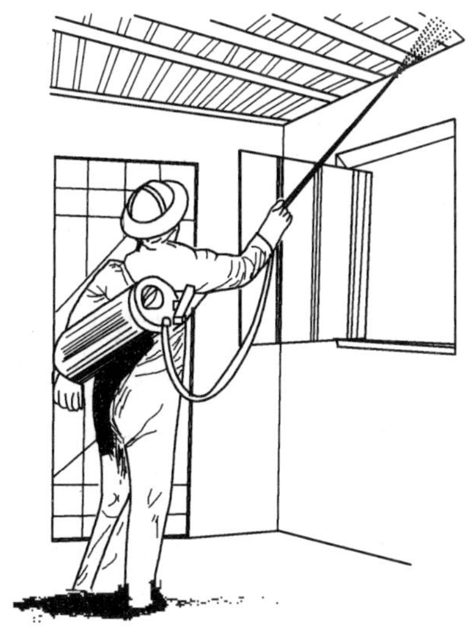

图 9-22　墙面喷洒正确的姿势

从墙角的底部开始喷洒，喷雾速度一致，向上移动，连续喷洒，向右跨一步，下一个喷幅必须与前面喷过的地方重叠大约 5cm（图 9-19），向下喷洒至底部。以这种方式连续喷洒，直至 $19m^2$ 全部喷完。3m 高的喷幅用时 6.7s，因此喷完 9 个喷幅用时约 1min。可以用大声数数 1001、1002、1003……或秒表来控制喷药速度。

假如无合适的墙面，也可用高 1.80m、长 6.35m（$11.43m^2$）的墙面来进行练习，如上所述同样将墙面分成 9 个部分，喷完高 1.80m 的喷幅用时 4s，因此全部喷完用时 36s。

（六）社区动员及房屋准备

在喷洒之前，需要在喷洒区域进行社区动员和宣传工作，开展健康教育宣传，争取社区居民的全力支持和合作。应事先告知居民杀虫剂的作用、效果、安全措施及潜在风险。告知居民必须将他们的家庭用品移到屋外，包括家具、水容器、食物、炊具和玩具，以及墙上挂的图片、挂饰和海报等。不能移出的物品应该用塑料布完全覆盖，并放在房间的中央，方便对墙壁开展喷洒。宠物和家禽以及观赏鱼类要移到屋外，直到墙壁上药液晾干和死昆虫被清扫之后才能移进屋内。另外，喷洒前，居民最好待在室外，等到喷洒的杀虫剂干燥之后再进到屋内，以减少皮肤吸收和眼睛刺激的风险，这一般需要 1h。在某些高湿度地区，药液干燥可能会延迟，居民待在室外时间要延迟至 2h。

三、滞留喷洒操作技术

根据靶病媒生物的孳生、藏匿和栖息习性，采取全面或局部的滞留喷洒，如墙面、天花板、孔洞、缝隙或裂缝等特殊场所。进行喷洒时，一般选择自进口开始顺时针操作，直至房间处理完毕。

（一）喷洒作业方式

1. 墙面喷洒　适用于室内外墙面滞留喷洒。采用扇形喷雾器，喷头离靶标面约 45cm，喷洒时一般采用自上而下完成一幅，然后向一侧移动再自下而上喷洒，保证喷幅间约 5cm 重叠，如此反复，直至完成靶物体表面喷洒。在喷洒较高处时，应保持身体向前倾斜，右腿向前跨一步，当喷嘴下移时右腿回退一步，身体直立。在蜚蠊防制中，应首先处理门、窗等出路，然后进行彻底的滞留喷洒。

2. 天花板喷洒　适用于靶标停栖的天花板滞留喷洒。采用扇形喷嘴，调节手持喷杆长度保证喷嘴与天花板表面保持 45cm 距离。喷洒时，选定一侧墙面的天花板为起始面，由相邻墙面的天花板处开始喷洒，至相对终端结束。然后，向未喷洒方向移步，并调转方向喷洒下一幅，每喷幅间应有 5cm 重叠。如此反复，直至完成靶物体表面喷洒。

3. 孔洞、缝隙或裂缝喷洒　适用于蜚蠊防制。采用单束喷嘴，直接向孔洞、缝隙或裂缝喷洒至药液湿润而不外溢。喷洒自上而下，同向移动，直至完成靶物体表面喷洒。防制蜚蠊等爬行类病媒生物时，应首先处理门、窗、缝隙周围墙壁等可逃逸的出路，然后进行孔洞、缝

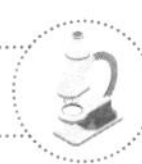

隙或裂缝等栖息地的喷洒。

4. 室内全面喷洒　适用于疟疾防制时的滞留喷洒。在有多个房间的屋内喷洒，注意应该从最里面的房间往外面喷洒。屋内所有可喷洒的表面都必须喷涂，不要忽略、错过或遗漏。喷洒的主要表面包括了墙壁、天花板、屋檐、门、阳台、椽子和横梁等，还包括床、桌子、椅子、架子的下侧以及橱柜和衣柜的背面。门窗喷洒时注意当门窗向屋内打开时，两面都需要喷洒，当门向外打开时，只有内部表面需要喷洒。另外，门框上必须喷洒，从左或右下角开始，所覆盖的那部分墙（门后）也必须喷上。在墙壁、门窗等喷涂后，再喷洒屋顶或天花板，喷洒时，人站在喷头移动的方向上（喷头前方），向未喷洒方向移步，以尽量减少接触飘落下来的杀虫剂。喷洒结束后，退出房间，关上门，喷洒门外表面。另外，如果房子有屋檐也要注意喷洒，屋檐喷洒后在窗口和通风口周围喷洒，确保墙面、天花板及屋檐喷洒时有重叠。

（二）滞留喷洒的量化控制

1. 测量所用器械流量　将喷嘴放入广口（≥ 2L）容器内，在无外泄的情况下，准确持续喷雾 1min，计量喷量并记录。重复 3 次以上，求其平均数作为该喷雾器或喷雾机的流率。公式如下：

$$A=\frac{\sum V}{n} \qquad \text{（式 9-9）}$$

式中：

A——流量，单位为毫升每分（ml/min）；

V——实测流量，单位为毫升每分（ml/min）；

n——重复次数。

2. 计算靶表面的吸水量

（1）测定法：在拟进行喷洒的物体表面划出一定面积，如 11.43m^2（1.80m × 6.35m），在喷雾器中加入一定量的清水，对喷雾器加压，对划定区域自下而上，再自上而下，进行喷洒，至物体表面湿而不流淌，每幅之间重叠 5cm，喷洒结束倒出并测量喷雾器内的余水，根据公式 9-10 计算靶表面的吸水量。

$$C=\frac{Y_1-Y_2}{S} \qquad \text{（式 9-10）}$$

式中：

C——吸水量，单位毫升每平方米（ml/m^2）；

Y_1——原水量，单位为毫升（ml）；

Y_2——余水量，单位为毫升（ml）；

S——喷洒面积，单位为平方米（m^2）。

（2）经验法：一般不吸水表面（如瓷砖、玻璃、油漆）的吸水量为 25～50ml/m^2，半吸水表面（如涂料面）吸水量为 50～75ml/m^2，吸水表面如石灰面为 75～100ml/m^2、水泥面为 100～150ml/m^2。通常在实施滞留喷洒过程中，以 40～100ml/m^2 的吸水量来稀释和施用杀虫剂。

3. 计算总药液量　根据待处理面积与吸水量，计算总药液量，公式如下：

$$F=B\times C \qquad \text{（式 9-11）}$$

式中：

F——总药液量，单位为毫升（ml）；

B——待处理面积，单位为平方米（m^2）；

C——吸水量，单位为毫升每平方米（ml/m^2）。

4. 计算制剂使用量　根据待处理面积与单位面积用药量，结合杀虫剂有效成分含量，计算出杀虫剂制剂用量，公式如下：

$$G=\frac{B\times D}{E} \qquad \text{（式 9-12）}$$

式中：

G——杀虫剂制剂用量，单位为克（g）或毫升（ml）；

B——待处理面积，单位为平方米（m^2）；

D——单位面积用药量，单位为克每平方米（g/m^2）或毫升每平方米（ml/m^2）；

E——杀虫剂有效成分含量，单位为百分比（%）。

注：固体制剂如可湿性粉剂，用量单位为 g；液体制剂如悬浮剂，用量单位为 ml。

5. 计算配制用水量　根据计算的总药液量，减去杀虫剂的使用量，得到稀释杀虫剂配制用水量，公式如下：

$$H=F-G \qquad \text{（式 9-13）}$$

式中：

H——配制用水量，单位为毫升（ml）；

F——总药液量，单位为毫升（ml）；

G——杀虫剂的使用量，单位为毫升（ml）。

注：液体制剂需减去制剂的容量，固体制剂一般不减。

6. 平面喷洒作业时间计算

（1）计算一幅喷洒作业时间：根据喷洒作业面积、吸水量和喷量，计算完成一幅喷洒作业所需时间，公式如下：

$$K=\frac{I\times J\times C\times 60}{A} \qquad \text{（式 9-14）}$$

式中：

K——一幅喷洒作业时间，单位为秒（s）；

I——处理墙面的高度，单位为米（m）；

J——有效处理幅宽，单位为米（m），一般为 0.75m（根据不同喷雾器实测获得）；

C——吸水量，单位为毫升每平方米（ml/m^2）；

A——流量，单位为毫升每分（ml/min）。

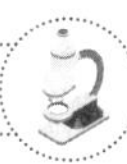

（2）计算喷洒速率：根据一幅喷洒作业所需时间和处理墙面高度，计算喷洒速率，公式如下：

$$L=\frac{I}{K} \qquad (式 9\text{-}15)$$

或

$$L=\frac{A}{J\times C\times 60} \qquad (式 9\text{-}16)$$

式中：

L——喷洒速率，单位为米每秒（m/s）；

K——一幅喷洒作业时间，单位为秒（s）；

I——处理墙面的高度，单位为米（m）；

J——有效处理幅宽，单位为米（m），一般为 0.7m；

C——吸水量，单位为毫升每平方米（ml/m^2）；

A——流量，单位为毫升每分（ml/min）。

（3）计算整个喷洒作业时间：根据待处理面积、吸水量和喷量，计算整个喷洒作业时间，公式如下：

$$M=\frac{B\times C}{A} \qquad (式 9\text{-}17)$$

式中：

M——整个喷洒作业时间，单位为分（min）；

B——待处理面积，单位为平方米（m^2）；

C——吸水量，单位为毫升每平方米（ml/m^2）；

A——流量，单位为毫升每分（ml/min）。

7. 作业记录　根据现场实际情况，获取喷洒对象类型或材质及药物与剂型选择，计算现场滞留喷洒参数，做好喷洒作业记录，填写表 9-12、表 9-13、表 9-14。

8. 效果评价　开展滞留喷洒前，选择适宜的媒介密度调查方法进行调查并填写调查记录。完成滞留喷洒工作后，每间隔一段时间采用相同的方法进行防制效果调查，以评价效果。评价指标以密度下降率表示，公式如下：

$$P=\frac{T_b-T_a}{T_b} \qquad (式 9\text{-}18)$$

式中：

P——密度下降率（%）；

T_b——滞留喷洒前平均密度值；

T_a——滞留喷洒后平均密度值。

表 9-12　现场滞留喷洒对象估算及药物选择

编号	GPS定位	喷洒对象类型或材质（房屋、墙体、瓷砖）	喷洒面积估算				药物选择	剂型选择
			表面积（长 × 宽）或（长 × 高）	房间 1（长 × 高）×2+（宽 × 高）×2+ 天花板（长 × 宽）	房间 2（长 × 高）×2+（宽 × 高）×2+ 天花板（长 × 宽）	…		
1								
2								
3								
4								
5								
6								
7								
8								
9								
10								
⋮								

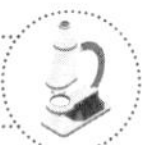

表 9-13　现场滞留喷洒参数计算表

参数		计数公式	数值
喷雾器参数	喷幅 /m	—	
	A 流量 /（ml·min^{-1}）	—	
现场参数	B 处理面积 /m^2	—	
	C 墙面吸水量 /（ml·m^{-2}）	—	
杀虫剂参数	D 单位面积用药量 /（g·m^{-2}）	—	
	E 有效成分含量 /%	—	
	F 总药液量 /ml	F=B × C	
	G 制剂用量 /（g 或 L）	G=B × D ÷ E	
	H 水用量 /ml	H=F-G（液剂）	
	I 处理墙面高度 /m	—	
	J 有效处理幅宽 /m	—	
喷洒作业参数	K 一幅喷洒时间 /s	K=I × J × C ÷ A × 60	
	L 喷洒速率 /（m·s^{-1}）	L=I ÷ K	
	M 整个作业时长 /min	M=B × C ÷ A	
	N 喷洒作业时间	日期	时间（00:00—00:00）

注：此表在 Excel 中编辑，可以直接计算出各参数值。

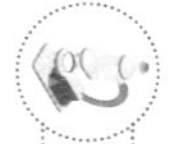

表 9-14 现场滞留性喷洒操作人员喷洒记录表

编号	喷洒对象类型或材质（房屋、墙体、瓷砖）	是否喷洒（未喷洒说明原因）	喷洒日期	喷洒人员	现场喷洒相关信息		
					具体位置	喷洒面积估计	开始作业时间
1							
2							
3							
4							
5							
6							
7							
8							
9							
10							
⋮							

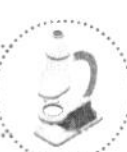

四、喷洒后处理

(一)喷洒后告知居民

1. 在喷洒药物晾干前劝告居民在户外等候。
2. 指导户主在儿童和宠物进入室内前清扫或拖地板。
3. 指导户主不要清扫喷洒杀虫剂的表面。
4. 告知居民杀虫剂可能引起的不适反应。

(二)杀虫剂中毒和急救措施

在喷洒过程中,如果没有遵循正确的程序可能会导致杀虫剂的额外暴露和杀虫剂中毒。喷洒氨基甲酸酯类和有机磷类杀虫剂尤其要注意有无副作用,包括一过性的皮肤灼伤和流眼泪。如果怀疑中毒,喷洒人员应该去医院就诊,并出示杀虫剂空瓶或标签,方便医生确定中毒的来源。常见杀虫剂中毒的预防和急救措施见表9-15。

表9-15 杀虫剂中毒的预防和急救措施

毒物进入途径	预防/保护	急救措施
皮肤	合理规范喷药; 恰当的皮肤保护,包括手套和防护服的使用; 重复使用的清洁防护设备需及时清洗	去除被污染的衣服,并用肥皂和水清洗皮肤
眼睛	使用面罩或护目镜	用清水冲洗眼睛至少15min
呼吸系统	使用面罩避免吸入细粉尘和雾粒	转移到新鲜空气环境处; 送医

(三)残余杀虫剂和空包装盒处置

1. 残余杀虫剂处置 尽可能按需要取用杀虫剂制剂,每次作业做到“工完液净”。如有剩余药液要及时处理,不能放置在喷雾器内过夜,以防悬液结块堵塞过滤器和软管。喷洒作业后必须每天清洗喷雾器,清洗喷雾筒的液体应倒入厕所粪池或远离水源、河流、池塘、农田30m的渗液坑中,在倒入坑内前用更多的水稀释杀虫剂。渗液坑是为专门处理生物能降解的废物(液)(比如拟除虫菊酯类、氨基甲酸酯类及有机磷类杀虫剂废液)在地面上挖的深坑,可以保护环境免受污染。渗液坑应远离水源和水体(湖、河和湿地),渗液坑内壁应该内衬塑料薄膜,以防止残余杀虫剂废液渗漏到周围。坑底铺一层木屑,上面铺一层硬煤或木炭,之上再覆盖一层石料和小沙砾,构建多个过滤层,这样废液通过这些材料,杀虫剂就会被过滤并降解。渗液坑区域周围用栅栏围起并上锁,防止儿童和动物的闯入,一个渗液坑可以保持3年有效,之后需要更换木屑、煤或木炭。

2. 空包装盒处置　所有用完的杀虫剂包装容器必须回收和清点，不能乱丢弃，不能重复使用杀虫剂容器，不应燃烧或填埋杀虫剂容器。未用的杀虫剂需交还给负责人清点，同时上交每日喷洒记录表。

（四）喷雾器的保养、维护和存放

1. 备件　应准备足够的备件，如垫圈和阀门，以备喷雾操作出现故障时更换。

2. 清洗　每日工作结束后，应用清水冲洗喷雾器，在喷雾桶内注入清水，盖上盖，加压，打开开关阀，让水从喷杆中流出，冲洗软管、过滤器、喷杆，打开喷雾桶盖，倒出喷雾桶内洗涤水。卸下、冲洗、清洁控制阀中的过滤装置，组装过滤装置。彻底地用水清洁喷嘴，用软刷而非金属丝去除喷嘴孔处的脏物，清洁并晾干。

3. 定期检查　检查喷雾器泵体的密封圈、橡胶管裂纹及连接喷雾筒或开关阀处、喷头，在活塞皮碗处滴几滴润滑油，更换磨损或损坏的部件。

4. 测流率　定期检查喷雾器流率，检查者需具备有害生物防制员中级资质；在暗表面喷洒悬浮液，观察喷幅是否规则，以确定是否需要更换喷头。

5. 存放　检查空喷雾器，各部件是否归位，喷雾桶倒置摆放，打开盖和喷雾杆开关阀，喷雾杆和喷头不得着地，以免损坏。

五、室外滞留喷洒

室外滞留喷洒又称绿篱喷洒，该技术是根据白纹伊蚊喜爱栖息于室外植被阴凉环境的特点，将长效杀虫药剂滞留喷洒在建筑物周围的灌木篱笆或植被叶片表面和背面，以达到在一段时间内有效杀灭蚊虫的效果，时间长短视天气、药物和植物表面积及吸水量有所不同，一般可达半个月到 1 个月，除了蚊虫外，也可用于农业害虫及蝇的防制。

室外滞留喷洒技术对于药物、剂型、喷雾器、施药部位及施药方式有着特定要求。药物主要选择低毒高效、环境友好型的拟除虫菊酯类药物；推荐杀虫剂型为微囊悬浮剂，该剂型具有双膜结构，可将杀虫剂有效成分包裹在囊内，通过微囊内膜缓慢释放，微囊外膜可以减少紫外线、雨水、酸碱等对杀虫剂有效成分的影响，同时与植物叶面有良好的结合性，蚊虫停栖时，微囊会粘在其表皮，释放有效成分。通常按照 1∶25～1∶50 比例稀释，喷洒量为 20ml/m^2。若喷雾器的流量为 300ml/min，每平方米喷洒约 4 秒，常见的室外滞留喷洒灭蚊杀虫剂见表 9-16。

表 9-16　适用于室外滞留喷洒的常用杀虫剂及推荐剂量

杀虫剂	剂型	浓度	使用方法	有效成分剂量	使用方法
高效氟氯氰菊酯	微囊悬浮剂	2.5%	室外	10～20mg/m^2	1∶25～1∶50 稀释 20ml/m^2

续表

杀虫剂	剂型	浓度	使用方法	有效成分剂量	使用方法
高效氯氟氰菊酯	微囊悬浮剂	2.5%	室外	30mg/m^2	1∶16.5 稀释 20ml/m^2
高效氯氰菊酯	微囊悬浮剂	5%	室外	25～30mg/m^2	1∶31.25～1∶40 稀释 20ml/m^2

喷雾器选择常量或低容量喷雾器，研究发现 100～200μm 粒径的雾粒在绿植中的穿透性和沉降性最好。重点喷洒建筑物背阴部位或保护区域 1m 以下植被，包括居民小区或公园灌木绿化篱笆和灌木丛、茂盛的草坪、内街小巷绿化带、马路两侧绿篱等。施药方式是喷雾器喷头从下往上斜 30°～45° 均匀喷洒，尽量将药物施于植被枝叶向下的背面。由下风向开始喷洒，施药者行进方向与风向垂直，顺次同向移动至喷洒绿色植被完成，所喷剂量以绿色植被双面喷洒至湿润而不滴落为宜。

室外滞留喷洒技术具有很好的滞留杀灭伊蚊成蚊的作用，该方法以绿篱为喷药目标，在达到控制蚊媒目标的同时，既减少了施药面、节省了费用，也降低了药物污染环境导致蚊媒产生抗药性的概率。以低容量喷雾器作为室外滞留喷洒的工具，降低了施药器械的成本，室外滞留喷洒较超低容量喷洒节省费用约 37.50%，快速灭蚊效果相同但蚊媒密度控制效果更持久。

（吕锡宏）

第四节　蚊虫的其他控制技术

一、防蚊叮咬

白天在树林中或夜晚在室外工作时，可穿长衣长裤及浅色的衣服减少受到蚊虫的叮咬。在野外活动时也可使用各种驱避剂，以防止蚊虫刺叮吸血。

房屋安装纱窗、纱门，个人使用蚊帐减少人蚊接触。蚊帐用二氯苯醚菊酯（0.2～0.8g/m^2）或溴氰菊酯（2.5%，15～20mg/m^2）浸泡，可以大大提高它们的防蚊效果。

二、灯诱灭蚊

利用成蚊的趋光性，采用 253.7nm 波长的紫外光和电触杀相结合的紫外线灯诱杀成蚊，效果十分显著，尤其对三带喙库蚊、中华按蚊、淡色库蚊的效果更佳。适用于绿化地带、园林、动物饲养场、河道两侧做灭蚊屏障。但是253.7nm波长紫外线具有杀菌作用，对人体有害。市场上常用的灭蚊灯波长都在365nm，此光波诱蚊效果劣于253.7nm，但对人体无害。

此外，还可使用电蚊拍、电动吸蚊器等方法杀灭少数进入室内的蚊虫。

三、生物防制

生物防制的定义是："直接或间接应用有或无代谢物的天敌，以防制包括人类疾病媒介在内的有害生物"（WHO，1982）。蚊虫的生物防制就是利用蚊虫天敌如鱼、细菌、生物激素、病毒、立克次体等处理蚊虫的幼虫和成虫，达到控制蚊虫的目的。在国内，生物防制工作开展得比较广泛。

鱼类是唯一实际应用于防制蚊幼的捕食者。全世界在试验中能吞食蚊幼的鱼类多达200余种，但能推广利用的也只是少数。如被称为食虫鱼的柳条鱼和网斑花鳉。我国放养家鱼在这方面占着重要地位。

1. 放养食蚊鱼　柳条鱼原产于美洲，由于具有体小敏捷、繁殖力高、能食孑孓以及适应性强等特点，被引入到很多国家，专用于防制蚊幼。在与河、湖相通的水体中不建议放养。

一般盆景中每个点应放养10条以上，荷花塘应放养35～100条，雨水收集渠每$10m^2$ 2.5条。

2. 稻田养鱼　稻田养鱼是目前我国大力提倡的增加淡水鱼生产的重要措施之一。我国稻田放养的食用鱼类有鲤鱼、草鱼、杂交鲫鱼等，但以混合放养为多。每$10m^2$放养鱼数不等，通常为8～15条，防制率一般都在50%以上。

此外，可以应用生物源杀虫剂如苏云金杆菌、球形芽孢杆菌杀灭蚊虫幼虫。苏云金杆菌控制白纹伊蚊有效，球形芽孢杆菌对控制库蚊有效。

（冷培恩）

第十章　鼠类控制技术

鼠类控制应采用综合防制的原则把鼠密度控制在不足为害的水平，具体的防制措施包括环境防制、物理防制和化学防制等。其中，环境防制是基础，是鼠类控制方法中治本清源的措施。在做好环境防制的基础上，合理选用物理防制方法即可使鼠密度得到有效控制。当发生鼠传疾病疫情或鼠密度较高，希望迅速控制时，可优先选用合适的杀鼠剂进行化学防制。在化学防制的同时，仍然要做好环境防制和物理防制。

鼠类控制与监测密不可分，监测为控制提供预警和启动信息，同时，实施控制措施后，需要通过监测进行控制效果评估。因此，完整的鼠类控制流程应包括：鼠密度和鼠传疾病病例监测、实施综合防制措施、防制效果评估与巩固。

第一节　环境防制

环境防制是指通过环境改造和治理清除鼠类栖息场所。环境防制是所有防制措施的基础，离开环境防制，鼠类控制将会事倍功半。

环境防制的理论基础是环境容纳量。环境容纳量也称最高环境容纳量，是指特定环境所能容许的鼠类种群数量的最大值。环境容纳量是环境制约作用的具体体现，有限的环境只能为有限生物的生存提供所需的资源。在一个处于平衡状态的自然生态系统中，鼠类种群数量在环境容纳量水平上下波动，这个平均水平就是所谓的合理的环境容纳量。鼠类种群数量大于合理的环境容纳量时，资源压力增大（如食物、配偶、栖息地等），资源的数量、质量降低，天敌和疾病等因素的抑制作用增强，种群数量回落；当鼠类种群数量小于合理的环境容纳量时，资源压力降低、资源状况得到改善，天敌和疾病等因素的抑制作用减弱，种群数量回升。通过种群调节，种群数量可以保持在合理的范围内。通过环境防制清除鼠类的栖息场所，环境中可提供的资源减少，环境容纳量下降，鼠类种群将通过自然调节维持在一个较低的水平。当环境中食源、水源、栖息地增加时，环境容纳量上升，鼠类种群密度将维持在一个较高的水平，即使由于灭杀活动暂时下降，很快又能自然调节恢复到较高水平。环境防制的主要措施包括两个方面。

1. 清除垃圾，收藏好食物，减少鼠类的食物来源　城市重点要改造城中村和老旧小区，改善居住条件和卫生环境。加强城市管理和市容保洁,设置足够数量符合要求的垃圾桶,要加大环卫保洁力度,尤其是背街小巷。对小餐饮等行业进行整顿,保持环境整洁干净,垃圾每日进行清理,每日剩余的食物和食材及时放入冰箱或密封保存。农村要加强村落环境卫生整治,加大公共地段保洁力度,设置足够数量垃圾桶,每日集中清运。

2. 堵塞鼠洞,硬化地面,减少鼠类的栖息场所 居民小区、餐饮场所、车站、公厕、绿化带等区域是鼠类环境防制的重点。在这些区域,能硬化的地面尽量硬化,尤其是墙根与地面的连接处,对破损的地面进行硬化并及时进行修补,对发现的鼠洞用水泥等进行填堵。对仓库等重点场所应采取针对性措施,如首先建立进仓货物开箱检查制度,防止鼠类随货物进入仓库。仓库里的货物应码放整齐,离墙、离地一定距离。

第二节 物理防制

物理防制包括物理防护和物理控制。物理防护是用各种材料建立起屏障,防止鼠类进入防护区域与人类近距离接触而传播各种疾病。目前常用的物理防护设施包括挡鼠板、防鼠栅栏、防鼠网等。安装金属门和门框或在木质门和门框包被高 300mm 的金属层,门缝小于 6mm;封堵通向户外的孔洞,如空调管道洞、油烟机对户外的排风口等,保持无缝隙或缝隙小于 6mm。堆放食品和原材料的仓库门口安装高 600mm 的挡鼠板,大门内侧两端可同时各放置一张筒形粘鼠板或粘捕盒。餐饮场所的厨房与室外相通的门口安装高 600mm 的挡鼠板,排风扇安装孔眼直径小于 6mm 的金属挡鼠网,下水道与外界相通的口安装孔眼直径小于 10mm 的金属栅栏。

物理控制是指用鼠夹、粘鼠板、鼠笼等物理器械控制鼠害,相对于化学控制,其优点是环保、无污染、对人畜安全,缺点是无法对大面积鼠害进行快速控制。一般情况下,物理措施用于相对小的范围内低密度鼠害控制。应急状况下,物理控制可作为药物灭鼠的辅助措施或药物灭鼠后的巩固措施,但在一些不宜用药的特殊场所物理控制是快速灭鼠的唯一手段。同时,捕鼠器械也可以作为灭鼠前后鼠密度的监测工具,用以评估鼠害程度和控制效果。物理防制中,捕鼠器械的使用应注意以下两方面问题。

1. 器械和诱饵的选择 捕鼠器械中,鼠夹具有一定的危险性,布放不当或宣传不到位,可造成大人、儿童和宠物受伤。因此,在公共场所的室内和自然灾害发生时集中居住点内及周边外环境等均不宜使用鼠夹,可使用鼠笼、粘鼠板等相对安全的器械。鼠夹的规格一般选择中号及以上的钢板夹,防止无法捕获体型较大的鼠类,目前,有一些设计颇为安全的鼠夹,亦可使用,可减少误伤操作人员。

粘鼠板一般是在硬纸板上涂抹强力黏性胶,当鼠类从上面经过时就会被粘住,其优点是无色无味、安全、环保。粘鼠板一般要求涂抹的胶在高温时不流淌,低温时不硬结,能够长期保持黏性。使用时将粘鼠板平铺于地面,也可根据现场需要折叠成通道形、U 形或三角形等。

捕鼠笼的型号和款式很多,如捕鼠笼的开口方式有单开口和双开口之分,捕鼠方式有单

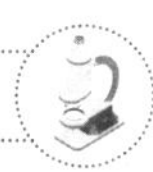

次捕鼠、连续捕鼠等，各种特性和分类方式不一而足。捕鼠笼本身的关键技术要素是触发机关的灵敏度，灵敏度不够和过于灵敏都不适用于捕鼠。

捕鼠器械一般要放置诱饵以增加捕获率。使用粘鼠板时，诱饵可放置于粘板中央，使用鼠夹和捕鼠笼时，诱饵须放置于触发机关的踏板或饵钩上。诱饵应保证新鲜，连续放置时应定时更换新鲜诱饵。诱饵数量不需过多，大小为 1cm × 1cm 左右即可。诱饵的选择不固定，以当地鼠类喜食的食物为主，如花生、苹果、油条等，可根据当地鼠类喜盗食的食物种类确定。因为诱饵的原因导致捕获率不高时，中途可根据情况更换诱饵以提高捕获率。但在灭鼠前后进行鼠密度调查时，要保持两次使用的诱饵一致，这样才能保证两次调查数据的可比性。

2. 器械放置的位置和时间　控制黄胸鼠、褐家鼠等家栖鼠时，捕鼠器械宜放置在鼠类活动经常经过的鼠道上。黄胸鼠和褐家鼠新物反应明显，即对环境中出现的新的物体会有一个躲避、探寻到熟悉的过程，捕鼠器械应固定于某一位置放置 2d 以上以减轻其对新放置捕鼠器械的戒心，提高捕获率。控制野鼠时，由于野鼠新物反应轻，捕鼠器械可直接放置于鼠洞口，也可放置于野鼠可能的食源处，如瓜果处等。

鼠类是昼伏夜出的动物，一天中的活动高峰期一般是在夜间，所以捕鼠时间至少应包括夜间。在有人活动的场所，捕鼠器械需要在傍晚前放好，第二天清晨检查回收。控制家栖鼠时，第二天傍晚要将捕鼠器械布放在前一天放置的地点。在无人或很少有人去的场所，全天皆可布放捕鼠器械，可连续布放 2 ～ 3d，每天检查。

第三节　化学防制

化学防制是指通过使用化学药物达到迅速控制鼠密度的目的，具体包括毒饵法、毒气法和化学绝育法等。毒饵法是指将有毒的药物拌入鼠类喜食的食物中，导致鼠类摄食后死亡的方法。毒饵法优点是成本低、效果好、能迅速降低鼠密度，缺点是使用不当时容易毒杀非靶标动物，造成环境污染等。大面积控制鼠害时，在正确使用的前提下，毒饵法相对安全、高效。因此，毒饵法一般也是鼠类应急控制时的首选方法。毒气法是利用某些药物汽化或通过化学反应产生的有毒气体让鼠吸入致死的灭鼠方法。毒气法由于只能在密闭的场所使用，使用范围局限，易导致人和非靶标动物中毒，因此，大面积灭鼠时使用相对较少。化学绝育法是使用药物使鼠摄食后降低出生率来达到控制鼠密度的目的。化学绝育法比毒饵法相对安全，但作用非常缓慢，尤其不适用于鼠传疾病流行时的鼠类应急控制。

毒饵法中所用有毒药物一般称为杀鼠剂，鼠类经口摄入，进入肠道后产生毒性作用。理想的杀鼠剂应满足下列要求：①稳定性和适口性较好；②对鼠类具有选择性毒性，使用浓度对人畜安全；③作用相对较慢，靶标动物能吃够致死量；④二次中毒危险性小，无蓄积毒性；⑤在环境中易分解，无蓄积；⑥不易产生抗药性；⑦有特效解毒剂或治疗方法；⑧操作安全，使用方便。目前，只有抗凝血类杀鼠剂基本能满足上述条件。

一、杀鼠剂种类

杀鼠剂可按不同的标准进行分类，按来源可分为无机物杀鼠剂、有机合成杀鼠剂和植物源杀鼠剂等；按作用方式可分为胃毒剂、熏蒸剂、不育剂等；按起效速度可分为急性杀鼠剂、慢性杀鼠剂等。

1. 急性杀鼠剂 急性杀鼠剂又称为速效杀鼠剂、单剂量杀鼠剂，是指对鼠类毒杀作用快速，潜伏期短，仅1～2d，甚至几小时内即可引起中毒死亡的药剂。急性杀鼠剂起效迅速，大面积使用时，往往只需一次投药，鼠取食一次即可中毒致死，所以又称为单剂量杀鼠剂。急性杀鼠剂在投药后很快就能出现鼠尸，容易显效，但如果鼠一次取食没有死亡，非常容易出现拒食而影响药效，不易杀死整个鼠群。而且此类杀鼠剂对人畜毒性较大，使用不安全。

目前，我国农业农村部登记的急性杀鼠剂主要有磷化铝等。磷化铝属熏蒸剂，高毒，一般为片剂，外观为灰色或灰绿色，磷化铝吸水或遇潮后产生有毒的磷化氢气体，磷化氢通过鼠类的呼吸系统进入其体内，作用于细胞线粒体，抑制正常呼吸而致死。作为大田农药登记的磷化铝片剂含量为56%，使用范围是室外洞穴熏蒸啮齿动物。近年也有有害生物防制公司存放磷化铝片剂不当，受潮后产生磷化氢气体，造成室内人员中毒身亡的事件，应引起重视。

以前使用较多的磷化锌自2013年10月31日起，已无农药许可证，停止了销售和使用。氟乙酸钠、氟乙酰胺、甘氟、毒鼠强、毒鼠硅也被国家明令禁止使用。

2. 慢性杀鼠剂 慢性杀鼠剂是指毒性作用缓慢，摄入鼠药到出现症状一般在2～3d之后。有些杀鼠剂需要鼠多次取食至一定剂量后才能致死，所以也称为多剂量杀鼠剂。慢性杀鼠剂作用缓慢，中毒症状轻，不会引起鼠类的警觉而导致拒食，在出现死鼠前，其他鼠往往已取食足够剂量，因此这类杀鼠剂一般效果较好。

慢性杀鼠剂目前主要是抗凝血类杀鼠剂，其作用机制是药剂被摄食后经过肠道吸收进入肝脏，竞争性抑制维生素K，阻碍了肝脏内凝血酶原及部分凝血因子的生成，破坏正常凝血功能和毛细血管，造成体内出血而致死。该类药剂作用速度较慢，给药后2～3d见效，多次小剂量给药比一次高剂量用药效果要好。抗凝血类杀鼠剂按化学结构可分为羟基香豆素类和茚满二酮类，它们的毒性作用机制相同。从能否杀灭抗药性鼠类区分，把20世纪60年代以前发展的抗凝血类杀鼠剂归为第一代抗凝血杀鼠剂，20世纪70年代以后发展的抗凝血杀鼠剂归为第二代抗凝血杀鼠剂。

目前在我国农业农村部登记的杀鼠剂基本属于慢性杀鼠剂，包括溴敌隆、溴鼠灵、杀鼠灵、C型肉毒梭菌毒素、敌鼠钠盐、杀鼠醚、氟鼠灵、雷公藤甲素、D型肉毒梭菌毒素、莪术醇、α-氯代醇、地芬·硫酸钡等。其中，杀鼠灵和杀鼠醚是第一代羟基香豆素类抗凝血杀鼠剂，其慢性毒力远大于急性毒力，因此使用时需要多次投药。敌鼠钠盐是第一代茚满二酮类抗凝血杀鼠剂，其对鼠类的急性口服毒力比杀鼠灵大得多。溴敌隆、溴鼠灵（大隆）和氟鼠灵（杀它仗）均为第二代抗凝血类杀鼠剂，溴敌隆和氟鼠灵相对溴鼠灵更为安全。

除抗凝血类慢性杀鼠剂外，近些年一些新型杀鼠剂在我国农业农村部也相继获得登记，

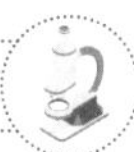

如胆钙化醇、雷公藤甲素等。胆钙化醇（维生素 D_3）属胃毒剂，低毒，作用机制为摄食后促进肠道钙吸收及动员骨组织中的大量钙释放到血液中，形成高钙血症，导致心肾功能衰竭而死亡，中毒死亡时间一般为 3～6d。胆钙化醇目前以毒饵剂型用于室内防制家栖鼠类，使用浓度为 0.075%～0.1%，鼠类摄食后即出现厌食症状，也不饮水，这与抗凝血类杀鼠剂不同。胆钙化醇无二次中毒风险，较为安全。雷公藤甲素是以天然植物雷公藤的有效成分雷公藤甲素加工成的植物源杀鼠剂，具有致死和抗生育的双重作用，可用于室内外家栖鼠和野鼠的防制，一般使用浓度为 0.25mg/kg，剂型为颗粒剂。

二、杀鼠剂毒饵投放

抗凝血类杀鼠剂应以毒饵（毒水）的形式投放，不能以原药、母粉、母液等形式直接用于杀鼠。抗凝血类杀鼠剂及其毒饵投放点应与食品、饮用水和饮用水源隔离。在靠近饮用水源或食品的地方投放毒饵应放置明显的警示标志。

以无遮盖方式投放毒饵的地点应采用公告或设立警示牌的形式告知当地群众其危险性，并采取防止未成年人以及家畜、家禽、宠物接触毒饵的措施，直至毒饵清除。以毒饵盒方式投放的毒饵应在毒饵盒上标有警示标志，并采用公告形式告知。露天或在室内直接投放的毒饵警示期不得少于 20d。警示期后投放者或指定的人员应及时清除残留毒饵。

杀鼠剂存放应有专用场所，并与食品、饮用水及水源隔离。杀鼠剂应由专人负责保管，并建立相关制度，领用应及时登记，注明使用量和使用去向。杀鼠剂毒饵包装应具有明显标志，不能置于室外保管。杀鼠剂毒饵应具有蓝色、红色等易于识别又可引起警觉的警戒色。杀鼠剂毒饵应在有效期内使用，一般来说，非蜡块毒饵有效期不超过 2 年，蜡块毒饵有效期不超过 4 年，已出现霉变的毒饵视为过期毒饵。

无遮盖方式投放毒饵，1 次所投放的毒饵量每堆不超过 30g。毒饵堆之间的距离不小于 5m。在室内（以 $15m^2$ 为例）投放的毒饵量应控制在 3 堆以下。

三、杀鼠剂使用注意事项

杀鼠剂均有一定的毒性，使用时应注意以下事项：①在使用杀鼠剂控制鼠害前，要根据药物投放范围采用多种形式广泛宣传告知，如板报、宣传单、广播、电视、短信、社区微信公众号等；②杀鼠剂在建筑周边一般要投放于毒饵站内，并做好位置记录，在农田等野外的投放点要做好标记，便于随后的检查、补投和回收；③餐饮场所的室内环境一般不得投放杀鼠剂；④抗凝血类杀鼠剂的解毒剂为维生素 K_1；⑤投放杀鼠剂后发现的鼠尸应及时处理，一般可用长钳夹取后置于防水收集袋中，鼠传疾病控制时需将鼠尸收集袋集中焚烧，处理人员需戴口罩、手套，穿防护服，非鼠传疾病控制时对发现的死鼠及时掩埋，掩埋深度以能够避免食肉类动物将其掘出为准。

第四节　法规防制

鼠类法规防制是指通过制定相关法律、规范、标准等对鼠类控制水平提出相关要求，对防制过程和技术等提出相关规范，同时也为相关执法监督提供法律支持。《中华人民共和国传染病防治法》中第二章第十三条明确规定了“各级人民政府组织开展群众性卫生活动，进行预防传染病的健康教育，倡导文明健康的生活方式，提高公众对传染病的防治意识和应对能力，加强环境卫生建设，消除鼠害和蚊、蝇等病媒生物的危害。各级人民政府农业、水利、林业行政部门按照职责分工负责指导和组织消除农田、湖区、河流、牧场、林区的鼠害与血吸虫危害，以及其他传播传染病的动物和病媒生物的危害。铁路、交通、民用航空行政部门负责组织消除交通工具以及相关场所的鼠害和蚊、蝇等病媒生物的危害。”

《病媒生物预防控制管理规定》中对各级爱国卫生运动委员会（简称“爱卫会”）、疾病预防控制机构和重点单位的鼠类等病媒生物预防控制职责等进行了明确规定。

《中华人民共和国食品安全法》中第四章第三十三条明确规定食品生产经营要有相应的防鼠设施。

《国家卫生城市标准》（2021 版）中规定建立政府组织和全社会参与的病媒生物预防控制机制。掌握辖区病媒生物孳生地情况、密度变化和侵害状况。湖泊、河流、沟渠、景观水体、小型积水、垃圾、厕所等各类孳生环境得到有效治理，建成区鼠的密度应达到国家病媒生物密度控制水平标准 C 级要求，重点行业和单位防鼠设施合格率≥ 95%。

近年来，国家发布了一系列与鼠类防制相关的推荐性国家标准，如《病媒生物密度监测方法　鼠类》《病媒生物密度控制水平　鼠类》《病媒生物综合管理技术规范　环境治理　鼠类》《鼠类防制操作规程　村庄》等。部分地区也发布了相关地方标准，如北京市发布了《农区毒饵站灭鼠技术规程》。相关行业也发布了鼠类防制的相关标准，如强制性国家标准《食品安全国家标准　食品生产通用卫生规范》等。

（褚宏亮）

第十一章　蝇类控制技术

第一节　蝇类孳生控制

一、孳生环境治理

蝇类防制的关键措施是管理蝇类孳生地。雌蝇产卵在孳生物中，卵孵化成幼虫、幼虫生长化蛹，都是在孳生物中完成的。蝇类孳生物大致可归为5类，分别是腐败动物、腐败植物、人粪、禽畜粪和生活垃圾。控制和管理好孳生物，就彻底解决了蝇类孳生问题。

面广量大的生活垃圾是蝇类孳生繁殖的重要孳生源。生活垃圾应干湿分离，定点定时投放，非投放时间所有湿垃圾应及时运走或垃圾桶加盖。垃圾收集点有专人看管，经常清扫，定期清除和消灭死角，保持清洁。垃圾收集点地面应硬化、无缝隙，便于冲洗，清空的湿垃圾桶应水冲清洗。垃圾投放点周围绿地应设置捕蝇笼诱捕蝇类。

农贸集市、大型生鲜超市是城区较为主要的孳（生）蝇和招（引）蝇的场所。蛋箱（破蛋、箱内垫草）、肉品摊（垫板下、砧板裂缝、摊位之间缝隙、砧板支撑架、地面污物）、水产摊（盛放下脚的盛器、地面污物）、家禽摊（笼底、盛放羽毛筐、盛放内脏容器、地面污物）、周围绿地（垃圾、随地大便）、下水道（积存污物）都是易孳生蝇类幼虫的重点部位，需每日进行检查处理，防止蝇类孳生。集市、超市应有卫生保洁制度，每日做到“工完场清”，无残存孳生物；市场内实行“一摊一袋（或一桶，需加盖）一拍”，垃圾、废弃物存放袋内（或桶内），垃圾每日清除，垃圾桶需洗净，不留污垢。

绿化场所应不施用生肥，每日保洁及时清除绿地内的垃圾和随地大便。

食品酿造与加工企业，郊区的垃圾填埋场、焚烧处理厂，有粪缸、粪池、禽畜粪等的农村环境需加强蝇类孳生物的清运、无害化处理和管理，确保不出现蝇类大发生。

二、杀灭蝇幼虫

清除孳生物是蝇类控制的主要措施，但已经出现蝇幼虫的孳生物，则需要实施蝇幼虫控制。蝇类和蚊虫一样属于完全变态昆虫，因此也可以在蝇类孳生物中使用昆虫生长调节剂进行控制。农药登记的可用于蝇（幼虫）、蝇蛆控制的灭蝇幼剂见表 11-1。

表 11-1　农药登记用于控制蝇幼虫的灭蝇幼剂

杀虫剂	化学类型	剂型	浓度 /%	用量
倍硫磷	有机磷类	颗粒剂	5	30g/m^2
甲基嘧啶磷	有机磷类	颗粒剂	1	20g/m^2
吡丙醚	昆虫生长调节剂	颗粒剂	0.5	20g/m^2
吡丙醚	昆虫生长调节剂	水乳剂	5	0.02%，500ml/m^2
吡丙醚·倍硫磷	有机磷类 + 昆虫生长调节剂	颗粒剂	5	20g/m^2
噻虫嗪·吡丙醚	烟碱类 + 昆虫生长调节剂	可溶液剂	9	1ml/m^2
呋虫胺·吡丙醚	烟碱类 + 昆虫生长调节剂	可溶液剂	21	1ml/m^2
噻虫胺·高效氟氯氰菊酯	烟碱类 + 拟除虫菊酯类	颗粒剂	0.5	10g/m^2
噻虫嗪·高效氯氟氰菊酯	烟碱类 + 拟除虫菊酯类	悬浮剂	12	2ml/m^2

灭蝇幼剂需按照多少克每平方米制剂的剂量应用，比如 5% 吡丙醚水乳剂使用时，按 2g/m^2 制剂用药量稀释 250 倍后，全面均匀喷洒于蝇类孳生物表面，每平方米喷药液 500ml。根据孳生物的厚度，喷洒量可达 500～5 000ml/m^2，需根据每平方米的制剂用量稀释。

蝇幼虫在孳生物中是非均匀分布的，一般呈局灶状，随孳生物中有机物存在，有时距离孳生物表面较深，有效的控制必须让蝇幼虫充分接触到杀虫剂，因此对于一些比较厚的孳生物需要适当多喷一些药剂，以让深处的蝇蛆接触到杀虫剂。多长时间喷洒或投放一次灭蝇幼剂，需根据垃圾（孳生物）收集（堆积）、储运的情况而定，孳生物的产生量大，蝇幼密度高，需要缩短药物处理的时间间隔。

第二节　成蝇控制

一、机械捕杀成蝇

1. 捕蝇笼诱捕　在多蝇场所室外可放捕蝇笼诱捕。捕蝇笼为方形或圆形，笼底成喇叭形，诱饵放在喇叭口下方。利用蝇类飞行时向上的特点来诱杀，一天能诱捕大批蝇类。

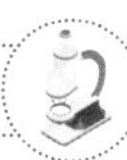

捕蝇笼是一种很好的灭蝇工具，它既不会像化学杀虫剂那样易污染环境，又不会使蝇类产生抗药性，而且还经济高效。

应用捕蝇笼灭蝇需注意如下几个问题：①诱饵最好荤素搭配，以鱼做饵时最好选海鱼，素的物质可以用酱制品或馊饭；②鱼饵要发酵 24h 以上，数量要充足，诱饵要保持湿润；③饵料盘上口与捕蝇笼下口的距离应在 2cm 左右；④ 6—9 月放置于遮荫处，其余月份放置于朝阳处；⑤笼体不宜放置过高，一般以着地放置为佳；⑥为了防止诱饵生蛆，诱饵要定期更换，一般 1 星期更换 1 次，高温季节需 3d 更换 1 次。也可在诱饵中加入灭蝇幼剂控制幼虫孳生。

室内可以用捕蝇瓶捕蝇，捕蝇瓶可由玻璃或塑料制成，瓶底有突入瓶内的喇叭口，口径为 2cm，瓶内盛水（糖水），瓶下放水果、糖醋类诱饵，蝇类进入瓶内即不能再飞出，被淹死在瓶内水中。

2. 粘蝇纸粘捕法　粘蝇纸或粘蝇带适用于室内粘捕蝇类，将粘蝇纸或粘蝇带放置或悬挂于室内多蝇场所，用过后连同捕获的蝇一同烧掉。

3. 灯光诱杀　灯光诱杀是根据蝇类趋光性的原理设计的一种适合室内暗环境中灭蝇的方法。一般采用光波为 360nm 的光源，以高压电网或粘蝇纸或陷阱来杀灭或捕捉蝇类。可安装在物流和人流通道口用于捕捉外部进入的蝇类，用于监测生产车间内部蝇类孳生情况。安装点距门框 2m 以上，如内部无货物阻挡，可间隔 15m 安装 1 台；内部安装的灭蝇灯周围 1.5m 范围内不得有食品堆放。灭蝇灯靠墙安装，灭蝇灯中心位置离地 1.8m。垃圾房和食品粗加工区建议安装。

二、毒饵灭蝇

毒饵灭蝇是将杀虫剂有效成分加入靶标喜食之饵料中，引诱靶标进食以将其杀灭的方法。固体剂型称为毒饵，液体剂型称为毒液。

毒饵或毒液是简便、速效、经济、易行的灭蝇方法，由于药物进入途径不同，在长期滞留喷洒作业下对杀虫剂已产生抗性的家蝇，却能为同一杀虫剂的毒饵所杀灭。毒饵、毒液适用于室内、外各种场所灭蝇。与喷雾法相比毒饵灭蝇具有持效长、不宜污染环境、不宜产生抗药性等优点。常用灭蝇饵剂有 10% 呋虫胺浓饵剂（$0.2g/m^2$ 喷洒）、0.5% 呋虫胺饵剂（投放）、0.5% 吡虫啉饵剂（投放）。

在多蝇场所如集市、绿化场所可设置毒蝇点，10d 左右更换 1 次或添加杀虫药液 1 次。商品毒饵可放置在纸和纸盒内使用，也可先用水、牛奶、啤酒等湿润纸及纸盒，再撒上毒饵使用。灭蝇毒饵宜容器投放，挂置在儿童、宠物不能触及的高度，并有警示标识。毒饵及死蝇类需定期处理。

三、毒蝇绳灭蝇

毒蝇绳灭蝇是根据家蝇、厩腐蝇、厕蝇、金蝇等蝇种喜欢在绳索上停落、栖息的习性，用残效期较长的杀虫剂制成毒蝇绳。此法灭蝇简单、省药，灭蝇效率高，很适用于室内外多种场所灭蝇。农药登记没有毒蝇绳的用法，因此可选择登记用于滞留喷洒灭蝇的杀虫剂制作毒蝇绳。毒蝇绳的制备方法有：① 0.1% 有效浓度的溴氰菊酯水悬剂浸泡直径 3～5mm 的线绳、麻绳或尼龙绳，30min 后取出晾干备用；② 0.2% 有效浓度的奋斗呐水悬剂浸泡上述绳索，晾干备用；③ 0.6% 有效浓度氯氰菊酯乳剂浸泡上述绳索，晾干备用。

使用时将毒蝇绳垂直或横拉在畜圈、禽舍、室内厕所、厨房、食堂或宿舍内，垂直悬挂者自天花板下垂至离地面 2.0～2.5m 处止，横拉毒蝇绳距顶棚 30cm 左右，最好不靠近四壁，上述毒蝇绳残效期可保持 0.5～1 个月。经常喷水可以提高药效，失效后可再浸药悬挂。

四、滞留喷洒灭蝇

滞留喷洒是将残效期长的杀虫剂喷洒在蝇类栖息场所，以保持较久的杀虫效能。滞留喷洒灭蝇药物参见表 11-2。

表 11-2　滞留喷洒灭蝇杀虫剂

杀虫剂	剂型	使用场所	有效成分用量
吡虫啉·高效氟氯氰菊酯	31% 悬浮剂	室内外	30～60mg/m^2
高效氯氰菊酯·氯氟醚菊酯	12% 可湿性粉剂	室内外	165mg/m^2
残杀威·高效氟氯氰菊酯	8% 悬浮剂	室外	375mg/m^2
残杀威·顺式氯氰菊酯	10% 可湿性粉剂	室外	200mg/m^2
高效氯氟氰菊酯	10% 微囊悬浮剂	室内外	50mg/m^2
甲基嘧啶磷	50% 乳油	室外	1g/m^2

孳生场所与室内滞留喷洒灭蝇时间：在当地蝇类繁殖盛期到来前进行药物灭蝇，一般南方在 4 月下旬至 5 月上旬，北方在 5 月下旬至 6 月上旬。首次用药后可根据滞留性杀虫剂的残效时间（室外一般 0.5～1 个月，室内 1.5～2.0 个月）再重复用药。

对距房舍较近的蝇类易栖息的树木、灌丛、树墙，特别是有蚜虫发生或分泌甜汁的树丛（如福建茶、毛竹、龙眼、芒果、毛桃、猴叶榕、云杉、侧柏、丁香、糖槭和榆树墙等），可用滞留喷洒杀虫剂在无雨天气的傍晚进行滞留喷洒。

五、空间喷雾灭蝇

成蝇密度高时，可采用空间喷雾的方法快速杀灭成蝇，喷雾作业时间应根据气候条件和蝇类活动特点来定。一般应避开大风、下雨以及气温高的时间段。夏夜养殖场蝇类有在厩

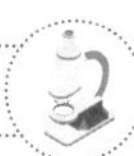

舍外玉米、杂草、灌木丛上停栖的习性，选择此时对蝇类停栖处进行空间喷雾可达到事半功倍的效果。常用空间喷雾杀虫剂可参见表 11-3 。

表 11-3　空间喷雾灭蝇杀虫剂

杀虫剂	剂型	使用场所	用量 /（$ml \cdot hm^{-2}$）
氯菊酯·氯氰醚菊酯	10% 水乳剂	室内外	300
氯菊酯·生物烯丙菊酯	10.4% 水乳剂	室内外	144
胺菊酯·氯菊酯	10% 微乳剂	室内外	150
氯菊酯·四氟醚菊酯	5% 水乳剂	室内外	334
右旋苯醚氰菊酯·右旋胺菊酯	16% 乳油	室外	375
右旋苯醚菊酯	10% 水乳剂	室内外	200～400

（冷培恩）

第十二章　蜚蠊控制技术

第一节　环境防制

室内卫生状况和蜚蠊侵害程度有直接关系，脏乱的环境为蜚蠊提供了广泛的栖息场所和丰富的食源。室内卫生状况脏乱也影响其他防制措施如喷洒杀虫剂和投放毒饵的控制效果。

环境治理的主要方法包括以下 4 个方面。

1. 减少食源和水源　收藏好食物，清除散落、残存的食物，及时处理泔脚和用过的餐具。经常清洗橱柜、水池、灶台、冰箱底下的区域。同时，也要清理碗柜、食品柜台架、储物箱等储存食物的地方；厨房和食品仓库应经常保持通风、干燥；所有垃圾应存放在带密封盖和塑料垃圾袋的容器内；垃圾袋不要放在室内过夜；长期堆积的杂物要经常整理，保持整洁有序。

2. 保持环境整洁　清除垃圾、杂物，清扫死角，及时清除蜚蠊粪便、残骸，减少对蜚蠊的吸引，因为蜚蠊粪便等含有蜚蠊的聚集信息素。

3. 堵洞抹缝　墙壁、地板、门窗框的孔隙和缝隙都应用水泥或其他材料加以堵塞，防止蜚蠊入侵和扩散，清除蜚蠊的栖息场所（图 12-1）。

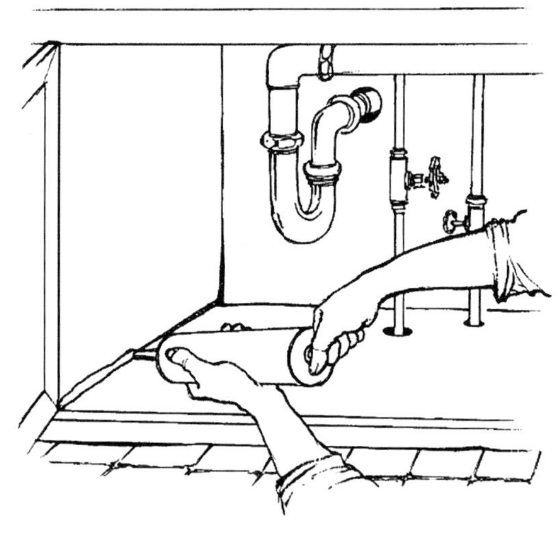

图 12-1　堵住缝隙，减少蜚蠊栖息场所

4. 防止蜚蠊入室　新物品进入室内时需进行检查（如饮料纸箱、生活用品、箱包、用过的器具或家具）以免有蜚蠊或虫卵“搭便车”入室。发现其中可能携带的虫卵或蜚蠊，将其清除杀死，防止蜚蠊带入。堵塞地板和门框周围的缝隙可以减少蜚蠊进入建筑物内。在夏季为了防止蜚蠊飞入，建筑物周围绿化较多的住房，尤其是底层靠近较大植物的居室应安装纱门纱窗；下水道、自来水管道、煤气管道和电缆周围的洞、缝也必须进行封堵，防止蜚蠊通

过这些缝洞侵入。室内的下水道开口（地漏）、公共烟道、通风孔可用纱窗样式的不锈钢丝网封盖，以防蜚蠊从阴沟、烟道或通风孔爬入室内。

第二节　物理防制

蜚蠊的物理防制方法多数比较简单和经济，适用于蜚蠊密度低的场合。

一、诱捕

诱捕按基本原理分为机械诱捕和粘捕，各种食物、信息素和其他具有吸引力的化学物质可用作引诱剂。常用的有各种粘蟑盒（纸）和诱捕器。

1. 粘蟑盒（纸）　在蜚蠊栖息活动的地方使用粘蟑盒（纸）能起到很好的灭蟑作用。在粘蟑盒（纸）上放上蜚蠊聚集信息素，能将各种蜚蠊（尤其是德国小蠊和常见的大蠊）吸引过来。粘胶中不含杀虫剂，使用安全，适用于家庭、饭店、医院、托儿所等场所粘捕蜚蠊。粘捕盒也可放在碗柜内粘杀其中的蜚蠊。

2. 诱捕器　市场上有多种蜚蠊诱捕器可供选择，这些诱捕器不仅能诱捕蜚蠊，还能监测蜚蠊密度。诱捕器常常用在蜚蠊侵害比较少的场所，能达到很好的控制效果，但在蜚蠊栖息活动较严重的地方，诱捕效果会显得不够好。

将诱捕器或粘蟑盒放置在角落处，因为这些地方常常会发现蜚蠊（图 12-2）。将诱捕器放在水池下、橱柜内，靠近灶头或冰箱，地下室的边角或地漏旁，诱捕效果较好。

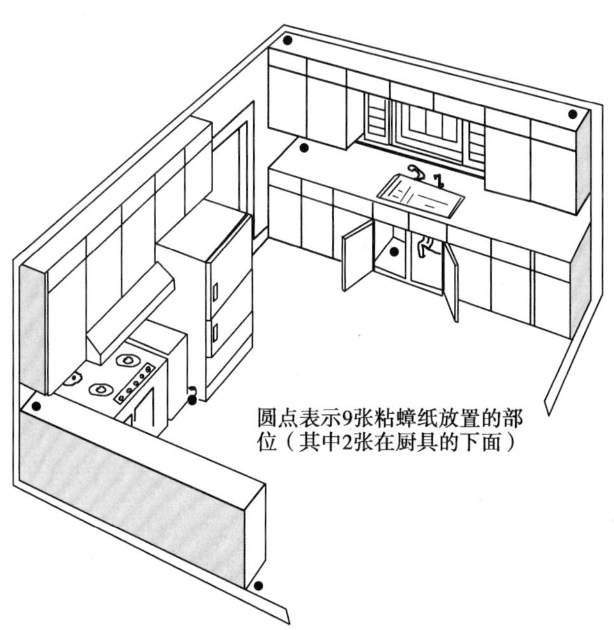

图 12-2　厨房内诱捕器放置部位

诱捕方法最大的优点是这些方法无毒，蜚蠊聚集信息素人闻不到，对食品、人和动物无害。诱捕器或粘蟑盒可以放在禽舍内、食品储藏柜、桌子、更衣橱、储藏室、工作台面或任何蜚蠊活动的地方。诱捕器的唯一缺点是单独使用时不能彻底控制蜚蠊。原因是蜚蠊的繁殖速度超过诱捕速度，不能仅依靠诱捕法彻底控制蜚蠊。

二、其他杀灭方法

利用蜚蠊晚上活动的特性，在晚上将怀疑有蜚蠊的房间的灯关闭后过一段时间再突然将灯打开，用苍蝇拍等工具拍打逃窜的蜚蠊；也可利用白天彻底翻箱倒柜，搜寻蜚蠊卵鞘，予以消灭。在早春和冬季，由于蜚蠊活动迟钝，更容易捕打。

厨房和食堂是蜚蠊最多的场所，可用开水和蒸气直接浇灌各处的缝洞和角落，烫死藏在其中的蜚蠊和卵鞘。

在冬天，当温度降至 0℃以下时，也可把厨房中的柜子、案桌以及室内估计有蜚蠊的箱、盒、包裹等搬到室外，经过一段时间后进行扑打，藏在里面的蜚蠊就会因冻死而落地。

第三节　化学防制

单用化学杀虫剂很难控制蜚蠊的原因有：蜚蠊会对经常使用的化学杀虫剂产生抗药性，而且，蜚蠊对许多杀虫剂有趋避不接触的行为，会主动避开喷过杀虫剂的场所。化学防制的方法只能暂时降低蜚蠊密度，只要有可能，应与改善环境条件和卫生相结合。

杀虫剂常常通过滞留喷洒或毒饵投放到蜚蠊栖息和隐藏的场所，这些控制方法的有效期从几天到数月不等，主要取决于杀虫剂和载体的种类。

一、滞留喷洒灭蟑

1. 处理区域　处理区域包括厨房，壁炉，衣橱四周及背面，水池内外，碗橱内部和底背部，椅子和桌子底背面，餐具橱内部，冰箱周围，地板损坏处，水、电、煤管道，下水道，检修孔等。在宾馆、饭店、仓库和其他商业建筑中食物储存场所也必须进行处理。

2. 处理频率　杀虫剂喷洒后能保持多长时间的杀虫作用取决于很多因素，如：处理的彻底性，种群重建的速度，所使用化学杀虫剂的种类、剂量、剂型以及用药物体表面的类型，环境的温度和湿度，用药后清洗和擦拭的次数等。一般来说，杀虫剂喷在油漆表面比非油漆表面持效长，油漆木质表面比砖或水泥表面持效长。

喷药的表面经常受到清洗、被灰尘或油雾覆盖会加速杀虫剂失效，一次性用药处理很难将蜚蠊根除，对于大多数灭蟑过程而言，需要间隔一个月后再处理一次，以便杀死新孵化出的若虫以及防止蜚蠊再次繁殖。

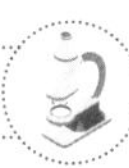

3. 处理方法　室内进行滞留喷洒通常使用活塞型喷雾器或手动储压式喷雾器（图 12-3），这些喷雾器应选用直线型喷嘴将杀虫剂喷入缝隙或很难处理的场所。扇形喷嘴（图 12-4）用于蜚蠊聚集、停栖的墙面做滞留喷洒处理，喷洒应彻底喷湿处理的表面，但以药液不往下流或往下滴为度。

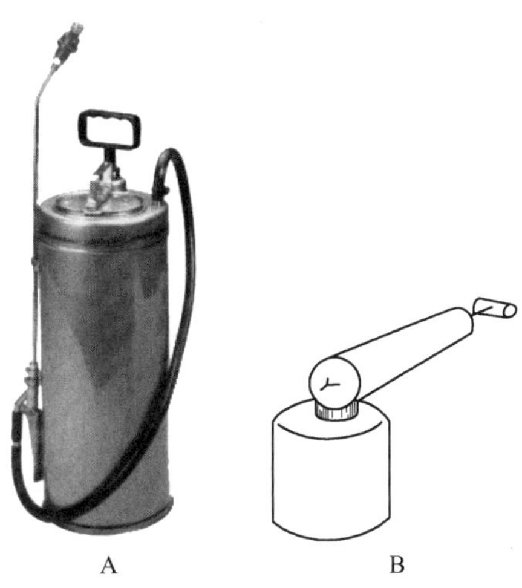

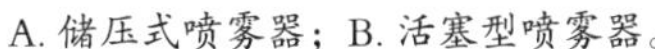
A. 储压式喷雾器；B. 活塞型喷雾器。

图 12-3　用于控制蜚蠊的喷雾器

A　B

A. 实心喷嘴用于缝隙喷洒；B. 扇形喷嘴用于表面喷洒。

图 12-4　用于控制蜚蠊的喷嘴

不同喷雾器的喷幅不同，一般在 40～75cm，一桶容积为 4L 的杀虫剂溶液合适的喷洒面积大约为 $100m^2$。当没有其他喷药设备时，也可以使用油漆刷子涂刷。蜚蠊的爬行线路和栖息场所均要彻底用杀虫剂有效地进行喷洒处理。通常开始用药量要比较多，接着进行周期性的处理。下水道管道用 10% 顺式氯氰菊酯·残杀威悬浮剂、20% 呋虫胺可溶粒剂等卫生杀虫剂一次喷洒处理可以保持 2 个月或以上的有效时间。

二、粉剂灭蟑

杀虫剂粉剂是由杀虫剂和滑石粉或其他惰性粉剂作为载体混合而成，对于空的墙壁、损坏的天花板和那些蜚蠊隐藏而不易处理的场所非常有用。通过喷粉机将粉剂吹到蜚蠊栖息的空间，可以在喷粉机上加上一个又长又细的管子将粉释放到缝隙较深的蜚蠊栖息场所，也可以用调羹来施放。粉剂可以很好地分散，可以渗入很深的缝隙。

杀虫剂粉剂性能稳定，有效期长，适合喷撒缝隙、夹墙、孔洞、角落和一些固定设备如书橱、家具、货架等的底下，只要在处理表面撒上薄薄而均匀的一层即可，但粉剂用得太多会引起蜚蠊躲避或将蜚蠊驱赶出去，从而引起它们迁到未用药的场所或不易处理的场所。粉剂不能用在潮湿的环境以及橱柜内、桌面上等暴露表面，因为这会降低药效。当与滞留喷洒一起使用时，需在喷药表面干燥后才能使用。

三、气雾剂灭蟑

杀虫气雾剂根据喷出雾粒大小，可分为灭飞虫、灭爬虫和灭飞虫与爬虫的气雾罐。气雾剂含有致死作用杀虫剂和击倒作用杀虫剂。使用气雾剂灭蟑应对着蜚蠊进行喷雾，或喷入蜚蠊的栖息地，气雾剂可以渗入很小的缝隙和其他封闭的、不易处理的蜚蠊隐藏的场所。使用气雾剂可以快速减少蜚蠊数量，但是要保持长时间的控制效果，有必要接着进行滞留喷洒。

四、烟雾剂灭蟑

烟雾剂是通过点燃烟炮等制剂产热形成杀虫剂雾粒云团，雾粒大小为 0.001～0.1μm，小于气雾剂的雾粒。烟雾能均匀分布于高大空间，能渗透进较深的隐蔽场所，除有触杀作用外，还能产生熏蒸作用，特别适用于密闭的较大空间快速杀灭蜚蠊，在建筑物的地下室、楼房的垃圾通道、仓库和下水道及排水系统灭蟑尤其有用。

密闭空间如下水道可以用热烟雾机产生的烟雾来杀灭蜚蠊。

五、毒饵灭蟑

毒饵非常适用于一些特殊场所如办公室和实验室灭蟑，尤其在那些蜚蠊对使用的某些杀虫剂已产生抗药性的场所。

毒饵可以直接使用而无需施药器械，毒饵一般由具有引诱力的食品原料和杀虫剂混合而成。商品毒饵一般有颗粒剂和胶饵两种，颗粒剂通常放在小容器内投放（图 12-5），或直接投放在隐蔽的地方。胶饵能直接黏附在物体的表面，也可放在小容器内投放。

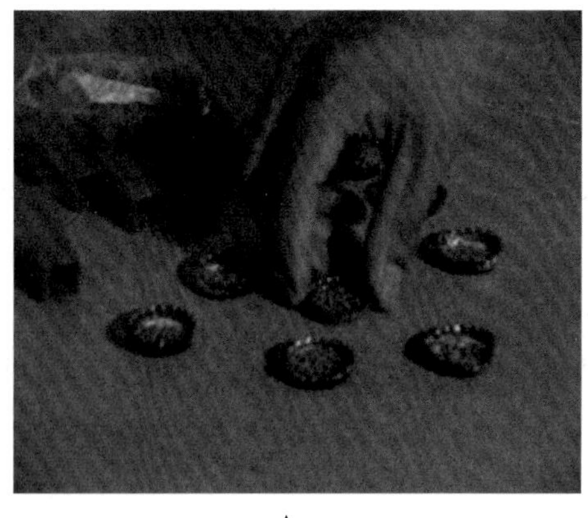

A

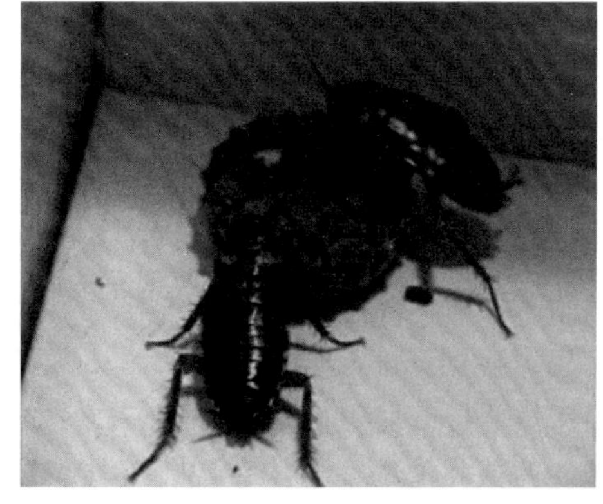

B

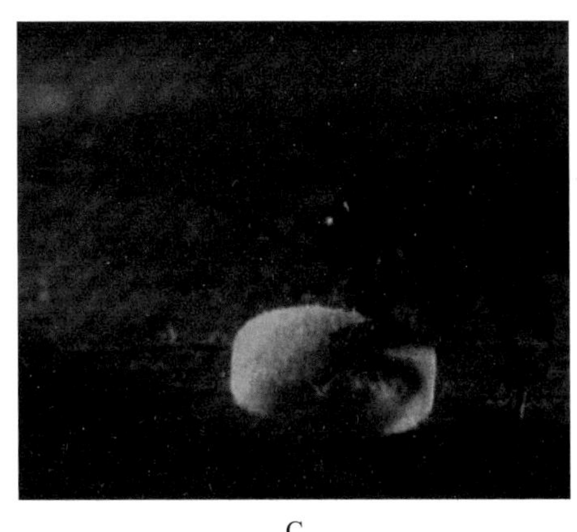

C

A. 将颗粒剂毒饵放在小容器内投放；B. 蜚蠊吃颗粒剂毒饵；C. 蜚蠊吃片剂毒饵。

图 12-5　毒饵灭蜚蠊活动

胶饵和颗粒毒饵使用简单，应该放在蜚蠊经常活动的场所，在那些食物很少或没有食物可以与毒饵竞争的场所如办公室使用毒饵非常有效。投放毒饵应采取量少、点多和面广的原则，每点放毒饵少一些，胶饵点米粒大小，颗粒毒饵 1g 约放 5 个点，以增加蜚蠊取食机会。毒饵应布放在蜚蠊栖息和活动的场所，尽量放在隐蔽处，以减少人为干扰。当单独使用毒饵时，保持环境卫生非常重要，在蜚蠊密度较高的地方，需要经常更换毒饵。

毒饵可以经常使用于家庭、商店、办公室和宿舍等，更适用于那些不宜采用杀虫剂喷洒的场所，如精密仪器室、微机房、配电室等，毒饵灭蟑方法简便、经济，但杀虫作用缓慢，对蜚蠊密度高的场所不能迅速降低密度。

六、安全及注意事项

使用杀虫剂时注意避免污染食品，注意不要在儿童可能接触的场所进行滞留喷洒。在某些特例下，如动物园或宠物店，也不做滞留喷洒或喷粉处理，可以用刷子蘸少量的杀虫剂进行缝隙和局部处理。

有些杀虫剂剂型会对纤维织品、墙纸、地砖或其他家庭装修材料着色，因此在用药前必须了解这方面的知识。

（王飞　范明秋）

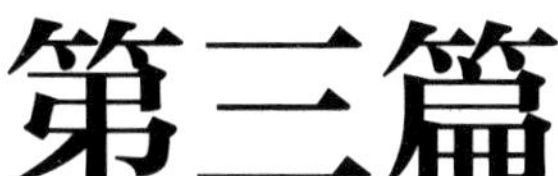

第三篇

灾后病媒生物监测与控制

第十三章　灾害期间病媒生物监测与评价

自然灾害是指由自然环境异常变化造成的人员伤亡、财产损失、社会失稳、资源破坏等现象或一系列事件。它的形成必须具备两个条件:一是要有自然环境异变作为诱因,二是要有受到损害的人员、财产、资源作为承受灾害的客体。

我国幅员辽阔,自然环境复杂,各种自然灾害时有发生,原国家科学技术委员会、国家计划委员会、国家经济贸易委员会自然灾害综合研究组已将我国的自然灾害分为气象灾害、海洋灾害、洪水灾害、地质灾害、地震灾害、农作物生物灾害、森林生物灾害和森林火灾七大类,主要包括地震、洪涝、干旱、台风、冰雹、暴雪、沙尘暴、火山、山体崩塌、滑坡、泥石流、风暴潮、海啸、重大生物灾害等。

自然灾害之后,原有的生态环境发生改变,病媒生物的栖息环境也会随之发生改变,造成短时间局部范围内病媒生物密度突然增高,病媒生物传染病暴发流行的风险增加。我国的重要病媒生物约 10 个种类,传播的相关传染病 20 余种(表 13-1)。

表 13-1　我国的重要病媒生物种类及其传播的相关传染病

病媒生物	传播传染病
蚊	疟疾、登革热、流行性乙型脑炎、丝虫病、基孔肯雅热(5 种)
鼠	鼠疫、流行性出血热、钩端螺旋体病、恙虫病(4 种)
蝇(蜚蠊)	各种感染性腹泻(痢疾、伤寒、肠炎)等(3 种以上)
蜱	新型布尼亚病毒病、森林脑炎、新疆出血热、莱姆病、Q 热(5 种)
蚤	鼠疫、地方性斑疹伤寒(2 种)
螺	血吸虫病、广州管圆线虫(2 种)

为了避免自然灾害后出现各种病媒生物传染病疫情,针对各种自然灾害,都要制订出科学合理的监测方法,开展规范监测,根据监测数据了解病媒生物发生、发展状况,开展风险评估,制订应急控制措施,预防次生灾害发生,减轻灾害所带来的社会、经济危害。

第一节　监测的目的和组织实施

迅速了解自然灾害之后受灾地区的病媒生物密度，需要以乡、镇（或街道）为单位制订监测方案。监测方案的制订要充分考虑受灾之后各种专业人员、经费安排、物资储备，各组条件等，需根据当地的条件因地制宜，就地取材，开展监测工作，同时也要兼顾科学。开展培训需要用通俗易懂的语言，力求在最短时间内让培训对象掌握操作技能，明确评价标准，并在人员、经费、物资等方面给予保障。

为了客观、公正、科学、全面地了解受灾地区的病媒生物密度，以便及时采取应急干预措施，必须通过监测长期地、连续地收集、核对、分析病媒生物密度动态变化和影响因素等资料，并将信息及时上报和反馈。监测工作要遵循定时间、定地点、定人员、定方法、定工具的"五定"原则。定时间就是规定周期、时间段、频次、布放收集监测工具，一旦确定不能随意变更，如遇到特殊天气等情况，可以顺延监测时间。定地点就是根据受灾范围大小和当地环境特点，选择具有代表性的生态环境，固定监测地点，不应随意改变。定人员就是自始至终由同一个或一组人员实施监测，没有特殊情况不能随意变更人员。定方法就是指每种病媒生物（或者成虫与幼虫）的监测，选择一种方法后，不能改变，便于数据具有可比性。定工具就是应选用规范统一的器械，有利于保持监测结果的稳定性和可比性。

一、监测目的

自然灾害发生后，当地生态环境和人居环境发生剧变，对病媒生物及相关传染病产生未知影响。大量的腐烂尸体、废墟中的垃圾、遍地瓦砾、连续不断的降雨，为蚊、蝇、鼠等病媒生物孳生提供了有利条件。自然灾害也破坏了正常的病媒生物监测工作。

灾区的卫生行政部门或救灾指挥部应通过组织开展病媒生物监测，掌握灾区病媒生物种类、密度动态，为科学开展病媒生物传染病风险评估，组织实施有效的病媒生物控制，切断传染病传播途径，保护灾区人民健康，以及评估控制效果，提供可靠依据。

二、组织机构与分工

灾后的病媒生物监测工作应由当地卫生行政部门或救灾指挥部统筹驻当地的救灾队伍，或当地的疾控机构开展，或者委托专业机构开展，包括蚊、蝇、鼠等病媒生物的监测。

当地卫生行政部门或救灾指挥部根据灾区情况及人力、材料和物资资源，制订灾区病媒生物监测和控制方案，建立各受灾点的监测队伍，开展监测技术培训，组织开展监测工作，收集汇总监测数据，指导和评价病媒生物控制工作。

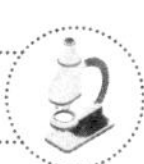

第二节　监测方法

一、监测范围和频次

1. 监测范围　监测方法应适用于灾区的环境特点和人力、财力、物力资源，监测范围重点是安置点及其周围环境。

2. 监测频次　蚊、蝇、鼠监测每周一次，一旦达到杀虫、灭鼠工作的参考指标，则建议实施杀虫灭鼠。每次杀灭后，要进行控制效果的评价。

二、监测方法

蚊、蝇、鼠等至少各选一种方法。监测点设置首选重灾区，按方位设 3～5 个有代表性的灾民安置点进行监测。

1. 蚊虫密度监测

（1）诱蚊灯法：每个灾民安置点配置 1～3 台诱蚊灯（1 000 人以下的灾民安置点配置 1 台，1 000～5 000 人的灾民安置点配置 2 台，5 000 人以上的灾民安置点配置 3 台）。灯悬挂于帐篷、临时住所等室外，悬挂高度离地面约 1.5m，挂灯位置要远离二氧化碳源（厨房、火堆等）环境，避开强光源（路灯等夜间长明灯），周边 5m 内没有大的遮挡物。灯布好后，于日落时开灯。次日日出时，先取下蚊笼（纱网），在笼上贴标记（日期、采集地点、灯的编号），然后关灯，收灯。将装蚊虫的蚊笼放入塑料袋内（切勿挤压），用乙醚麻醉后，做好标记，分拣蚊虫（或放置在通风阴凉且蚂蚁等昆虫爬不到的位置，送给专业人员分拣），填写记录表（表 13-2），计算密度指数。

$$\text{蚊密度}[\text{只}/(\text{台}\cdot\text{夜})]=\frac{\text{捕蚊灯捕蚊总数（只）}}{\text{捕蚊灯数（台}\cdot\text{夜）}}\qquad\text{（式 13-1）}$$

表 13-2　蚊、蝇、鼠密度监测记录表

时间：__________地点：______市______县（区）______镇（街道）安置点

天气状况：______________（晴、阴、雨、雪）　监测人：

<table>
<tr><td rowspan="2">蚊虫密度监测（诱蚊灯法）</td><td>诱蚊灯 1 / 只</td><td>诱蚊灯 2 / 只</td><td>诱蚊灯 3 / 只</td><td colspan="2">总计 / 只</td><td>蚊密度 = 总计 / 诱蚊灯数 / [只•(台•夜)$^{-1}$]</td></tr>
<tr><td></td><td></td><td></td><td colspan="2"></td><td></td></tr>
<tr><td rowspan="2">蚊虫密度监测（人工小时法）</td><td>房间 1 / 只</td><td>房间 2 / 只</td><td>房间 3 / 只</td><td>房间 4 / 只</td><td>总计 / 只</td><td>蚊密度 = 总计 / [只•(人•时)$^{-1}$]</td></tr>
<tr><td></td><td></td><td></td><td></td><td></td><td></td></tr>
</table>

续表

<table>
<tr><td rowspan="2">蚊虫密度监测(目测法)</td><td>房间1/只</td><td>房间2/只</td><td>房间3/只</td><td>房间4/只</td><td>总计/只</td><td colspan="2">蚊密度=总计/地点数/[只·(人·时)$^{-1}$]</td></tr>
<tr><td></td><td></td><td></td><td></td><td></td><td colspan="2"></td></tr>
<tr><td rowspan="2">鼠密度监测(盗饵法)</td><td colspan="2">毒饵总堆数</td><td colspan="2">被盗食毒饵数</td><td colspan="3">鼠密度=被盗食毒饵数/毒饵总堆数(盗食率)</td></tr>
<tr><td colspan="2"></td><td colspan="2"></td><td colspan="3"></td></tr>
<tr><td rowspan="2">鼠密度监测(鼠迹法)</td><td>鼠</td><td>鼠洞</td><td>鼠粪</td><td>鼠咬痕</td><td colspan="3">鼠密度=鼠迹数总数/[处·(1000m)$^{-1}$]</td></tr>
<tr><td></td><td></td><td></td><td></td><td colspan="3"></td></tr>
<tr><td rowspan="2">蝇密度监测(粘捕法)</td><td colspan="2">粘蝇带总数/条</td><td colspan="2">捕获蝇类总数/只</td><td colspan="3">蝇密度=捕获蝇类总数/粘蝇带总数/[只·(条·d)$^{-1}$]</td></tr>
<tr><td colspan="2"></td><td colspan="2"></td><td colspan="3"></td></tr>
<tr><td>蝇密度监测(目测法)</td><td>1/只</td><td>2/只</td><td>3/只</td><td>4/只</td><td>5/只</td><td>平均数*/只</td><td>蝇密度#/(只·点$^{-1}$)</td></tr>
<tr><td>厕所、垃圾堆</td><td></td><td></td><td></td><td></td><td></td><td></td><td rowspan="3"></td></tr>
<tr><td>帐篷内</td><td></td><td></td><td></td><td></td><td></td><td></td></tr>
<tr><td>帐篷外</td><td></td><td></td><td></td><td></td><td></td><td></td></tr>
</table>

注：*各类环境蝇密度；#各类环境蝇密度的平均数。

注意事项：

1)诱蚊灯放置在灾民安置点及其附近。

2)两个诱蚊灯之间相隔至少200m。

3)悬挂灯的地点要求周边5m内没有大的遮挡物，无强光源，无强二氧化碳源。

4)开灯时间为每天日落时，收灯时间为次日日出时。

(2)人工小时法：每个灾民安置点选4个帐篷(活动房、临时住所等)，日落1h后(或晚上亮灯之后)，用电动捕蚊器，室内分别捕蚊15min，取下电动吸蚊器带有蚊虫部分，直接乙醚麻醉致死后，分拣蚊虫，计算捕蚊数目，填写记录表(表13-2)，计算密度指数。

蚊虫密度指数(只/人·h)=捕蚊数总和　　(式13-2)

注意事项：

1)捕蚊时间为日落1h后(或晚上亮灯之后)。

2)可以用电蚊拍代替电动吸蚊器。

(3)目测法：各灾民安置点选4个帐篷(活动房、临时住所等)，日落后1h，在帐篷、活动

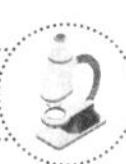

房或临时住所、动物圈舍等场所，借助手电观察墙壁、蚊帐后、床底下、悬挂的衣物上等部位，记录所看到的蚊虫数，一个房间（帐篷或临时住所的每 $12m^2$ 左右为一个房间）观察 15min，填写记录表（表 13-2），计算密度指数。

$$蚊虫密度指数(只/人\cdot h)=观察蚊总数 \quad （式 13-3）$$

2. 蝇类密度监测

（1）粘捕法：每个监测点（灾民安置点）选 10 个帐篷（活动房、临时住所等）（以 $12m^2$ 左右为一个房间计算），分别悬挂 3 个粘蝇带，总计 30 条粘蝇带，24h 后查看粘蝇带上的蝇类数量，记录粘住蝇类总数，填写记录表（表 13-2），计算蝇密度。

$$蝇密度(只/条\cdot d)=\frac{粘获成蝇总数(只)}{粘蝇带总数(条\cdot d)} \quad （式 13-4）$$

注意：

1）粘蝇带（纸）要放在没有纱窗的室内。

2）粘蝇带（纸）的表面要保持清洁，避免水及灰尘污染。

（2）目测法：每个监测点（灾民安置点）选厕所和垃圾堆（桶）、帐篷（活动房、临时住所等）内、帐篷（活动房、临时住所等）外三类环境各 5 处，目测计数苍蝇数目。每处选一点站立，观察半径 2m 之内的蝇类数目，3min 之内计数 2 遍，以数目较高者数字为准，填写记录表（表 13-2），计算蝇密度。观测时间为 10:00—16:00。

$$蝇密度(只/点)=\frac{观测到成蝇数}{15} \quad （式 13-5）$$

注意事项：

1）当蝇类数量超过 50 只，计数时间不以 3min 为限；

2）三类环境的蝇类密度指数分别取平均数，作为相应环境类型的蝇密度，以总均数作为监测点蝇密度。

3. 鼠密度监测

（1）毒饵盗食法：在灾民安置点室内外放置至少 30 堆灭鼠毒饵，每堆毒饵之间相距至少 5m，24h 后观察毒饵是否被鼠类取食，记录被取食的毒饵堆数，填写记录表（表 13-2），计算盗食率。

$$盗食率(\%)=\frac{被盗食毒饵堆数}{毒饵总堆数}\times 100\% \quad （式 13-6）$$

注意事项：

1）在投放毒饵前，进行广泛宣传，张贴灭鼠告示。

2）毒饵要放在毒饵盒内，有醒目的警示标识，勿让儿童触及。

3）毒饵放置范围为灾民安置点及其周围环境。

（2）路径指数法：检查灾民聚居区帐篷内、周边环境、垃圾站点、厕所等累计 2 000 延长米发现的鼠迹（包括鼠洞、鼠粪、鼠咬痕迹及鼠道），记录鼠迹数目，填写记录表（表 13-2），计算密度指数。

$$路径指数(处/km)=\frac{鼠征阳性处数(处)}{检查路径数(m)}\times 1\,000 \quad (式 13-7)$$

三、问卷调查

各个地区的消杀队伍每周进行蚊、蝇、鼠等病媒生物侵害状况的问卷调查(表 13-3)。调查内容涉及群众对蚊、蝇、鼠等密度的反映,对蚊、蝇、鼠等控制的满意程度。调查问卷的结果可以作为实施和评价杀虫、灭鼠工作的参考依据。

表 13-3 蚊、蝇、鼠等调查问卷

时间:__________ 地点:_____市_____县(区)_____镇(街道)_____安置点
记录人:__________

1. 昨天晚上睡觉是否用了蚊帐或点蚊香? 是_____ 否_____
2. 近一两天是否被虫叮咬? 是_____ 否_____ 什么虫? _____
3. 您的住所或帐篷是否使用过杀虫剂来灭蚊蝇? 是_____ 否_____
4. 您的住所或帐篷里是否有苍蝇? 有(多_____ 少_____)无_____
5. 您家里的物品近期是否被老鼠咬过? 是_____ 否_____
6. 您最近几天看到过:鼠粪_____ 鼠洞_____ 鼠脚印_____ 听到过鼠叫_____
7. 最近几天是否见到过老鼠? 是(白天_____ 晚上_____)否_____
8. 您现在是否采取了灭鼠措施? 是(投鼠药_____ 用鼠夹_____ 鼠笼_____)否_____
9. 是否在安置点或居住区内见到过粘蝇纸? 是_____ 否_____
10. 是否在安置点或居住区内见到晚上点亮的诱蚊灯? 是_____ 否_____
11. 您的住所或帐篷周围经常有小的积水或积水的瓶瓶罐罐吗? 是_____ 否_____,但有空瓶、罐可能积水_____
12. 您的住所和帐篷周围有河流、湖吗? 有(500 米以内_____ 500 米以外_____)无_____ 不知道_____ 是否发现河流等水域中有死鱼? 是_____ 否_____
13. 您所在的安置点或居住区内有简易厕所吗? 是_____ 否_____
14. 您的住所或帐篷周围有露天垃圾堆吗? 是_____ 否_____
15. 如有,是否见有人给垃圾堆喷洒过药剂? 是_____ 否_____

第三节 评价

根据参考指标实施杀虫、灭鼠工作。灾区媒介生物控制的日常工作以控制孳生地为主,加强个人防护,对发现的蚊、蝇、蚤等进行局部、定向杀灭。对灾民安置点、救灾营地等部位进行空间喷雾快速杀灭成蚊、成蝇,对垃圾收集点、厕所等重点部位进行定期滞留喷洒持续控制蚊蝇。采用简易、实用的方法对蚊、蝇、鼠等开展定期、连续监测,当群众反映蚊、蝇、鼠

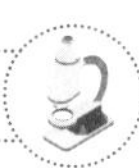

较多，或当灾民安置点的灯诱法蚊密度超过 15 只 /（台·夜）或人工小时法蚊密度 5 只 /（人·h）或目测法蚊密度 10 只 /（人·h），粘捕法蝇密度超过 10 只 /（条·d）或目测法蝇密度超过 1 只 / 点时，鼠盗食率超过 10% 或鼠迹法鼠密度超过 5 处 /1000m，建议对整个灾民安置点进行相应的杀虫、灭鼠处理。

也可以通过控制前后密度的变化来计算杀灭效果，一般认为杀灭率应大于 90%。

$$杀灭率（\%）= \frac{处理前密度 - 处理后密度}{处理前密度} \times 100\% \quad （式 13-8）$$

（蔡恩茂）

第十四章　灾后疾病的风险评估

任何传染病的暴发流行与传染源、传播途径、易感人群 3 个环节，以及自然因素、社会因素密不可分。自然灾害发生后，原有的生活、生产环境遭到破坏，人类、宿主动物、生物媒介以及疾病的病原体之间原有的生态平衡被打破，短时间内传染病的发病规律也会发生改变，呈现出一种有别于常态的特征。当自然灾害发生时，最基本的生活物资如食品、饮用水的供给中断，无法保证食品、饮用水的安全，食源性疾病、肠道传染病是灾后面临的主要威胁。各类建筑物损坏导致大量人口在露天、帐篷内居住，启用临时厕所和垃圾堆放处，蝇类通过在排泄物上停留，携带病原微生物污染食品，在食源性疾病、肠道传染病发病过程中起到推波助澜的作用。

蚊媒传染病的流行特征表现为开始出现时呈散发状态，随后会消失或病例减少，而数周后会出现暴发。这主要是由于蚊虫等吸血性节肢动物的数量和传染源数量需要有一个积累的过程：起初携带病原体的蚊虫较少，经过一个外潜伏期，将病原传播给数个健康者；蚊虫再次吸食处于感染期的患者或携带病原体的隐性感染者血液，经第二代传播时，携带病原体蚊虫数量会急剧增加，导致大量健康者感染。所以，蚊媒传染病的发生通常略晚，并可能是一个渐进的过程。

临时安置点内，人口密度比较高，通过密切接触传播的传染病、人兽共患传染病、病媒生物传染病呈现出与正常时期不同的发病特征，具有较高的发病率。因此，风险评估能及早发现、识别自然灾害引起的病媒生物传染病的暴发流行风险，有效预防和控制自然灾害及次生、衍生灾害导致的各种传染病的发生显得尤为重要。

第一节　自然环境改变

一、洪涝灾害

地震、台风、洪涝灾害和海啸等自然灾害的发生都会造成自然环境的大规模破坏。洪灾往往造成水体的污染，为一些经水传播的传染病如血吸虫病、钩端螺旋体病等大规模流行创造了条件。

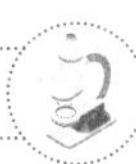

钉螺的分布与扩散主要依靠水流的冲刷与浅滩的形成而不断发生变化，我国现存的血吸虫病多分布于一些易于发生洪涝灾害的区域。钉螺的分布极易受到洪水的影响。当洪灾发生时，钉螺随着水流远离原来栖息地区，并在新的适宜环境中定居、繁殖，造成血吸虫病分布区域扩大。

家畜是许多传染病病原体的重要宿主，例如猪和狗是钩端螺旋体的宿主，猪和马是乙型脑炎病毒的宿主，牛是血吸虫的宿主。当洪灾发生时，大量房屋、家园被破坏，生存空间变小，大量的灾区群众、家畜被洪水围困在极为狭小的范围内，导致人与家畜密切接触，这种环境状况下，人兽共患传染病得以相互传播。

啮齿动物是最为重要的传染病病原体宿主，自然灾害发生后，其密度与分布都会发生明显的变化。大多数与疾病有关的啮齿动物（如鼠类），营地下穴居生活，泅水能力有限。当发生较大规模的水灾时，啮齿动物总的数量会减少，但部分啮齿动物会利用特定的条件或借助某些漂浮物逃生，集结到受灾群众的临时安置区域，从而使局部范围内鼠密度短时间内异常增高，人与啮齿动物间的接触增多，造成鼠传疾病流行。啮齿动物的繁殖能力极强，洪水退去后，遭受洪水破坏的村庄和农田中遗留的食物为啮齿动物生存、繁殖提供了有利的条件，促使疾病在啮齿动物间流行，并危害人类。

洪水回落后，内涝区域留下许多小型水体（水塘、洼地），为蚊虫的孳生繁殖创造了非常好的条件，导致蚊虫密度迅速增高。安置点群众居住条件差，没有防蚊措施和条件，被蚊虫叮咬的机会增加，导致蚊媒传染病发生流行的风险增高。在发生洪水地区，人群与家禽、家畜都居住在堤坝高处，人畜混杂，粪便、垃圾及腐败的动物尸体等不能及时清运和处置，造成蝇类孳生和成蝇密度猛增，蝇与人群及食物接触频繁，蝇媒传染病发生的可能性增大，极易造成细菌性痢疾等肠道传染病的暴发流行。

二、地震灾害

震前许多动物会有前兆反常现象，鼠类往往表现为成群结队频繁的洞外活动，在各种环境和场所，尤其是食品厂、仓库、商店、集市和居民家中，鼠与鼠迹显著增多。震后初期的临时住地多为简易棚，建筑材料和构筑物基本不具备防鼠作用，废墟不仅为鼠类提供了栖息场所，废墟中遗留的大量食物为鼠类增殖创造了条件。严重的鼠患与人接触机会增多，更容易污染食品，引起出血热等鼠传疾病的流行。

地震破坏了供水和排水系统，输水管道爆裂，形成大量积水，成为蚊虫孳生地，短时间内蚊虫密度会迅速增高，极易造成流行性乙型脑炎、登革热等蚊媒传染病的暴发流行。

地震过后，道路遭到破坏，道路运输中断，污水管道破裂，使得粪便、垃圾运输和排污系统无法正常运转，极易造成粪便、垃圾堆积；掩埋在废墟下的遇难者遗体和动物的尸体，还有大量的食物及其他有机物质，在温暖的气候条件下会很快腐败，为蝇类提供了丰富的孳生地，蝇类大量繁殖，密度成倍上升。灾区群众居住环境缺乏必要的防蝇设施，食品易受蝇类污染，肠道传染病发生与流行的风险极大，严重威胁灾区居民健康。

三、干旱灾害

干旱时由于缺水，尤其是放牧区，饮用水及牧草供给量不足，引起大量牲畜等动物死亡，在较高气温下，动物尸体会很快腐败，成为蝇类孳生地，增大了肠道传染病流行的机会。

旱灾可使一些河水断流，河流与湖沼中残留的小水洼会成为蚊虫的孳生地，增加了登革热等蚊媒传染病流行的可能。

在干旱条件下，人间流行性出血热的风险也会增大。原因主要是：干旱可以使一些湖沼地区干涸，成为杂草丛生的湿地，为野生啮齿动物提供了优越的生活环境，有利于其数量的增多，密度增高。

第二节　生活环境改变

灾害开始阶段，人们被迫露宿或居住在帐篷中，饮食、睡眠受到影响，抵抗力下降，易感染各种疾病。在杂草较多、水源丰富或积水较多的地方露宿时，缺少防蚊措施，易于受到蚊虫等吸血节肢动物叮咬，感染疟疾、流行性乙型脑炎、登革热等蚊媒传染病的可能性增加；在恙虫病和流行性出血热发病地区，遭到恙螨、革螨等的侵袭，可增加疾病感染的风险。在寻找水源、食物，上山砍柴等日常活动中，进入树林、靠近灌木丛的过程中，被蜱类叮咬的机会增加，可能会感染新型布尼亚病毒病、森林脑炎、莱姆病和斑点热等疾病。

第三节　人口迁移

一个地区受灾后，一方面，会有一部分受灾群众向外迁移，在迁移的过程中，可能将灾区的地方性疾病传播到未受灾的地区，如疟疾、登革热等都可因这种迁移发生流行；另一方面，前来受灾地区救灾的人员，也可能会感染当地的传染病。如果受灾地区具备疾病流行的条件，甚至可能造成新的一轮传染病流行。如我国登革热 1978 年在广东佛山暴发流行至今，疫点不断扩大，地区纬度不断抬高，近几年浙江杭州、山东济宁相继发生了暴发流行，上海也在 2017 年出现了历史上首例本土病例，这些疾病的发生和流行，都与当地媒介蚊虫密度较高有关，一旦有患者或病毒携带者进入，可造成疾病的发生甚至暴发流行。

人群从非流行地区进入流行性乙型脑炎的流行地区，由于未接种预防该疾病的疫苗而感染疾病，如果有大量人群迁入还会造成疾病的流行，这是人群流动带来的另一个重大问题。灾害期间，计划免疫工作难以正常进行，人群流动使部分儿童漏种疫苗，造成局部人群的免疫空白，更加助长了流行性乙型脑炎等疾病的流行。

第四节　其他风险

灾区群众临时居住于简陋的帐篷之中，人员密集，居住拥挤，感染机会多。部分受灾群

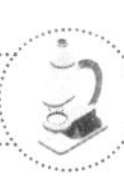

众可能因为物资紧张，帐篷匮乏，白天烈日暴晒，晚上露宿室外，加上营养状况较差，生理心理遭受冲击，使得机体免疫力下降，对疾病的抵抗力低下，易于感染传染病。特别是年老体弱者、儿童和慢性病患者更易患病。

受灾之后当地各级卫生防病机构和乡村（社区）防病组织也遭到严重破坏，医疗卫生条件较差，无法对传染病患者进行及时的诊断和有效的治疗，同时由于缺乏隔离条件，消毒措施也达不到规定的要求，容易引起经生活接触传播的疾病的发生和流行。

第五节　病媒生物传染病风险评估原则

开展自然灾害相关的病媒生物传染病风险评估，可以提高灾后病媒生物传染病控制工作的针对性和有效性，通过采取精准的技术措施和手段，充分利用有限资源，发挥最佳防控作用。但由于自然灾害相关的病媒生物传染病事件危险因素较多，如温湿度、降雨量等环境条件，媒介生物种群、传染源、传播途径、易感人群等因素，因此分析研判和评估相应的风险，往往比非病媒生物传染病显得更为复杂，在实施过程中要注意遵循以下原则。

一、识别灾区病媒生物传染病发生的可能性

根据历年的病例报告、人群免疫率监测、传播媒介密度和携带病原体监测等综合监测结果研判灾区发生病媒生物传染病的可能性。研判依据的是：①当地病媒生物传染病的地域分布、时间分布及人群分布情况；②传染病流行强度；③人群对病媒生物传染病的免疫率；④当地病媒生物种类、密度、分布、活动性和季节变化情况；⑤以往和灾情发生后的病媒生物病原学监测结果。

长期的病媒生物季节消长监测、病媒生物传染病疫情监测、流行病学研究，已经为各种病媒生物传染病流行的特点和规律研究积累了大量的数据。根据这些资料，结合灾区的地理、气候、灾情、灾害发生的季节等情况，可以判断灾后可能发生流行的疾病种类，以此作为防控的重点，同时也是流行病学监测的重点。春、秋两季主要监测流行性出血热，夏、秋季主要监测疟疾、丝虫病、登革热、鼠疫、钩端螺旋体病、血吸虫病等。

灾后为了尽快掌握疫情发生的预兆，需要经常收集疾病特征症状发生频度的资料，作为疾病监测的第一步，这种做法被称为症状监测。如果在人群中短时间内集中出现某一类症状，可能预示某种疾病的发生或开始流行。

灾后症状监测的共性症状有：①发热：很多传染病的早期症状都是发热，如果发热患者增多，应该警惕；②神经系统症状：表现为头痛、头晕、胸闷、恶心、呕吐、全身关节痛、神经系统条件反射减弱或消失等；③消化系统症状：腹痛、腹泻；④皮肤黏膜症状：表现为皮肤黏膜三红（脸、颈和上胸部发红），眼结膜充血，皮肤有出血点等。

灾后症状监测的特异性症状有：①出血热：三痛（头痛、腰痛、眼眶痛）以及恶心、呕吐、胸闷、腹痛、腹泻、全身关节痛等症状，皮肤黏膜三红（脸、颈和上胸部发红）；②流行性乙型脑

炎:颈项强直、惊厥;③疟疾:全身发冷、发热、多汗,周期性规律发作。

症状监测的敏感度很高,但特异性不高。为此,要采用症状综合分析的方法,如发热伴出血(消化系统、神经系统、皮肤黏膜等)症状,再结合一些特异性症状,进行多因素判断,有助于提高特异性。当监测到具有某一症状的病例增加时,应迅速进行专题调查,配合必要的实验室检查,尽快明确诊断。在诊断确定前就要对风险做出初步评估,并采取必要的临时防控措施。坚持"五早"原则,即早发现、早诊断、早报告、早隔离、早治疗,可以避免延误对某种传染病的控制。

二、分析灾后病媒生物传染病发生的可能因素

灾后的众多因素包括社会、环境因素增加了病媒生物传染病发生的可能,应该对这些因素进行分析,以便采取正确的措施,避免病媒生物传染病的发生甚至流行。这些因素包括:①人口迁移情况,包括迁移人口数量、规模、范围和持续时间;②供水系统受损情况及灾后饮用水供应情况;③安置点公共卫生设施状况,是否有可用的厕所及垃圾处理场所;④安置点人群聚居密度;⑤灾后常规医疗和卫生保健服务情况;⑥儿童健康状况及营养状况;⑦儿童疫苗接种率;⑧灾区家禽、家畜活动习性改变情况;⑨灾区病媒生物孳生地环境情况;⑩灾区病媒生物密度与控制情况。

三、分析灾区的传染病防控能力

1. 组织服务能力　如建立组织网络、成立管理小组,专人负责专业性或自发的病媒生物控制队伍,制订控制计划,开展培训和控制指导工作等,明确病媒生物控制队伍工作范围、工作任务和工作目标等。

2. 病媒生物控制资源储备能力　包括当地能够用于病媒生物控制工作的人力、药物、器械、设施和设备等资源情况,人员的技能水平等。

3. 病媒生物传染病防控能力　根据当地基础设施受损、环境破坏后病媒生物孳生环境的数量、分布以及垃圾粪便清运管理情况,当地病媒生物种类、密度情况,对病媒生物控制队伍人员数量和技能的需求,对疾病诊断、治疗、传染源管理能力的要求进行分析,提出合理的需求和能力建设要求。

综合分析当地的组织服务能力、病媒生物控制资源储备能力和病媒生物传染病防控能力,平时做好预案和技术储备,成灾后采取行动消除风险隐患,保证灾区民众安全。

（蔡恩茂）

第十五章　灾区病媒生物控制

一个地区发生严重自然灾害必然会导致人员伤亡、设备设施破坏、组织网络中断。灾后应急控制工作需要临时组建组织网络、专业队伍，配备必要的应急控制设备，制订病媒生物控制技术方案，开展技术培训，实施病媒生物控制，预防病媒生物传染病及其他传染病的暴发和流行，实现大灾之后无大疫的目标。

在平时各地区应建立健全病媒生物应急控制组织机构，制订病媒生物应急处置预案，有明确的分工。当地卫生行政部门应成立病媒生物应急处置领导小组和工作小组。领导小组应负责落实人员、经费、物资，全面负责病媒生物应急控制工作，负责组建以村（镇、街道）为单位的病媒生物应急控制队伍，指定责任人，管理病媒生物监测、杀虫、灭鼠处理等应急控制工作。当地疾病预防控制机构负责对应急控制队伍和当地群众开展技术培训和防病宣传，指导开展病媒生物控制，负责收集、汇总和分析相关数据，评价分析控制效果。

工作小组应根据《病媒生物应急监测与控制　通则》（GB/T 27774—2011）、《病媒生物应急监测与控制　水灾》（GB/T 28944—2012）、《病媒生物应急监测与控制　震灾》（GB/T 33413—2016）和当地的应急管理要求，制订本地区应对各种自然灾害的应急预案，包括制订技术方案、进行人员培训和技术储备、物资储备。

第一节　灾区病媒生物控制原则和控制措施

一、灾区病媒生物控制原则

病媒生物密度未达到启动参考指标或未发生病媒生物传播疾病时，以环境治理为主，辅以物理、化学、生物防制措施，加强个人防护；病媒生物密度达到或超过启动参考指标或在发生病媒生物相关疾病流行时，应以化学、生物防制为主，辅以环境防制、物理防制措施，同时加强个人防护。

二、灾区病媒生物控制措施

（一）蚊蝇孳生地控制

检查各种积水，对不能清除的积水投放或喷洒灭蚊幼剂；检查临时垃圾堆投放处、临时厕所、废墟，掩埋动物尸体，喷洒或撒播灭蝇幼剂。每日或隔日检查1次，有蚊幼的积水和有蝇蛆的孳生物需要喷洒或投放灭蚊幼剂和灭蝇幼剂。

（二）捕蝇笼或粘蝇纸灭蝇

在临时垃圾堆放点、临时厕所、废墟、灾民安置点等场所设置捕蝇笼诱杀蝇类。室内放置粘蝇纸或挂放粘蝇带粘捕蝇类。

（三）防蚊蝇

在临时安置点安装纱门、纱窗、纱罩、门帘等防蝇设施，特别是临时厨房应安装防蝇设施，直接入口的食物上放置纱罩。使用蚊帐、蚊香等防蚊设施，室外活动使用驱避剂防蚊。

（四）滞留喷洒

对临时垃圾堆放点、临时厕所、废墟、灾民安置点等场所开展滞留喷洒持续控制成蝇、成蚊，每月开展1～2次。

（五）空间喷雾

在成蝇、成蚊密度高的场所，每日早晨或傍晚实施超低容量或热烟雾喷雾作业快速杀灭成蝇、成蚊。

（六）防灭鼠

在临时垃圾堆放点、临时厕所、废墟等有鼠活动的场所，投放灭鼠毒饵，每个点投放20g，间隔10m投放1个点，第7天检查补投1次，吃多少补多少，吃完的加倍投放。在第7天、14天拣拾死鼠。拣拾死鼠时做好个人防护，在死鼠区域喷洒杀虫剂杀灭鼠体寄生虫，将死鼠深埋或焚烧。

灾民安置点用粘鼠板捕鼠。食物要防鼠存放，室内垃圾不过夜。

第二节　灾区病媒生物控制方案

通常受灾地区人员、物资比较紧缺，应按照简单、易实施、方便操作、实用的原则，根据灾区病媒生物控制预案的要求制订灾区病媒生物控制方案，开展技术培训和实操训练。

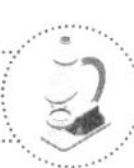

一、技术方案要点

（一）蚊虫

蚊虫防制的要点是查找蚊虫孳生地，明确查找范围、积水类型。根据成灾的原因和安置点特点，明确查找和控制蚊虫孳生地范围，一般应包含安置点外 200m 范围，积水类型根据实际确定，并在检查表中明确，便于在孳生地检查和控制工作中应用。

蚊虫防制方法应立足于环境防制，以翻缸倒罐、填平洼地、疏通沟渠、清除杂草、加快水体流速等为基本措施，辅以积水内投放灭蚊幼剂；成蚊用超低容量喷雾快速杀灭和用滞留喷洒持续控制。因地制宜地开展放养鱼或投放（喷洒）苏云金杆菌、球形芽孢杆菌的生物防制措施。在灾区民众和单位中开展清积水、防蚊虫叮咬的健康教育。

（二）蝇类

蝇类防制重点在于检查发现蝇类孳生地。蝇类孳生物类型可以归纳为人粪、禽畜粪、腐败植物、腐败动物和生活垃圾。灾区应注意因道路中断，车辆上食物变质腐败孳生蝇类；因断电，居家冰箱内食物变质腐败孳生蝇类等特殊蝇类孳生问题。并在检查中注意成蝇聚集地点。

蝇类防制应以清除、填埋、焚烧垃圾等适宜蝇类孳生的物质为主，暂时无法处置的孳生物需要每日喷洒或撒布灭蝇幼剂。灾区安置点和生活区可应用捕蝇笼、粘蝇纸、灭蝇灯、蝇拍杀灭成蝇。对成蝇聚集地点实施空间喷雾、滞留喷洒，布设毒蝇点。在灾区民众和单位中开展垃圾、粪便管理和防灭蝇的健康教育。

（三）鼠类

鼠类防制的主要场所是安置点、居住点、临时伙房、食物堆放处、废墟等有可供鼠类取食食源的地点。因此，安置点做好食物防鼠存放是减少鼠类光顾的主要措施，不应在安置点、居住点、临时伙房、食物堆放处周边堆放杂物，避免老鼠做窝。

安置点内可使用捕鼠笼、粘鼠板等灭鼠，灭鼠毒饵需投放在毒饵站内，避免儿童和禽畜、宠物中毒。在灾区民众和单位中开展灭鼠防鼠的健康教育。

二、人员培训和演练

平时建立应急处置队伍或与有害生物防制服务机构签订灾害病媒生物防制服务协议，根据灾害病媒生物控制预案，开始技术培训和演练。成灾后，及时召集应急队伍成员或签约的服务机构，根据灾情及灾区病媒生物控制方案开展现场培训，确保灾区病媒生物控制工作落实到位。

(一)控制技术

控制技术培训和演练应包括病媒生物监测和调查，以及空间喷雾(超低容量喷雾、热烟雾喷雾)、滞留喷洒、室外滞留喷洒(绿篱喷洒)、常量喷洒、投放灭蚊蝇缓释剂、鼠药投放等病媒生物控制技术。

(二)注意事项

1. 正确穿戴好个人防护用品，作业期间不吸烟、不吃食物，作业结束后脱去工作服、帽，清洗手和暴露皮肤。

2. 安全使用杀虫剂、灭鼠剂和杀虫器械，正确稀释杀虫剂，按规定剂量喷洒或施药。

3. 制订鼠药中毒抢救预案，下发到当地各医疗机构，做好中毒急救准备。

第三节　灾区控制工作流程及控制装备

一、灾区控制工作流程

制订灾区病媒生物控制工作流程，流程是否科学、规范，是否符合灾害地区的实际情况，是灾区病媒生物控制工作能否取得实效的关键，灾区病媒生物控制工作流程见图 15-1。

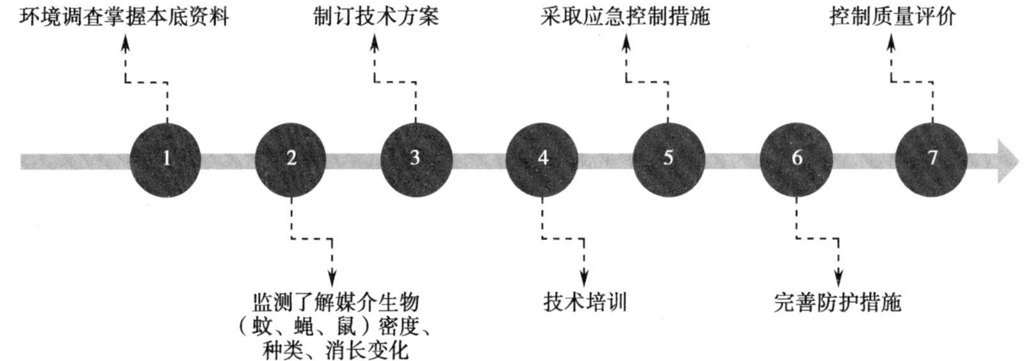

图 15-1　灾区病媒生物控制工作流程

开展辖区病媒生物本底调查，包括病媒生物的种类和分布，病媒生物携带病原体状况。开展病媒生物密度监测，在辖区内按照国家或本省(区、市)病媒生物监测方案的要求布设监测点，定期开展病媒生物种类和密度监测，绘制密度消长图。本底调查和种类与密度监测作为灾前的本底资料，可用于评价因灾造成的病媒生物种类与密度的变化，以及灾区病媒生物控制的效果。

制订灾区病媒生物控制技术方案尤其是工作预案，对于应对灾害具有重要的作用。依据技术方案和工作预案定期开展技术培训，可由当地的爱卫部门、疾控机构或有害生物控制

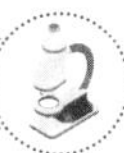

行业协会组织实施。

工作流程中还应包括灾区病媒生物控制的措施及方法，防护设施建设要求以及控制质量的评价等内容。

二、控制装备

（一）药械装备

药械装备能否满足应急控制的需求，与救灾工作能否及时开展以及病媒生物控制效果好坏密切相关。病媒生物监测和控制物资是灾区病媒生物控制预案内容的一部分，有必要做好储备。应有专人负责储备物资的管理，储备杀虫剂、灭鼠剂要定期更换，以确保储备物资在有效期内；储备的器械要定期维护，确保零部件和整件处于正常可运行状态，锂电池需要定期充放电，确保可以随时使用。药械更新和维护保养应有记录。具体装备参考如下。

1. 器械

（1）基本器械：手持式常量喷雾器、机动常量喷雾器、机动低容量喷雾器、机动超低容量喷雾器、电动常量喷雾器、电动低容量喷雾器、电动超低容量喷雾器、车载式超低容量喷雾机。

（2）蚊虫监测控制器械：500ml 采样水勺、吸管、电动吸（驱）蚊器、灭蚊拍、诱蚊缸、顶蚊棒、紫外线灭蚊灯、CO_2 捕蚊器。

（3）蝇类监测控制器械：园艺铲、捕蝇笼、粘蝇纸（带）、灭蝇拍、灭蝇灯、毒蝇绳。

（4）鼠类监测控制器械：捕鼠笼、鼠夹、粘鼠板等。

（5）配药设备：量筒、量杯、玻璃棒。

（6）其他：手电筒、镊子。

2. 药物

（1）空间喷雾用杀虫剂：10% 氯菊酯·氯氟醚菊酯水乳剂、10.4% 氯菊酯·生物烯丙菊酯水乳剂、10% 胺菊酯·氯菊酯微乳剂、5% 氯菊酯·四氟醚菊酯水乳剂、50% 甲基嘧啶磷乳油；

（2）滞留喷洒用杀虫剂：31% 吡虫啉·高效氟氯氰菊酯悬浮剂、8% 残杀威·高效氟氯氰菊酯悬浮剂或可湿性粉剂、10% 残杀威·顺式氯氰菊酯悬浮剂、10% 高效氯氟氰菊酯悬浮剂或微囊悬浮剂、30% 甲基嘧啶磷微囊悬浮剂；

（3）灭蚊幼剂：苏云金杆菌 600ITU/mg 悬浮剂和 200ITU/mg 大颗粒剂、球状芽孢杆菌 100ITU/mg 悬浮剂、5% 吡虫啉颗粒剂、1.5% 醚菊酯颗粒剂、5% 吡丙醚·倍硫磷颗粒剂、4.3% S-烯虫酯颗粒剂；

（4）灭蝇幼剂：5% 倍硫磷颗粒剂、1% 甲基嘧啶磷颗粒剂、5% 吡丙醚水乳剂、0.5% 吡丙醚颗粒剂、5% 吡丙醚·倍硫磷颗粒剂、9% 噻虫嗪·吡丙醚可溶液剂、21% 呋虫胺·吡丙醚可溶液剂、5% 噻虫胺·高效氟氯氰菊酯颗粒剂、12% 噻虫嗪·高效氯氟氰菊酯悬浮剂；

（5）灭鼠剂：0.005% 溴鼠灵、0.005% 溴敌隆、0.005% 氟鼠灵、0.0375% 杀鼠醚、0.075% 胆钙化醇、0.25mg/kg 雷公藤甲素；

（6）消毒剂：含氯消毒剂。

（二）个人防护装备

工作帽、防护眼镜、防护口罩（16 层棉纱口罩、一次性口罩）、工作衣（长袖、短袖）、洗手液、防护手套（橡胶手套、一次性手套）、长筒胶鞋、鞋套、雨衣、蚊虫驱避剂、手机、军用刀具、GPS 定位器。

第四节　灾区病媒生物控制效果评估

病媒生物控制（杀虫、灭鼠）效果评价，是检验控制效果的重要手段和方法。病媒生物控制措施实施后，应由卫生行政部门指定专业人员进行效果评估。评估内容包括现场调查环境整治效果，防护设施完善程度，孳生地清理情况，群众对病媒生物及相关传染病的知晓率，公众对免受病媒生物侵扰的满意度，控制前后病媒生物密度下降率，综合判定是否达到预期目标。

用于评价控制的监测方法需保持控制前后一致，在控制措施落实前后，分别采用同样的监测方法、按照同样的要求监测病媒生物（蚊、蝇、鼠、蚤）密度，用于比较和评价控制效果。

杀虫、灭鼠效果评价公式：

$$\text{密度下降率（\%）} = \frac{\text{控制前密度} - \text{控制后密度}}{\text{控制前密度}} \times 100\% \qquad \text{（式 15-1）}$$

也可采用询问法、问卷调查法进行快速评估。询问、调查内容涉及群众对蚊、蝇、鼠等侵扰情况的感受。询问、调查方法主要是在实施病媒生物控制前后，分别在同一地区随机询问或调查一定的人数，统计对蚊、蝇、鼠等侵扰程度改观的体验，该结果可以作为实施和评价杀虫、灭鼠工作的参考依据。

同时应对灾区病媒生物控制工作进行评估。评估内容可以包括：物资储备是否充足，是否有灾区病媒生物监测与控制预案，是否建立起病媒生物监测系统，收集的监测数据是否完整，杀虫剂是否正确使用，是否根据抗药性水平确定用药方案等。

根据评估结果，组织专家进行分析会商，研判病媒生物密度控制情况和病媒生物传染病发生风险，提出下一阶段控制措施改进建议，进一步完善、更新病媒生物监测与控制预案。

第五节　灾区病媒生物控制效果评估报告

评估报告可以分为目的、方法、结果、建议 4 个部分。

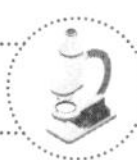

一、目的

主要说明开展此项工作的背景、目的、意义，要讲明白为什么要做这件事情。灾区病媒生物控制效果评估报告的目的主要是通过实施灾后病媒生物监测和控制，减轻灾害发生后病媒生物对灾区民众生活的影响，避免病媒生物传染病的发生、暴发和流行，确保大灾之后无大疫发生。

二、方法

方法部分需说明评估工作的方法，评估的内容，以及评判依据，评估的内容可以包括组织保障、技术保障、物资保障等。

三、结果

将对灾区病媒生物管理和控制过程评估所得出的数据、资料，与相关技术标准、指标进行对照，得出取得的成效与存在的不足。

四、建议

针对效果评估中所指出的不足，分析可能还存在哪些问题，甚至风险，提出下一阶段及今后灾区病媒生物控制工作的建议。

（蔡恩茂　季恒青）

第四篇

病媒生物控制和保障

第十六章 病媒生物应急控制预案

第一节 病媒生物应急处置预案

可预见的病媒生物应急事件主要有发生病媒生物传播疾病如登革热、肾综合征出血热（IFRS），自然灾害如震灾、水灾等。在事件发生后如何进行快速、有序、有效地处置，需要在事件未发生之前进行预判即风险评估，需要建立一套事件发生、发展、结束的处置流程和方案，需要有一支熟悉流程和方案的队伍，需要有应急处置的药物、器械储备，这就需要制订一套应急处置预案。

病媒生物应急处置预案至少应该包括技术储备、物资储备、教育宣传、预警与响应、应急处置、评估与总结。

以上海市《上海市病媒生物应急处置预案》为例，该预案第一版于2007年由上海市爱卫会发布，经过2013年、2016年、2018年和2020年4次修订，《上海市病媒生物应急处置技术方案（2020版）》于2020年由上海市疾病预防控制中心发布，市爱卫办发布《关于进一步加强上海市病媒生物应急处置工作的通知》。本节将以上海市病媒生物应急控制工作为例，从建立应急处置组织机构、组建应急处置队伍、提高应急处置能力、储备应急物资、完善联防联控机制和规范应急处置流程6个方面介绍病媒生物应急处置预案。

一、建立应急处置组织机构

上海市爱卫办会同市疾控中心共同组建"上海市病媒生物应急处置工作组"，负责市级应急预案的启动，协调市级相关部门参与，并做好各区应急处置的指导和督导。各区爱卫办和区疾控中心组建区级工作组，确保区级应急预案的启动，并落实各项病媒生物应急处置工作。

市疾控中心负责制订市病媒生物应急处置技术方案并根据实际情况不断完善，每年组织开展应急监测与控制技术培训，实施应急处置演练和疫点处置工作督导。各区疾控中心负责辖区病媒生物应急处置技术方案的制订、应急监测与控制技术培训，制订疫点控制方案，组织实施应急监测与控制，并做好控制效果评估和技术总结。社区卫生服务中心负责实施应急监测，并协助区疾控中心指导各街道办事处、镇（园区）做好应急处置工作。

二、组建应急处置队伍

市爱卫办委托市健康促进协会招募优质有害生物防制机构组建若干“上海市病媒生物应急处置预备队”。各区爱卫办根据辖区应急处置需要，至少组建 1 支区级应急处置队伍，名称为“上海市应急处置 ××（区）分队”。

根据《关于进一步做好本市街道、镇（园区）病媒生物预防控制工作的通知》的要求，各街道办事处、镇（园区）政府负责承担所管辖区域病媒生物应急处置工作任务。各区爱卫办应根据相关要求，指导并督促各街道办事处、镇（园区）组建基层应急处置队伍。

在市级应急响应期间，各级应急处置队伍均由市级工作组统一调度，区级分队、基层队伍的日常管理和区级应急处置由各区工作组负责。在区级应急预案启动期间，区级分队、基层队伍应在疾控部门的指导下，根据应急处置技术方案要求参与完成应急监测、标本采集、应急处置和效果评估工作。

市级预备队每支队伍组成人员原则上不少于 10 人，区级分队组成人员不少于 12 人，基层队伍组成人员不少于 8 人。

三、提高应急处置能力

根据防控工作形势和《上海市病媒生物应急处置技术方案（2020 版）》的要求，市级工作组定期组织全市各级应急处置队伍开展技能培训、岗位练兵竞赛和应急处置演练，不断增强市、区、街镇应对重大疫情和公共卫生安全事件的处置能力。

各区工作组应结合辖区防控工作需要，每年组织各区级分队、基层队伍同步强化应急处置技能培训和实战演练，确保各区应急处置队伍能胜任各项应急处置任务。

四、储备应急物资

各区及各街道办事处、镇（园区）政府应将病媒生物应急处置列入常态化工作范围，结合所管辖区域防控工作需要，根据部门职责分类储备个人防护用品、病媒生物监测设备、控制药物与器械、通信和交通工具等物资，确保应急处置物资和人员经费。区、街镇（园区）应急队伍应急处置储备物资清单见表 16-1。同时，要做好应急物资的日常管理工作，设立专人负责，定期盘点和维护，确保储备物资的有效性和安全性。

表 16-1 上海市病媒生物应急处置储备物资清单

设备 / 物资名称	单位	需求数量	
		区级	街镇
BG-trap 捕蚊器	台	10*	5*
双层叠帐	个	18	6

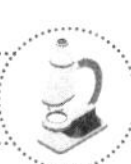

续表

设备 / 物资名称	单位	需求数量	
		区级	街镇
诱蚊诱卵器	个	800	200*
电动吸蚊器	个	10	6
驱蚊剂	个	50	20
乳胶吸管	个	20	20
幼虫勺	个	20	10
手电筒	个	20	20
捕鼠夹	个	1 000	200
粘鼠板	个	1 000	200
粘蟑纸	个	1 000	200
捕蝇笼	个	50	10
拖旗	个	10	5
螺口采样瓶	个	500	200
采样箱(冷藏箱)	个	5	1
超低容量喷雾器	台	10	4
热烟雾机	台	5	2
手持储压式喷雾器	台	20	5
氯菊酯·氯氟醚菊酯 10% 水乳剂	kg	200	50
吡虫啉·高效氟氯氰菊酯 31% 悬浮剂	kg	200	50
醚菊酯 1.5% 颗粒剂或吡丙醚·倍硫磷 5% 颗粒剂	kg	200	50

注:* 可选项。

五、完善联防联控机制

病媒生物预防控制工作是全社会的共同责任。在城市发现登革热等病媒生物传播疾病期间,为了更好地做好病媒生物应急处置工作,各级爱卫部门要根据《关于进一步加强上海市病媒生物预防控制工作的通知》和《上海市病媒生物应急处置技术方案(2020 版)》的要求,及时协调各级政府,充分动员爱卫会成员单位,进一步明确属地化管理责任和各部门职责,建立并完善联防联控机制,确保及时做好疫点相关处置工作,切断传染病传播途径。

其中，宣传部门要在卫生健康部门的支持下，做好舆情监测和引导，提高市民共同参与的责任意识；财政部门要落实必要的应急处置人员和药械费用，确保能及时组织队伍有效地开展应急处置；绿化市容部门要加强环境清扫及垃圾清运，同步配合做好公园、绿地广场、垃圾箱房、垃圾转运站、垃圾填埋场、公厕等重点场所的病媒生物应急控制和孳生地治理；住建部门要督促各类工地、小区物业等配合同步做好应急处置工作；水务部门应加强相关区域公共水体、河流的病媒生物应急控制工作；教育部门要组织相关区域的各类学校、幼托机构同步实施病媒生物防制措施；市场监管、商务、交通、文化旅游等部门要履行行业管理职责，根据应急预案要求，督促所属与管辖单位进一步强化病媒生物预防与控制。

六、规范应急处置流程

各级爱卫部门应在疾控部门的技术指导下，根据《上海市病媒生物应急处置技术方案（2020 版）》的要求，按照以下应急处置流程（图 16-1），结合实际，规范开展应急处置工作。

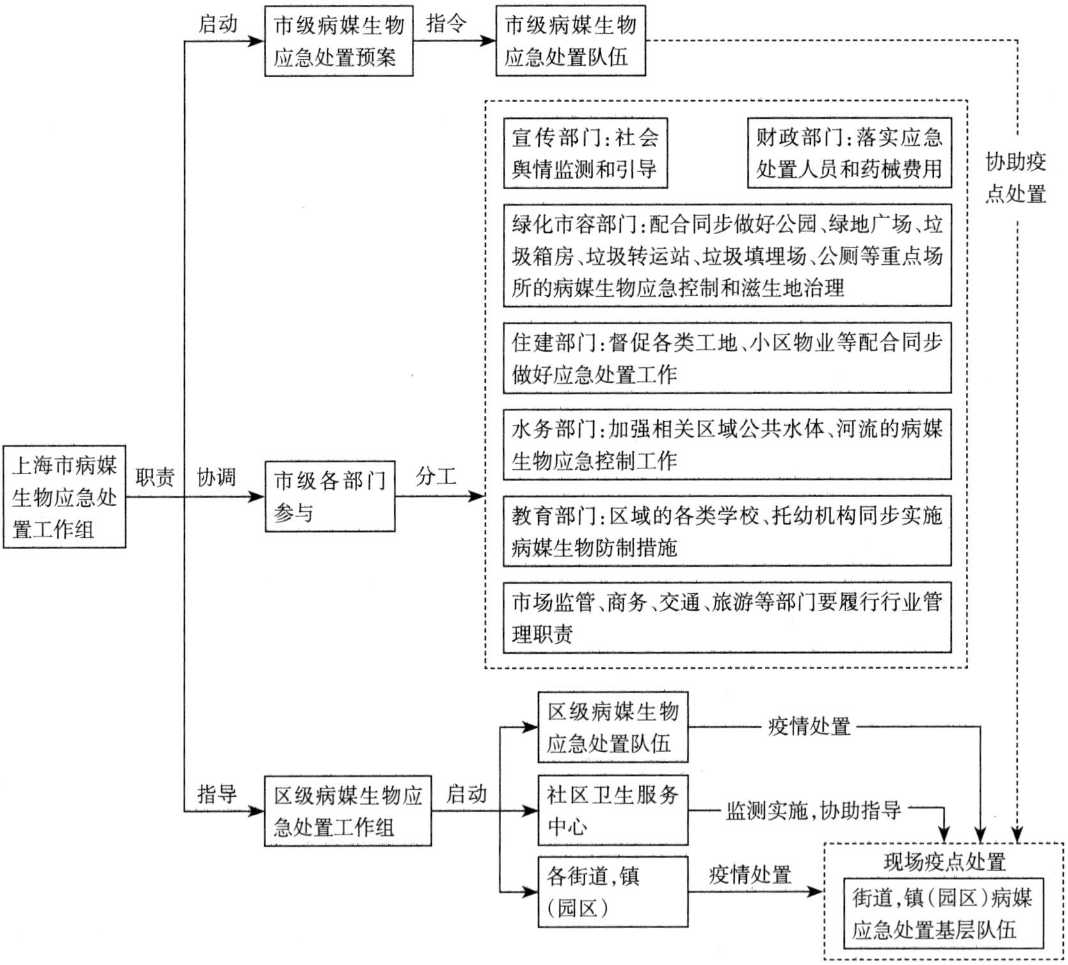

图 16-1 上海市病媒生物传播疾病应急处置流程图

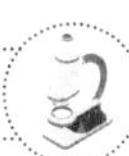

(一)启动

应急预案的启动一般适用于以下 3 种形式:

1. 病媒生物传播疾病发生或暴发流行时。

2. 自然灾害、气候或环境的变化造成病媒生物密度突增,影响市民工作、生活或存在发生疾病传播风险时。

3. 重大活动病媒生物控制保障时。

发生登革热等蚊媒传染病疫情时,应根据中国疾病预防控制中心《登革热疫情分级防控技术指导方案》和《上海市病媒生物应急处置技术方案(2020 版)》的要求,实施分级响应和处置。

(二)处置

应急预案启动后,各级应急处置队伍应在接到工作组指令后 2h 内到达指定地点,在疾控部门的指导下,根据职责分工和《上海市病媒生物应急处置技术方案(2020 版)》的要求,规范实施现场应急处置。疾控部门同时要组织做好监测和控制效果评估工作。

(三)评估

应急处置队伍实施完成处置后,疾控部门应及时按《上海市病媒生物应急处置技术方案(2020 版)》要求开展控制效果的评价,确保将病媒生物的密度控制在安全的指标范围内。

(四)总结

各级应急处置队伍完成应急处置任务后,各区应于 5 日内对处置情况进行总结,内容主要包括:现场处理的经过及措施、各部门参与及协作情况、现场处理中存在的问题和工作建议等,并且每周报送《上海市病媒生物应急处置工作开展情况统计表》。

第二节 登革热媒介控制应急处置预案

一、技术储备

各病媒生物应急处置队每年年初对队伍进行调整,并至少组织 1 次蚊媒病疫点应急监测和控制技术培训,开展一次应急演练。

易发生蚊媒传染病的城市应建立或委托建立 1 支或数支病媒生物应急处置队伍,队伍数和人数根据城市规模而定。各级应急处置队伍每年开展技能培训和应急处置演练。

二、物资储备

（一）防护用品

包括防护口罩、长袖工作服、工作帽、护目镜或面罩、橡胶手套、长筒胶鞋、雨衣、防蚊驱避剂等。

（二）监测器械

包括电动吸蚊器、双层叠帐、诱蚊诱卵器、500ml 采样勺、手电筒、体视显微镜、采样箱（冷藏箱）、镊子、螺口采样瓶、采样用吸管、纱布、脱脂棉、乙醚、封口密实袋、工作记录表、标签纸、记录笔、记号笔，条件具备时可配备 GPS、数码相机、对讲机等。

（三）控制药物

用于蚊虫应急控制的杀虫剂需具有农药登记证、生产许可证和产品标准号。

1. 推荐用于灭蚊幼的杀虫剂　吡虫啉、醚菊酯、倍硫磷、苏云金杆菌、球形芽孢杆菌、吡丙醚·倍硫磷、双硫磷。

2. 推荐用于空间喷雾的杀虫剂　氯菊酯·氯氟醚菊酯、氯菊酯·生物烯丙菊酯、胺菊酯·氯菊酯、氯菊酯·四氟醚菊酯、右旋苯醚氰菊酯·右旋胺菊酯、右旋苯醚菊酯、甲基嘧啶磷等有效成分的杀虫剂水乳剂（EW）、乳油（EC）或超低容量制剂（UL）剂型。

3. 推荐用于滞留喷洒的杀虫剂　吡虫啉·高效氟氯氰菊酯、高效氯氰菊酯·氯氟醚菊酯、残杀威·高效氟氯氰菊酯、残杀威·顺式氯氰菊酯、高效氟氯氰菊酯、高效氯氟氰菊酯、甲基嘧啶磷等有效成分的杀虫剂可湿性粉剂（WP）、悬浮剂（SC）、微胶囊剂（CS）和水分散颗粒剂（WG）。

（四）控制器械

包括车载式超低容量喷雾器、手推式喷雾器、背负式超低容量喷雾器、手持热烟雾机、背负式常量喷雾器等。

（五）药物配制器具

包括塑料桶、长镊子、天平、量筒、量杯等。

登革热疫情防控期间媒介蚊虫控制工作做好个人防护的目的有两个：一是避免感染登革热，因此穿工作服、戴防蚊网、涂抹驱蚊剂，防叮咬是关键；二是避免经呼吸、皮肤接触杀虫剂，因此穿工作服、戴工作帽、戴护目镜或面罩、戴口罩、戴防水橡胶手套等，是参与疫情媒介监测和控制人员必须做好的工作。

登革热疫情防控期间需要开展登革热媒介密度监测，根据《登革热防治技术指南（2014版）》中《登革热媒介伊蚊监测指南》的要求，登革热疫点应采用布雷图指数（BI）法和双层叠

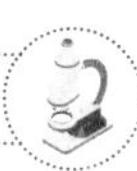

帐法开展成蚊密度监测。布雷图指数法监测需要携带手电筒、采样用吸管、500ml 采样勺；双层叠帐法监测需要携带双层叠帐、电动吸蚊器；诱蚊诱卵器法监测是可选项，如果开展需要携带诱蚊诱卵器；如果需要对监测中采集的蚊虫进行实验室登革病毒核酸检测，则需要携带送检螺口采样瓶、纱布、脱脂棉、乙醚、封口密实袋、采样箱（冷藏箱）、镊子等；辅助监测工作用的工具有体视显微镜、工作记录表、标签纸、记录笔、记号笔；条件具备时可配备 GPS、数码相机、对讲机等。

登革热媒介蚊虫孳生地检查的是各种小型积水，500ml 采样勺的用处是协助查探较深的积水中是否有蚊虫孳生，比如道路上的雨水井，积水距离地面较深，借助手电不能看清楚水中是否有蚊虫幼虫孳生，此时需要借助采样勺，从水中舀水，查看是否有蚊虫幼虫。虽然在检查中用了采样勺，但是记录的时候应该记录检查积水一处，积水阳性或者阴性，而不是采样勺数和阳性勺数。对于小而深的积水如竹节、植物的叶腋，则需要借助小吸管将积水吸出查探。

选用杀虫剂时需注意，农药登记证号分大田使用农药登记证号和卫生用杀虫剂登记证号，前者以 PD 开头，后者以 WP 开头，用于蚊、蝇、蟑、蚤、臭虫控制的杀虫剂是以 WP 开头的卫生杀虫剂。用于灭蚊幼的杀虫剂，登记的靶标必须是蚊（幼虫）或孑孓；用于空间喷雾的杀虫剂登记的靶标必须有蚊虫，且用途为超低容量喷雾或热烟雾喷雾；用于滞留喷洒的杀虫剂登记的靶标必须有蚊虫，且用途为滞留喷洒。上述信息可查询中国农药信息网。

登革热疫情发生后，快速杀灭携带病毒的伊蚊是疫点处置的关键，应用大功率、高效的车载式超低容量喷雾器及手推式超低容量喷雾器还是非常有必要的，根据不同用途还需要配备背负式超低容量喷雾器、手持热烟雾机、背负式常量喷雾器等器械。

蚊虫控制中使用的灭蚊幼颗粒剂需要有适量的药勺帮助投药，可湿性粉剂等固体杀虫剂剂型需要用天平称量，悬浮剂等液体剂型需要用量筒或量杯量取药液，需要配备塑料桶盛水等。

三、宣传教育

疫情发生后，在疫点及其所在社区应通过上门宣传、分发宣传册、广播、微信公众号推送信息等多种形式开展登革热媒介控制的宣传工作，动员社区居民、单位职工开展清除积水控制蚊虫孳生的活动，并做好家庭和个人的防蚊叮咬工作，配合专业机构做好媒介监测和控制工作。宣传教育的内容和形式主要有：

1. 宣传疾病传播媒介的孳生特点、栖息特性，清除蚊虫孳生地的方法及个人防护措施。
2. 告知实施专业性控制措施的方法、时间、范围及市民应当配合与注意的事项。
3. 跨地域疫情需通过市、区级主流媒体及多种形式进行广泛宣传。

四、预警与响应

在蚊虫活动高峰季节（上海市规定每年的 4 月中旬—11 月中旬）发现输入或本地感染

登革热病例时,各区病媒生物应急处置工作组应根据病媒生物监测结果及预警值启动病媒生物控制预警,各街道(镇)根据预警级别采取相应的控制措施。以上海市为例,病媒生物传播疾病疫情报告和处置流程见图 16-2。

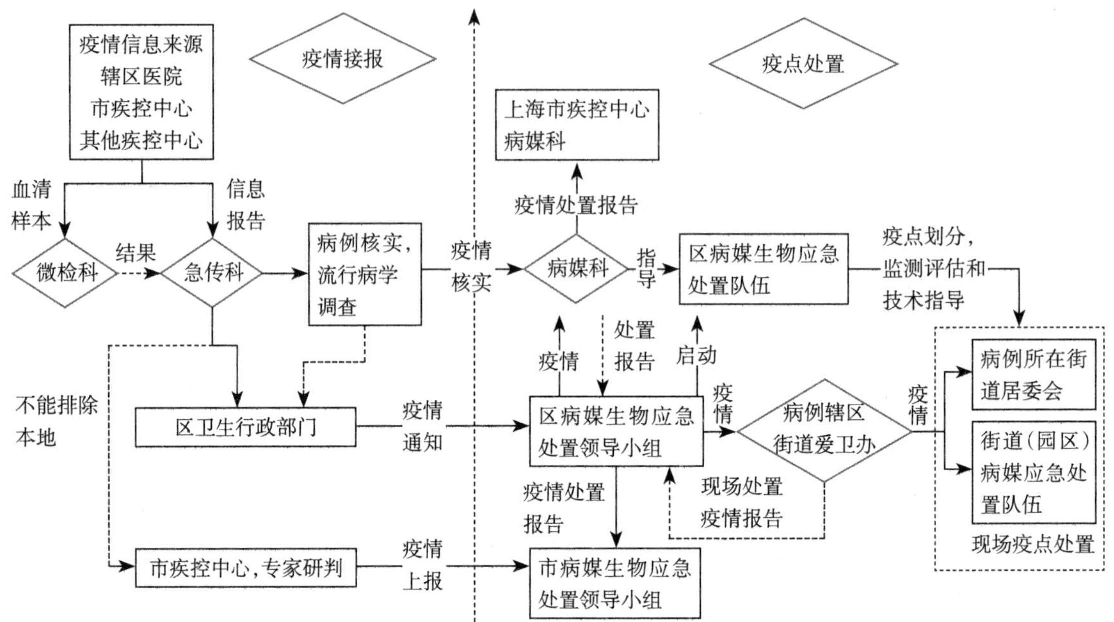

图 16-2　上海市病媒生物传播疾病疫情报告和处置流程

(一)疫情报告

区级疾控中心接报登革热疫情信息一般来源于辖区医院、市疾控中心或其他区疾控中心。辖区医院一般会采集患者血液标本送区疾控中心微生物检验科复核,阳性结果报急性传染病防治科进行病例核实,流行病学调查结果上报传染病报告系统,并报区卫生行政部门、市疾控中心研判,如不排除登革热感染,通知本区病媒生物应急处置领导小组,启动区级病媒生物应急响应,命令区和街镇应急处置队到现场实施疫点媒介应急处置,区疾控中心病媒生物防治科和社区卫生服务中心病媒条线人员同赴现场处置疫情。疫情处置工作同时上报市病媒生物应急处置领导小组。

(二)预警级别

1. Ⅵ级事件　1 个街道(镇)有布雷图指数或诱蚊诱卵器指数高于 10 的社区(村),但尚无病例报告。

2. Ⅴ级事件　1 个街道(镇)在 4 月中旬—11 月中旬出现报告输入或本地感染登革热病例。

3. Ⅳ级事件　1 个街道(镇)在 1 周内,登革热本地感染病例数超过前 5 年同期平均水平 1 倍以上,或新发本地病例达 5 例及以上。

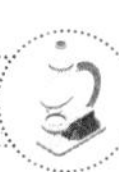

4. Ⅲ级事件　1个街道（镇）在1周内，新发本地病例达10例及以上，或1个区内有2个及以上街道（镇）发生5例以上暴发疫情。

5. Ⅱ级事件　1周内2个及以上街道（镇）的登革热本地病例发病水平超过前5年同期平均水平2倍以上，或新发本地病例达到100例以上；或2个及以上街道（镇）发生Ⅲ级事件。

6. Ⅰ级事件　2个及以上区发生Ⅱ级事件。

（三）应急响应原则

登革热疫情应对应贯彻分级响应原则，强调在疫情早期果断采取措施控制疫情规模，防止疫情升级。若本地疫情已达某级响应标准，但未到更高一级，原则上可按本级标准开展响应工作；但对于既往疫情非常严重、伊蚊密度特别高或有其他因素导致疫情扩散风险高的地区，可考虑按更高一级标准开展响应工作。各级机构应根据疫情进展及时调整响应措施，并进行阶段性疫情总结。

1. Ⅵ级事件　处于尚未发生疫情但具有发生疫情的风险，Ⅵ级事件以控制媒介伊蚊密度、避免疫情发生为目标。

Ⅵ级应急响应启动后社区卫生服务中心应加强伊蚊监测与评估，所在街道（镇）爱卫办开展公众宣传教育，增加市民防病知识和增强市民自我防护意识，对前往流行地区的公民作出预警提示，组织开展环境清洁、孳生地清理、控制和杀灭成蚊的工作。

2. Ⅴ级事件　处于疫情初期，发生本地暴发的风险较高，Ⅴ级事件以做好病例管理和防蚊隔离，降低媒介伊蚊密度，避免引起本地大规模暴发为目标。

（1）区（地市）疾控机构应做好下列应对工作：根据预案，以病例现居住地或工作场所为中心划定疫点，开展媒介伊蚊应急监测、应急灭蚊控制指导和效果评估，定期向上级疾控机构报送伊蚊监测结果。

（2）区（地市）爱卫部门按照下列原则开展响应

1）由区（地市）卫生健康行政机构成立疫情响应小组，联合疾控、医疗、爱卫等相关部门，制订应对措施，明确职责分工，并根据疫情进展调整参与的部门，协调本行政区域的应急队伍。

2）根据预案在疫点开展清除伊蚊孳生地、应急灭蚊等工作。

3）在Ⅵ级响应的基础上，加大培训、风险沟通、公众宣教力度。

3. Ⅳ级事件　已发生本地暴发，有出现更大范围扩散的风险，Ⅳ级事件以迅速扑灭疫情，严防疫情扩大为目标。

（1）区（地市）疾控机构应做好下列应对工作：根据预案，以病例现居住地或工作场所为中心划定疫点和疫区，开展伊蚊应急监测、应急灭蚊指导和控制效果评估，定期向市（省）疾控机构报送伊蚊监测结果。

（2）当地相关部门按照如下原则开展响应

1）成立以区（地市）级人民政府为主导，以卫生健康、疾控、医疗机构为技术核心，多部门联防联控的应急响应小组，并根据疫情进展调整参加防控的部门。

2）根据预案开展清除伊蚊孳生地、应急灭蚊等工作。

3）严格执行病例管理，确保病例得到防蚊隔离治疗。

4）做好重点场所的环境卫生整顿与清理。

5）在Ⅴ级响应的基础上，加大风险沟通、群众宣教力度。

4. Ⅲ级事件　已发生较大规模的本地暴发，有向其他地区扩散的风险，Ⅲ级事件以尽快控制疫情，防止疫情较快扩散为目标。

（1）区（地市）疾控机构做好疫情的风险评估和形势研判，核实疫情后及时以正式文件向市卫生健康行政部门报告疫情及发出预警，并报国家疾控机构。根据预案，以病例为中心划定疫点和疫区，持续开展伊蚊应急监测、应急灭蚊指导和控制效果评估，定期向市疾控机构报送伊蚊监测结果。市（省）疾控机构要做好疫情的风险评估和形势研判，必要时提供技术指导，参与疫情控制。

（2）建议当地相关部门按照如下原则开展响应

1）成立以市（省）级人民政府为主导，以卫生健康、疾控、医疗机构为技术核心，多部门联防联控的应急响应小组，并根据疫情进展调整领导机构。

2）在Ⅳ级响应的基础上对疫点和疫区加强病例监测和病例管理，加强媒介伊蚊监测、成蚊控制、孳生地控制、宣教、风险沟通力度，市（省）疾控专家共同参与防控工作。

5. Ⅱ级事件　疫情已发生扩散，且进一步扩散的风险加大，Ⅱ级事件以削减疫情高峰，缩短暴发时间，避免出现死亡病例为目标。

（1）市（省）疾控机构做好疫情的风险评估和形势研判，在核实疫情后，及时以正式文件向当地卫生健康行政部门报告疫情及发出预警，并报中国疾控中心。区（地市）疾控机构根据预案，以病例家庭或单位为中心划定疫点和疫区，持续开展伊蚊应急监测、应急灭蚊指导和评估，定期向市（省）疾控机构报送伊蚊监测结果，由市（省）疾控机构统一汇总，定期向中国疾控中心报送。

（2）建议当地相关部门按照如下原则开展响应

1）成立以市（省）人民政府为主导，以卫生健康、疾控、医疗机构为技术核心，多部门联防联控的应急响应小组。

2）在Ⅲ级响应的基础上加强病例监测和管理，加强伊蚊监测和控制、清除孳生地、宣教、风险沟通力度，根据需要商请中国疾控中心参与防控工作。

6. Ⅰ级事件　已发生全市范围的大规模暴发，Ⅰ级事件以降低疫情规模，削减疫情高峰，避免出现更大范围扩散，尽量避免出现死亡病例为目标。

（1）市（省）疾控机构需及时进行疫情分析，对疫情形势进行预测、预警。

（2）市（省）卫生健康委员会（简称“卫健委”）组织专家成立以市（省）人民政府为主导，市（省）与国家专家联合组成的技术指导组，全面发动相关部门共同参与疫情应急响应工作，全面启动各项防控工作。

根据常年的蚊虫密度监测，上海市蚊虫的活动时间一般从 4 月开始到 11 月结束，以卵越冬的白纹伊蚊成蚊的活动时间要晚 1 个月左右，因此预案规定在每年的 11 月 15 日到 4

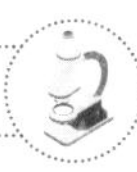

月 15 日之间，由于媒介蚊虫的数量及活动能力不足以造成疾病传播，即使有输入病例报告，也不必进行疫点控制。

根据《登革热疫情分级防控技术指导方案》要求，23 个省（自治区、直辖市）需要以一个县（区）为单位开展监测，并根据监测情况实施登革热传播风险的预警，在没有病例存在的情况下只要监测的社区布雷图指数（BI）和 / 或诱蚊诱卵器指数（MOI）大于 10，就应启动Ⅵ级应急响应。上海市在制定《上海市病媒生物应急处置预案》时将应急响应的单位设定为街道（镇），并在每年 6 月 15 日—10 月 30 日在全市 215 个街道（镇、乡）的 229 个社区实施诱蚊诱卵器指数周监测和周报工作，诱蚊诱卵器指数（MOI）或布雷图指数（BI）大于 10 时，该街道应启动Ⅵ级应急响应，开展宣传工作、清除和控制蚊虫孳生地工作，必要时实施成蚊控制作业。

根据中华人民共和国卫生行业标准《登革热病媒生物应急监测与控制标准》（WS/T 784—2021），上海市在新修订的《上海市病媒生物应急处置技术方案（2023 版）》将Ⅵ级事件布雷图指数或诱蚊诱卵器指数修改为高于 20。

根据预案等级，技术部门采取相应的措施，做好疫情分析，对疫情形势进行预测、预警。

五、应急处置

登革热媒介应急处置包括应急监测和应急控制，这部分内容在第十七章详细介绍。

六、评估与总结

（一）评估

1. 评估方法：疫情发生 24h 内，开展一次评估；之后，核心区每 3d 监测评估 1 次，警戒区每周监测 1 次，监控区根据需要每 2 周监测评估 1 次。

2. 蚊虫控制指标：布雷图指数或诱蚊诱卵指数控制在 5 以下，双层叠帐法蚊密度控制在 2 只 /h 以下，并保持至应急处置终止。

（二）总结

登革热疫情得到控制后，应进行文字总结，并提出有关意见和建议：

1. 现场处理的经过及措施（成蚊、孳生地控制方法及结果）。
2. 各部门参与及协作情况。
3. 现场处理中得到的经验、教训。
4. 应急处置工作开展情况统计表。

（冷培恩）

第十七章　蚊媒传染病媒介控制

蚊媒传染病是蚊虫在吸血过程中从患者或者携带者体内获得病原体，病原体在蚊虫体内经过繁殖、循环或发育后具备传染性，或经卵将病原体遗传至子代，蚊虫再次吸血时将病原体传播给健康者。我国由蚊虫传播的疾病主要有疟疾、流行性乙型脑炎、丝虫病、登革热等。蚊媒传染病的共同特点是：有严格的地区性，有严格的季节性，有蚊虫叮咬史，无疫苗可预防（流行性乙型脑炎除外）。不同蚊媒传染病常由不同的蚊种传播，比如疟疾由中华按蚊传播，流行性乙型脑炎由三带喙库蚊传播，登革热由白纹伊蚊传播。不同蚊种的孳生习性和生态习性差别较大，蚊媒传染病发生时的媒介控制方法也有差别。

第一节　疫点划分

蚊媒传染病发生后，接到病例报告的病媒生物应急处置队伍在2h内集结队员到达疫点，由疾控机构人员根据流行病学调查的结果划定疫点。登革病毒感染者在发病前1d至发病后5d的血液病毒载量最高，此时被蚊虫叮咬，极易造成疾病的传播，因此，疾控机构会据此将感染者活动的区域划定为疫点，以感染者居住地或工作地为核心，划定核心区和警戒区。

一、核心区

以病例住所或与其相邻的若干户、病例的工作地点等活动场所为中心，划定半径200m之内空间范围为核心区（图17-1）。一个病例可划定多个核心区。

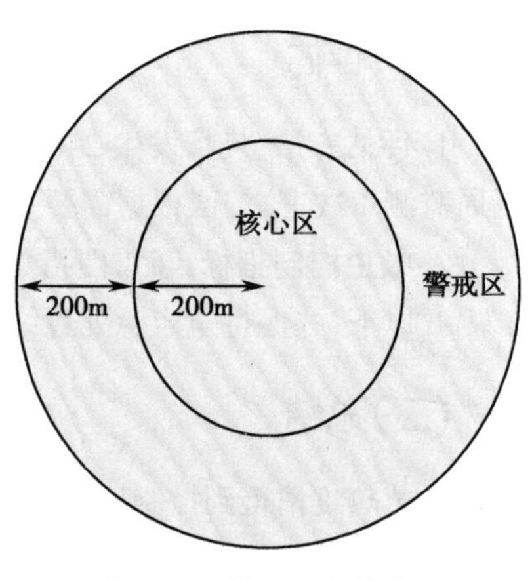

图17-1　核心区和警戒区

二、警戒区

在核心区外扩展半径200m范围为警戒区。农村一般以核心区周围自然村，必要时以行政村甚至乡、镇为警戒区。城市一般以核心区周围若干街巷、居委会或街道为警戒区。

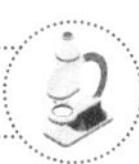

三、监控区

根据不同蚊媒传播风险地区疫情大小、流行季节等因素，必要时可在警戒区外围划定监控区。

核心区和警戒区划分和工作分工见表17-1，蚊媒病疫点（病家）调查记录表见表17-2。

表17-1　疫点划分和工作分工表

疫点地址：			
核心区范围：			
东面：________；南面：________；西面：________；北面：________；			
警戒区范围：			
东面：________；南面：________；西面：________；北面：________；			
附图：			
工作分工：			
A区域工作人员			
B区域工作人员			
C区域工作人员			
D区域工作人员			
核心区划定人		审核人：	日期：
工作安排人		审核人：	日期：

表 17-2　蚊媒病疫点（病家）调查记录表

患者姓名：________　所患疾病：________ 患者所在：□居家　□外住　□其他________
一、居住情况 1. 住房类型：□楼房（________楼）□农村住房　□简易房 / 工棚等　□其他________ 2. 住房面积：________间共________m^2；同住人员：________名。 3. 防灭蚊设备：□纱门　□纱窗　□蚊帐　□蚊香　□电蚊拍　□气雾罐杀虫剂 4. 蚊虫孳生地：□存水盆景或花瓶　□储水缸池　□暗沟　□阳台积水　□其他________ 5. 周边居住环境：□好　□一般　□差
二、室内蚊虫检查 1. 室内是否有成蚊：□是________只；□否 2. 小型水体孳生阳性：________处
三、灭蚊措施采取情况 1. 清除阳性孳生水体：□是________处；□否 2. 是否采取以下室内灭成蚊措施： □电蚊拍灭蚊　□蚊香　□杀虫气雾罐喷洒灭杀　□其他________
四、卫生宣传与留药 1. 针对患者或同居住人员进行疫病及防蚊措施等宣传：□是　□否 2. 留杀虫气雾罐　□是________瓶；□否
五、其他 ____ ____ 调查人单位：________　姓名：________/________　调查日期：________年____月____日 患者或同住人员：________

第二节　应急监测

疫情发生后首先应开展媒介蚊虫的应急监测，应急监测对于实施应急控制具有指导作用，并能够用于评价控制效果。应急监测一般由疾控机构或其委托的专业机构实施。应急监测需根据媒介蚊虫的生态学特点和孳生习性采取相应的监测方法实施监测。以登革热媒介的应急监测为例，实施监测时将核心区和警戒区以原点为中心画一“十”字，分成 4 个片区，每个片区安排 2～4 名应急处置人员实施应急监测。

一、布雷图指数监测

布雷图指数监测的方法是检查核心区和警戒区居民、单位室内外蚊虫孳生地，每个片区

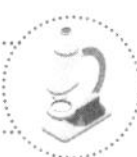

的核心区和警戒区每次检查不少于 25 户居民，分别记录核心区和警戒区检查户数和阳性积水容器数。

户的定义：①居民户；②集体宿舍、单位办公室、酒店，每 2 个房间为一户；③农贸市场、花房、室内公共场所每 $30m^2$ 为一户；④室外以积水点为中心每 $30m^2$ 记为一户，无蚊虫幼虫孳生的积水点记为检查 1 户 0 阳性，有幼虫孳生积水点记录阳性积水容器数（表 17-3、表 17-4）。计算布雷图指数。

$$\text{布雷图指数}(BI)=\frac{\text{阳性容器数}}{\text{调查户数}}\times 100 \qquad \text{(式 17-1)}$$

疫情接报当日或次日完成第一次监测，核心区每间隔 2d（第 3 天）监测 1 次，警戒区每间隔 1 周（第 7 天）监测 1 次，监控区每间隔 2 周（第 14 天）监测 1 次。本地感染病例布雷图指数监测应 3d 内覆盖核心区、7d 覆盖警戒区所有的居民户和单位。

二、成蚊密度调查

在核心区、警戒区用双层叠帐法监测成蚊密度，伊蚊监测在 15:30—18:30 之间进行，库蚊、按蚊监测在 19:00—21:00。核心区和警戒区分别在 4 个片区中的 3 个片区各设置 1 顶蚊帐（图 17-2）。记录诱捕的起止时间、地点和蚊虫数量（表 17-5）。计数人帐诱蚊密度。

$$\text{人帐诱蚊密度}[\text{只}/(\text{顶}\cdot\text{h})]=\frac{\text{雌蚊数量（只）}}{\text{蚊帐数（顶）}\times\text{诱蚊时间（h）}} \qquad \text{(式 17-2)}$$

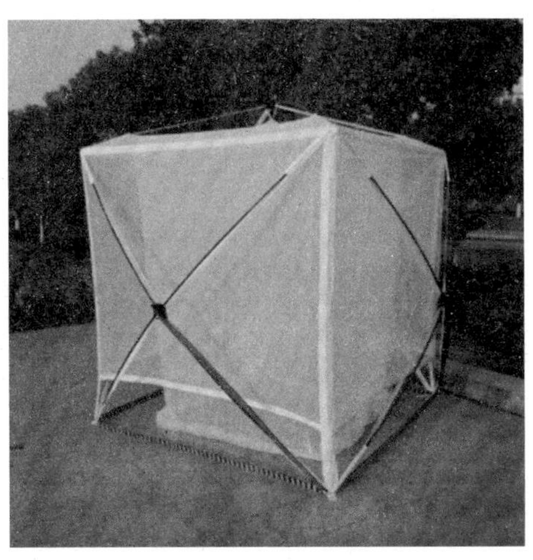

图 17-2　快速启闭式蚊虫监测双层叠帐

成蚊收集到螺口采样管，置于液氮罐内或 –20℃环境，送实验室检测蚊虫携带病毒情况。

核心区 3d 监测 1 次，警戒区每周监测 1 次，监控区每 2 周监测 1 次。

表 17-3　伊蚊幼虫孳生地调查表

调查时间：　　年　　月　　日　调查地点：　　区　　街道（镇）　　村（居委会）　　疫点地址：
检查区域：□ A □ B □ C □ D □核心区 □警戒区　天气情况：□晴 □阴 □雨　气温：　℃，最高　℃，最低　℃　相对湿度：　%
街道或村的地理位置（经度纬度）：

编号	地址（门牌号或单位名）	调查户数/户	盆景、水生植物		贮水池、缸、盆		闲置容器（碗、瓶、缸、罐）		明渠、假山水池		竹头、树洞、石穴		废旧轮胎		绿化带垃圾、小积水		其他水体		室内或室外折合间数（$30m^2$）/间	室外调查长度/m
			积水数/处	阳性数/处	积水数/处	阳性数/处	积水数/处	阳性数/处	积水数/处	阳性数/处	积水数/处	阳性数/处	积水数/处	阳性数/处	积水数/处	阳性数/处	积水数/处	阳性数/处		

调查单位：　　　　调查者：　　　　审核人：

注：每个片区调查：1. 居民 25 户；2. 单位不少于 10 个单位；3. 外环境（以积水点为中心 $30m^2$ 为一户）。

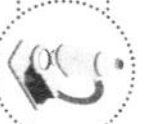

表 17-4　媒介伊蚊孳生地监测统计报表

调查日期	片区	调查单位数/个	调查居民户数/户	折合户数/户	调查路径/m	伊蚊阳性容器数	盆景、水生植物		贮水池、缸、盆		闲置容器（碗、瓶、缸、罐）		明渠、假山、水池		竹头、树洞、石穴		废旧轮胎		绿化带小积水		其他水体	
							积水数/处	阳性数/处	积水数/处	阳性数/处	积水数/处	阳性数/处	积水数/处	阳性数/处	积水数/处	阳性数/处	积水数/处	阳性数/处	积水数/处	阳性数/处	积水数/处	阳性数/处

伊蚊 BI：

疫点地址：　　　　检查区域：□ A □ B □ C □ D □核心区 □警戒区

填表单位：　　　　填表人：　　　　审核人：

填表时间：　　年　　月　　日

表 17-5　双层叠帐法调查记录表

调查时间：　　年　　月　　日　　疫点：
检查区域：□ A □ B □ C □ D □核心区 □警戒区
调查地点：　　区　　街道(镇)　　村(居委会)
天气情况：□晴 □阴 □雨　　气温：　℃，最高　℃，最低　℃　　相对湿度：　%
街道或村的地理位置(经度纬度)：　　风速：　m/s

地点	环境类型	起始时间	结束时间	白纹伊蚊数/只	埃及伊蚊数/只	诱集者	收集者	叮咬指数

填表单位：　　填表人：　　审核人：

第三节　应急控制

一、快速杀灭成蚊

蚊媒传染病疫点控制，最为迫切的任务是快速杀灭可能携带病毒的媒介蚊虫，阻断其传播。超低容量喷雾或热烟雾作业是快速杀灭成蚊的主要手段。

应急处置人员到达现成后应先对空间喷雾区域实施地形勘察，计算处理面积，准备喷雾器械、稀释杀虫剂、实施喷雾作业，喷雾作业步骤见图 17-3。

第一步勘察现场计算喷雾作业面积，选择杀虫剂，计算整个喷雾作业需要杀虫剂制剂的用量，计算总药液量。

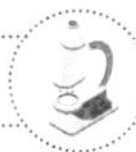

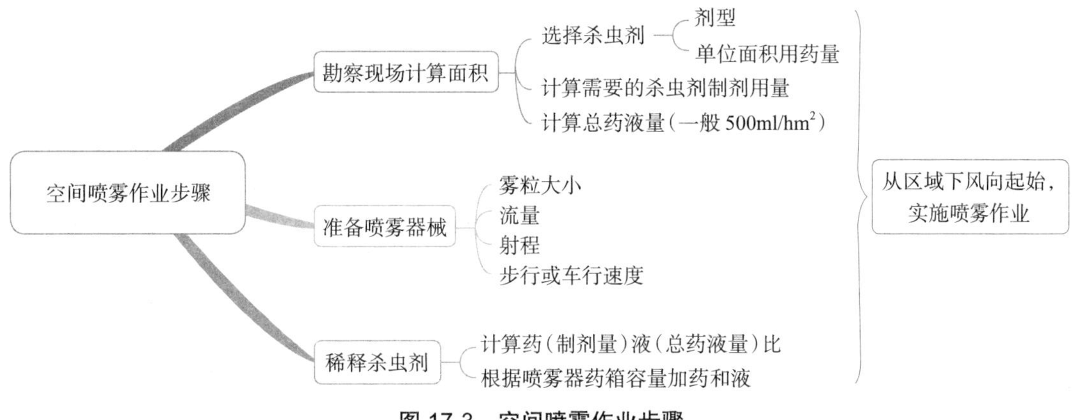

图 17-3　空间喷雾作业步骤

杀虫剂的使用剂量可以用两种方式来推测。一是 WHO 推荐的空间喷雾杀虫剂使用剂量，国家标准《病媒生物化学防治技术指南　空间喷雾》(GB/T 31714—2015)附录 A 适用于空间喷雾的杀虫剂就是引用的 WHO 推荐的剂量，以氯菊酯为例超低容量喷雾推荐每公顷用 5g 原药，一个核心区的面积是 12.56hm^2，需要氯菊酯 62.8g，10% 胺氯菊酯中氯菊酯含量是 5.5%，则需要胺氯菊酯制剂 1 141.8ml；核心区 + 警戒区面积 50.24hm^2，则需要胺氯菊酯制剂 4 567.2ml。二是根据生产企业在产品登记时的推荐剂量，以 10% 胺菊酯·氯菊酯微乳剂为例，该产品登记室外超低容量喷雾灭蚊的剂量为制剂 15mg/m^2，每公顷的用药量为 150ml 制剂，核心区的面积是 12.56hm^2 需要制剂 1 884ml，核心区 + 警戒区面积 50.24hm^2，则需要胺氯菊酯制剂 7 536ml。

表 17-6 列出可供选用的农药登记用于空间喷雾控制蚊蝇的杀虫剂。空间喷雾控制蚊蝇的杀虫剂必须具备农药登记证中的卫生杀虫剂登记证号，即以 WP 开头，且靶标中必须有蚊蝇，施药方式为超低容量喷雾，施药场所明确为室外或室内。

超低容量喷洒每公顷的喷药液量在 500～2 000ml，换算成每平方米是 0.05～2ml。如果按照 500ml/hm^2 计算，50.24hm^2，总药液量是 25 120ml。

表 17-6　推荐用于蚊蝇控制的空间喷雾杀虫剂

杀虫剂	剂型	使用方法	用量
溴氰菊酯	2% 水乳剂	室外	50ml/hm^2
氟氯氰菊酯	5% 水乳剂	室外	600ml/hm^2
残杀威·四氟苯菊酯	10% 微乳剂	室外	170ml/hm^2
胺菊酯·氯菊酯	10% 微乳剂	室外	150g/hm^2(≈ 150ml/hm^2)
氯菊酯·四氟醚菊酯	6% 水乳剂	室外	1 000ml/hm^2
甲基嘧啶磷	50% 乳油	室外	600ml/hm^2

续表

杀虫剂	剂型	使用方法	用量
氯菊酯·生物烯丙菊酯	10.4% 水乳剂	室内	0.012 5ml/m^3
右旋苯醚氰菊酯·右旋胺菊酯	16% 乳油	室内	0.037 5ml/m^3
氯菊酯·氯氟醚菊酯	10% 水乳剂	室内	30mg/m^3(≈ 0.03ml/m^3)

第二步准备喷雾器械。实施超低容量喷雾的喷雾器,需要明确的性能,包括雾粒大小、流量、射程、车行或步行速度。超低容量喷雾器(机)的雾粒直径必须小于 50μm,控制蚊虫雾粒直径最好在 5～30μm 范围内,还应该明确器械的射程和流量。射程决定了一次喷雾作业可以处理的面积。总药液量固定后,流量决定了喷雾时间,流量、射程和单位面积的喷药液量又决定了喷雾速度。流量也跟药液稀释比例有关。流量大,总药液量需要增加,稀释的比例也相应提高,不然整个区域还没有喷完,药液就没有了,已经喷雾的区域用药量大了;相反流量小,总药液量就小,稀释比例低。如果稀释比例高的话,整个区域喷雾完了,还剩很多药液,喷雾的区域用药量低了。

喷雾器的流速是超低容量喷雾的一个重要参数。空间喷雾设备流速可以从流量表上读取,但是流量表上的流速一般只能参考,杀虫剂的实际流速会随杀虫剂的不同及喷雾当日温度的不同而不同,应当根据实测流量进行校对。流速测定需要 1 个秒表和 1 个量筒,首先启动机器,以便马达的速度能够提供恰当的喷雾器药筒(tank)压力,有足够的时间使药液排入药筒与喷嘴之间的输液管。如果可能,输液管与喷头保持在同一水平位置。将喷雾器开关置于开启位置,喷雾 1min。液体收集在量筒内,或收集在壶中然后转移到量筒内,流速用 ml/min 表示。

黏性制剂的流速,例如工业纯马拉硫磷会随着温度的变化而显著地改变,温度改变 5℃或以上流速需要重新测定。如果机器在规定的杀虫剂温度下校准,那么应当在相同或接近同一的条件下使用,否则流速可能完全不同于原先的校对值。在温度变化较大的条件下,如 20～35℃,应制作不同温度的流速图。完全依靠机器上的流量计或仪表很不妥当。

机器运转 25h 以后应当进行校准,或在机器维护时进行校准。如果换用杀虫剂需要重新校准。对于杀虫剂的任何改变或主要操作条件的改变,还应当对雾粒进行采样测定,核实雾粒大小。

广东省在登革热疫点控制时规定必须使用脱臭煤油作为溶剂,以延缓杀虫剂雾滴的挥发时间,增加杀虫剂的昆虫表皮穿透率,提高杀虫效果。热烟雾喷雾需使用乳油或热烟雾制剂,使用乳油时需要用脱臭煤油做溶剂。

第三步计算总制剂量和总药液量比例,比如 50.24hm^2,总制剂量是 7 536ml,总药液量是 25 120ml,药液比是 1∶3.33,液药比是 0.3。如果喷雾器药箱的容量是 4L,总药量是 4 000ml,加制剂 1 200ml,加溶剂(水或脱臭煤油)2 800ml。

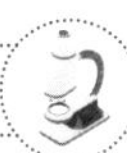

最后，从控制区域的下风向开始实施喷雾作业。

（一）室外超低容量喷雾

为了估算车载设备的输出率，先要了解车行的速度和轨迹间隔宽度（因为车辆的移动是由道路决定的，因此通常确定的轨迹间隔不是实际的幅宽）。假设，轨迹间隔 50m、车行速度 12km/h，那么 50m × 12 000m/h 就是每小时处理 600 000m^2，相当于每分钟 10 000m^2（1hm^2）。

一个登革热疫点的核心区 + 警戒区 50.24hm^2，需要耗时 50.24min。若以 2% 溴氰菊酯水乳剂为例，每公顷用制剂量 50ml，核心区 + 警戒区需要 2512ml 杀虫剂制剂，每公顷喷药液量 0.5L（50ml 制剂加溶剂 450ml），流速应当调节到 0.5L/min。喷雾器能够精准调节出需要的流量，可以用式 17-3 计算出喷雾器流量。

$$\text{喷雾器流量（ml/min）} = \text{单位面积洒药液量（ml/hm}^2\text{）} \times \frac{\text{车行或步行速度（m/h）} \times \text{轨迹间隔（m）}}{10\ 000 \times 60} \qquad \text{（式 17-3）}$$

若某一杀虫剂制剂每公顷的用药量超过 500ml，则直接用制剂，不必稀释。如 5% 氟氯氰菊酯水乳剂室外每公顷用药量 600ml，则喷洒剂量可为 0.6L/hm^2，流速应当调节到 0.6L/min。

在使用背负设备时，步行速度 60m/min，轨迹间隔 10m，1min 喷洒 600m^2（0.06hm^2/min），核心区 + 警戒区 50.24hm^2，需要耗时 837min，13.95h。如果下午仅有 3h（15:30—18:30）的作业时间，则至少需要 4.65 台喷雾器同时作业。若以 2% 溴氰菊酯水乳剂为例，喷药液量为 0.5L/hm^2（50ml 制剂加溶剂 450ml），0.06hm^2 需要喷洒药液 30ml（0.5L/hm^2 × 0.06hm^2），流速应当为 30ml/min。

整个参数计算可以编制在 Execl 表，快速计算出流量值（表 17-7）。

表 17-7　空间喷雾作业参数计算（喷雾器流量计算）

参数	计数公式	数值
A 射程 /m	—	10
B 处理面积 /hm^2	—	50.24
C 单位面积喷洒制剂量 /（L · hm^{-2}）	—	0.2
D 单位面积喷药液量 /（L · hm^{-2}）	—	0.5
E 药液稀释比例	E=D ÷ C	2.5
F 总制剂量 /L	F=B × C	10.048
G 总药液量 /L	G=B × D	25.12
J 加溶剂量 /L	J=G–F	15.072

续表

参数	计数公式	数值
I 车行或步行速度 /($m \cdot min^{-1}$)	—	60.0
H 喷雾器流量 /($ml \cdot min^{-1}$)	H=D×I×A/10	30

可调节流量的喷雾器如果流量不准确或是不能调节流量的喷雾器，就需要预先测底喷雾器的流量。流量测定的方法有 2 个：第一是标记药箱中药液的高度，喷洒 1min，然后测量重新注入液体至药箱中原来高度所需的液体体积；第二是在空药箱中加入已测定体积的杀虫剂，测量喷出这些液体所需的时间。

根据喷雾器的流量情况调整喷雾速度。根据已知流量，计算车行或步行速度，如已知的喷雾器流量是 33ml/min，则每分钟约行走 55m（33ml/min ÷ 10m ÷ 0.06ml/m^2）。如喷雾器无法精准调节出需要的流量，以固定的流量计划出步行或车行速度实施喷雾作业，见式 17-4。可以编制在 Excel 表，计算出车行或步行速度（表 17-8）。

$$\text{步行或车行速度（m/min）} = \frac{\text{喷雾器流量（ml/min）}}{\text{轨迹间隔（m）} \times \text{单位面积喷洒药液量（ml/m}^2\text{）}} \quad \text{（式 17-4）}$$

表 17-8　空间喷雾作业参数计算（车行或步行速度计算）

参数	计数公式	数值
A 射程 /m	—	10
B 处理面积 /hm^2	—	50.24
C 单位面积喷洒制剂量 /($L \cdot hm^{-2}$)	—	0.2
D 单位面积喷药液量 /($L \cdot hm^{-2}$)	—	0.5
E 药液稀释比例	E=D÷C	2.5
F 总制剂量 /L	F=B×C	10.048
G 总药液量 /L	G=B×D	25.12
J 加溶剂量 /L	J=G–F	15.072
H 喷雾器流量 /($ml \cdot min^{-1}$)	—	33
I 车行或步行速度 /($m \cdot min^{-1}$)	K=H÷A÷D	66.0

白纹伊蚊白天活动，且有上午 8:00 前后 1h、下午 17:00 前后 1h 左右的活动高峰，因此伊蚊控制的最佳作业时间就是在蚊虫早晚活动高峰时间段。不应在中午时间喷雾作业，这个时间段气温非常高，从机器上喷出的杀虫剂很快被蒸发掉，且这个时间段非蚊虫活动高

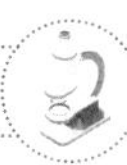

峰，杀虫效率极低。三带喙库蚊和中华按蚊天黑后20:00前后有一个活动高峰，宜在19:00—21:00进行喷雾作业。喷雾作业应在无雨、风速1～4m/s（风力1～3级）的气候条件下进行。

超低容量喷雾和热烟雾可以快速杀灭在作业区域活动的蚊虫，但是杀虫剂雾粒沉降后即失去了杀虫作用，控制区域外的蚊虫会快速补充进来，区域内孳生地中生长的蚊虫也会有成蚊羽化出来，成蚊密度会快速恢复到控制前的水平。因此，空间喷雾控制成蚊的范围要尽可能扩大，除核心区和警戒区外，可以对监控区同时实施控制；另外，空间喷雾需要持续进行，与孳生地控制相结合，与滞留喷洒持续控制蚊虫相结合，只有这样才能将蚊虫密度控制下来。

（二）室内超低容量喷雾

室内施用设备的调节通常按照每一房屋或房间的剂量进行，因此必须计算每一房屋或房间需要的喷洒时间。对一个流速为30ml/min的设备，房间面积为0.04hm^2（400m^2），用药量是0.5L/hm^2，需要喷洒药液20ml（500ml/hm^2 × 0.04hm^2），喷洒时间为40s。对于其他场所的处理（如垃圾场的蝇控制）也用相同的计算方法。

房间喷药液量（ml）＝房间的面积（hm^2）× 单位面积喷药液量（ml/hm^2）（式17-5）

$$\text{喷洒时间（min）} = \frac{\text{房间喷药液量（ml）}}{\text{喷雾器流量（ml/min）}} \quad \text{（式17-6）}$$

核心区和警戒区空间喷雾作业记录表见表17-9。

表17-9　蚊媒传染病疫点成蚊空间喷雾作业记录表

处置日期	处置人	使用药物	控制区域与面积/m^{-2}	用药量/ml	喷雾流量/（ml·min^{-1}）	喷雾器喷幅/m	作业时间	备注

二、持续杀灭成蚊

滞留喷洒的作业步骤包括明确作业区域及作业面积，准备喷雾器械，稀释杀虫剂，实施喷雾作业（见图17-4）。

第一步明确作业区域及作业面积，进一步测定或估算表面的吸水量，计算杀虫剂的用量。

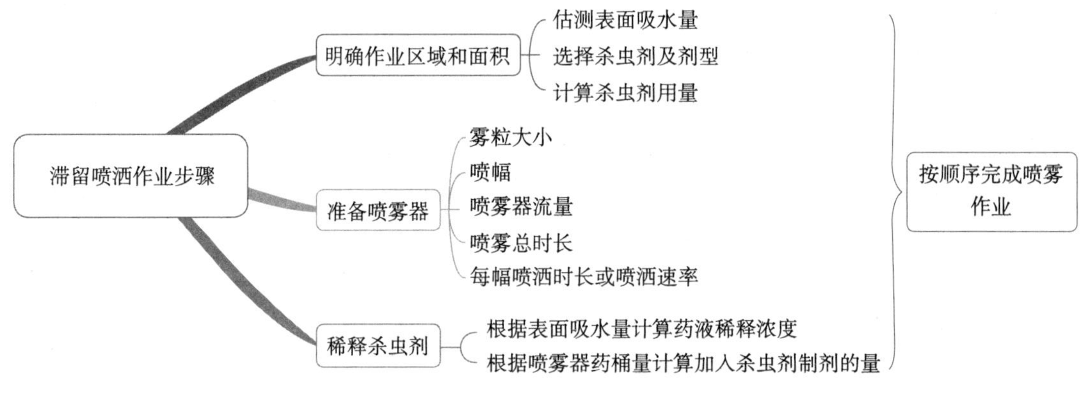

图 17-4　滞留喷洒作业步骤

滞留喷洒是采用具有持效作用的杀虫剂剂型如可湿性粉剂、悬浮剂、微囊悬浮剂等处理成蚊停栖处，杀死在此停栖的蚊虫。滞留喷洒的关键是滞留面杀虫剂剂量达到产品推荐的单位面积用量，不能太多，多了对靶标有兴奋驱赶作用；低了，杀不死靶标，还易诱导靶标产生抗药性。

可湿性粉剂适用于相对粗糙的表面，其余剂型适用于光滑表面。推荐用于蚊蝇滞留喷洒的杀虫剂见表 11-2。

第二步准备滞留喷洒用喷雾器，明确雾粒大小、喷幅、喷雾器流量、计算喷雾总时长和每一幅的喷雾时长。用于滞留喷洒的喷雾器一般为储压式喷雾器或电动（机动）常量喷雾器，雾粒直径在 200～400μm。

滞留面的吸水量是滞留喷洒的一个关键参数，吸水量决定了杀虫剂的使用浓度，比如一种杀虫剂每平方米的施药量是 20mg 有效成分，如果该滞留面的吸水量是 40ml/m^2，杀虫剂的使用浓度就是 0.05%，如果吸水量是 100ml/m^2，那么这个浓度就应该是 0.02%。

实际作业时还需要根据喷雾器的流量和喷幅来调整喷洒速度。《病媒生物化学防治技术指南　滞留喷洒》（GB/T 31715—2015）中提及的喷头距墙 45cm、产生 75cm 的喷幅，是基于 WHO “Manual for indoor residual spraying: application of residual sprays for vector control” 中应用的 HUDSON X-Pert 67322AD 储压式喷雾器，喷头型号 8002，在 170～380kPa（25～55psi）压力，可产生（760 ± 15）ml/min 的流量。对于这个喷雾器，处理 3m 高的滞留面时，一幅面积是 2.25m^2（3m × 0.75m），吸水量是 40ml/m^2 和 100ml/m^2 时，分别需要喷洒 90ml（2.25m^2 × 40ml/m^2）和 225ml（2.25m^2 × 100ml/m^2），则自上往下的喷洒时间分别需要 7.1s（90ml ÷ 12.67ml/s）和 17.8s（225ml ÷ 12.67ml/s）。应用其他喷雾器，需要实测相应的参数，并确定每一幅需要喷洒的时间。可以做成 Excel 表，预设计算公式，将相关参数填入表中，即可获得 F 总药液量（ml）、G 制剂用量（g 或 L）、H 水用量（ml）、K 一幅喷洒时间（s）、L 喷洒速率（m/s）和 M 整个作业时长（min）（表 17-10）。

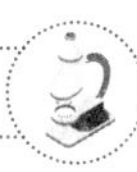

表 17-10　滞留喷洒作业参数计算

参数	计数公式	数值
喷幅 /m	—	0.75
A 流量 /($ml \cdot min^{-1}$)	—	500
B 处理面积 /m^2	—	1 000
C 墙面吸水量 /($ml \cdot m^{-2}$)	—	40
D 单位面积用药量 /($g \cdot m^{-2}$)	—	0.02
E 有效成分含量 /%	—	5%
F 总药液量 /ml	F=B × C	40 000
G 制剂用量 /g 或 L	G=B × D ÷ E	400
H 水用量 /ml	H=F–G（液剂）	39 600
I 处理墙面高度 /m	—	3
J 有效处理幅宽 /m	—	0.75
K 一幅喷洒时间 /s	K=I × J × C ÷ A × 60	10.8
L 喷洒速率 /($m \cdot s^{-1}$)	L=I ÷ K	0.28
M 整个作业时长 /min	M=B × C ÷ A	80
N 喷洒作业时间	日期：	时间：

第三步稀释杀虫剂，根据表面吸水量计算杀虫剂使用浓度，根据喷雾器的药桶容量，加入杀虫剂制剂和溶剂，充分混用后，依序实施滞留喷洒作业。

疫点滞留喷洒作业记录表见表 17-11。滞留喷洒处置范围为重要的蚊虫孳生与栖息场所，如病家周围绿化带，社区卫生死角，牲畜棚（疟疾、乙脑），收治患者医院病房的纱门、纱窗以及周围环境。

表 17-11　蚊媒传染病疫点成蚊滞留性喷洒处置记录表

处置日期	处置人	使用药物	控制区域和面积 /m^2	使用方法	使用浓度 /%	用药量 /g 或 ml	备注

注：采用背负式常量喷雾器，将杀虫剂根据推荐使用剂量和处理面吸水量按比例稀释后，均匀地喷洒于重点部位的蚊虫栖息场所。如果连续多次进行喷洒处置，将处置信息记录在同一张记录表上，并注意有效交接及记录。

三、孳生地控制

蚊虫孳生地控制是蚊虫控制的关键，组织和发动当地居民、单位清除孳生地是疫点处置工作的重要措施之一，但是总有一些孳生地无法清除，如地下室的集水井、道路两侧的雨污水井等市政管井，必须定期投放灭蚊幼剂杀灭蚊幼。灭蚊幼剂的使用剂量应该是每立方米水体中有多少克杀虫剂或每升水里有多少毫克杀虫剂，但是在现场应用时，我们可以直接观察到的是水面积，很难确定水深，难以确定水的体积，因此杀虫剂登记时推荐使用剂量是每平方米投放多少杀虫剂。在蚊虫幼虫控制过程中需要配备能够量取不同重量的小勺，比如1g、5g、10g 的勺，根据水体面积和灭蚊幼剂的推荐用量投放或喷洒杀虫剂，投药时水体深的可适当增多投一些，确保灭蚊幼效果。

昆虫生长调节剂吡丙醚、烯虫酯杀灭蚊幼的机制是抑制幼虫蜕皮长大，最终导致幼虫不能化蛹或羽化成蚊，但是在日常检查中仍会看到活着的幼虫和蛹，需要充分认识这 2 种灭蚊幼剂的特点。

病媒生物应急处置区级分队或基层应急处置队伍与区疾控中心和社区卫生服务中心监测人员在检查布雷图指数的同时，应将积水清除，通过翻、清、通、填，清除绿化带与卫生死角散在垃圾(塑料薄膜、饭盒、纸杯等易积水的容器)，容器加盖等。不能清除的积水如市政管网井等投放或喷洒灭蚊幼剂。孳生地处置记录表见表 17-12。

表 17-12 蚊媒传染病疫点孳生地处置记录表

处置日期	处置人	药物	使用方法	使用浓度 /%	使用剂量	用药量 /g 或 ml	备注

注：如果连续多次进行孳生地处置，将处置信息记录在同一张记录表上，各组之间注意有效交接及记录。

四、个人防护

参与蚊媒病疫点监测和处置人员的个人防护主要是防被蚊虫叮咬和防杀虫剂污染暴露皮肤以及吸入。防蚊叮咬可以在暴露部位涂抹驱蚊剂，但是在实施双层叠帐法监测时负责捕蚊的人员应尽可能地采取物理防蚊的方式防蚊，比如戴防蚊网遮挡脸和颈部，减少对监测结果的干扰。防杀虫剂污染和吸入需穿长袖衣服和长裤、戴工作帽、戴防护口罩、戴防护面屏、戴乳胶手套等避免杀虫剂接触皮肤和经口吸入。

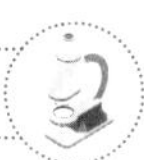

五、效果评估

（一）评估方法

评估方法同监测方法，主要是布雷图指数法和双层叠帐法计算成蚊密度。疫情发生24h内开展1次评估；之后，核心区每3d监测评估1次，警戒区每周监测1次，监控区根据需要每2周监测评估1次。

（二）控制指标

一周内将布雷图指数或诱蚊诱卵指数控制在5以下，双层叠帐法蚊密度控制在2只/h以下，并保持至应急处置终止。

终止登革热应急控制条件是核心区和警戒区布雷图指数连续2周小于5，同时双层叠帐法成蚊密度不高于2只/h，且在25d内无登革热新发病例。

（冷培恩）

第十八章　鼠传疾病媒介控制

鼠传疾病是指以鼠和鼠体表寄生虫为媒介将病原传染给人的疾病，包括鼠疫、流行性出血热、钩端螺旋体病、鼠咬热、兔热病（又称“土拉菌病”）等。其中，鼠疫位列我国法定传染病中甲类传染病之首，流行性出血热和钩端螺旋体病是乙类传染病，说明这些鼠传疾病在我国传染病防控中处于重要地位。作为媒介生物性疾病，鼠传疾病控制的最重要措施是控制传播媒介鼠、蚤等，只有这样才能切断鼠传疾病传播途径，有效控制鼠传疾病的发生和流行。

第一节　应急控制一般程序

在城乡病媒生物及病媒生物传染病预防控制工作中，当监测发现鼠密度过高或发生鼠传疾病时需要启动鼠类应急控制程序。一般来说，应急控制程序应至少包括控制前密度调查、采取控制措施和控制后效果评估 3 个部分内容。此外，控制前准备、应急控制启动研判和应急控制后效果巩固等也是应急控制程序的重要内容。

鼠密度监测的一项重要作用就是及时掌握鼠密度的动态变化过程，当鼠密度过高需要应急控制时，此时往往已有了密度本底数据，该数据就可以作为控制前密度。当鼠传疾病发生或暴发流行时，应在采取控制措施的同时，以捕鼠笼法或夹夜法开展鼠密度调查作为控制前密度。控制措施优先选用能快速控制鼠密度的化学防制方法。如果选用抗凝血类杀鼠剂，一般在投药后第 21 天开展控制后效果评估，后密度调查方法要与控制前调查方法一致。

当因蚤密度很高而发生相关传染性疾病时，应采取措施鼠、蚤同灭，蚤类是鼠体表寄生虫，只有在鼠密度下降时蚤密度才能下降。此时一般遵循先灭蚤，然后灭鼠，然后再灭蚤的应急控制原则。对于传播媒介——蚤，首先要对游离蚤进行控制，然后控制蚤的宿主，最后对因鼠类死亡而产生的新游离蚤再次进行控制。

第二节　鼠类应急控制

鼠传疾病发生时，首先考虑的是迅速降低鼠密度，减少人与鼠的接触，降低发病率。此时的控制原则应是优先采用化学防制，同时采取环境治理和物理防制的措施。

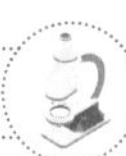

一、常用杀鼠剂

鼠传疾病应急控制时，应购买使用具有农业农村部农药登记证号的合法产品，杀鼠剂的农药登记证号有 2 种，一种是大田农药登记证，其格式为“PD××××####”，一种是卫生杀虫剂农药登记证号，其格式为“WP××××####”，其中“PD”表示大田使用农药，“WP”表示卫生杀虫剂农药，“××××”表示获得登记证号的年份，“####”表示序号，近期登记的杀鼠剂饵剂大多使用“WP”证号。除农药登记证号外，说明书还应标有农药生产许可证号和企业标准号，即所谓“三证”齐全。

目前在农业农村部登记的杀鼠剂主要有 13 种，包括敌鼠钠盐、杀鼠灵、杀鼠醚、溴敌隆、溴鼠灵、氟鼠灵、胆钙化醇、雷公藤甲素、C 型肉毒梭菌毒素、D 型肉毒梭菌毒素、莪术醇、α-氯代醇、地芬·硫酸钡。

C 型肉毒梭菌毒素、D 型肉毒梭菌毒素是亚急性杀鼠剂。这 2 种毒素是由相应型别肉毒梭菌产生的大分子量毒性蛋白质，为神经性毒素。肉毒毒素不耐热，90℃ 2min 可完全破坏，不耐碱，在 pH11 的碱性溶液中 3min 可灭活，但冻干毒素在低温条件下可长期保存，毒性下降缓慢。肉毒毒素一般被制成毒饵，鼠类取食后，毒素通过消化道进入血液，选择性作用于骨骼肌与神经的接头处，阻碍神经递质乙酰胆碱的释放，从而造成肌肉特别是呼吸肌的麻痹。鼠类中毒表现为精神萎靡，肌肉麻痹，四肢伸展，平卧不动的迟缓性麻痹症状，最后因呼吸障碍窒息而死。肉毒毒素中毒潜伏期一般 1～2d，死亡高峰在 2～4d。C 型肉毒梭菌毒素适用于草原鼢鼠、高原鼠兔的控制，D 型肉毒梭菌毒素适用于草原害鼠、高原鼠兔、长爪沙鼠、黑线仓鼠、黑线姬鼠、黄鼠的控制。

胆钙化醇（又称为维生素 D_3 或胆钙化固醇）是维生素 D 的一种，主要作用是调节钙、磷代谢，促进肠内钙、磷的吸收和骨质钙化，维持血钙和血磷的平衡。其作为杀鼠剂的作用机制是鼠类取食胆钙化醇毒饵后，胆钙化醇在鼠体内代谢，形成 1,25-二羟基胆钙化醇，增加肠道吸收钙和磷的能力，同时动员鼠骨骼中的钙进入血液，使血钙含量快速提升，引起肾、心、肺、胃等靶器官的软组织钙化，鼠类最终因高钙血症而死亡。胆钙化醇起效相对迅速，可归类为亚急性杀鼠剂。在无选择试验中，鼠类取食 0.075% 胆钙化醇毒饵 1d 即可达到致死剂量，2～3d 后停止取食，处理组 100% 死亡时间褐家鼠为 3～4d，小家鼠为 4～6d，黄胸鼠约 10d。

雷公藤甲素为植物源农药，又称雷公藤内酯、雷公藤内酯醇，是从卫矛科植物雷公藤的根、叶、花及果实中提取的一种环氧二萜内酯化合物，难溶于水，易溶于甲醇、无水乙醇、乙酸乙酯、氯仿等。雷公藤甲素是目前已从雷公藤分离出的 70 余种成分中最具药理活性的物质，具有显著的抗生育作用，主要是损伤鼠类睾丸生精细胞，减少精子的产生，为雄性不育杀鼠剂。雷公藤甲素一般做成饵剂，通过鼠类特别是雄鼠取食降低生育率，减少种群数量。

杀鼠灵和杀鼠醚的适口性较好，尤其是杀鼠醚，适口性相对更好。猪对杀鼠灵非常敏感，因此，养猪场鼠类的控制要慎用杀鼠灵。敌鼠钠盐对狗和猫的毒性强，但对猪较安全，可用于养猪场鼠类控制。

溴敌隆、溴鼠灵（大隆）和氟鼠灵是第二代抗凝血杀鼠剂，属香豆素类，其急性毒力较第一代为强，尤其对第一代抗凝血类杀鼠剂抗性鼠仍然具有较强的杀灭作用，可用于第一代抗凝血类杀鼠剂抗性的治理。

二、常用杀鼠剂的使用方法

（一）抗凝血类杀鼠剂

鼠类应急控制时一般推荐使用慢性抗凝血类杀鼠剂，安全性相对较高，灭鼠效果也较好。

杀鼠灵毒饵的浓度一般为 0.05%，杀鼠醚毒饵浓度一般为 0.038%，敌鼠钠盐毒饵浓度一般为 0.05%～0.1%，溴敌隆、溴鼠灵和氟鼠灵等第二代抗凝血类杀鼠剂毒饵浓度一般为 0.005%。

毒饵的投放要做到"点多、量足"，按"盗食多少，补充多少，吃光加倍"的原则投放在鼠类栖息和活动场所及隐蔽处，最好投在毒饵盒中或儿童不易触及的干燥处；室外一定要投在毒饵站或有防雨水的设施中，潮湿处应选择蜡饵投放。毒饵要成堆投放，每堆 20～30g，严禁随意散扔。常用的投饵方法有鼠洞投放、毒饵站（盒）投放、按鼠迹投放和等距投放等。

1. 鼠洞投放　对于洞穴明显的野鼠和北方农村土质住宅的家鼠适用。此法可保证鼠类与毒饵相遇。毒饵投入洞内或投在洞外离洞口约 10cm 处。在野外应避开洞口浮土，防止毒饵被埋。在鼠多洞少场合，投量酌增。

2. 毒饵站（盒）投放　在鼠洞以外投放毒饵一般应投放于毒饵站（盒）内，一方面可减少或避免家禽、家畜和宠物等的误食，保证安全，另一方面可于雨水天气保护毒饵，减少或避免毒饵受潮变质。

3. 按鼠迹投放　大部分地区的家鼠洞口不易找到，但活动场所容易确定，可按此法布放毒饵。有的野鼠洞口不明显，可投放于主要活动场所。毒饵投放量应略高于按洞投放，投毒饵堆数视鼠密度而定。对于小家鼠，堆数应增加，但每堆毒饵量可减少。

4. 等距投放　主要适用于室外开阔地块消灭野鼠，在大仓库、大车间灭家鼠也可使用。在野外，按棋盘格方式，每行或每列各隔一定距离放毒饵 1 堆，行距和列距不一定相等，一般为 5～10m 或 20m。在室内，沿墙根每 10m 或 20m 投毒饵 1 堆。

投饵量每堆（或洞）如下：第一代慢性杀鼠剂 15～20g，第二代慢性杀鼠剂 5～10g。

应在投药后第 2 天和第 3 天观察毒饵的盗食情况，补充投药 2d，连续观察。严禁使用国家明令禁止的急性杀鼠剂以防人畜急性中毒等危害。为保证投饵质量，室内外投饵必须全覆盖，做到不漏单位、不漏户、不漏房间、不漏外环境场所等有鼠栖息和活动的地方，同时应投放于墙边、墙角、鼠洞内、鼠洞旁等鼠经常活动且隐蔽的位置上。

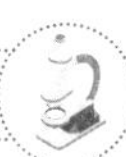

（二）杀鼠剂使用方法

1. 胆钙化醇使用方法　胆钙化醇剂型为饵粒，一般仅用于宾馆、住宅、仓库、车、船等的室内，不可用于室外及农作物。使用时将胆钙化醇饵粒分成小堆投放在鼠类出没处，室内每间（$15m^2$）放2～3堆，每堆10～15g。一般投饵后3～5d即可出现死亡高峰。

2. 雷公藤甲素使用方法　目前，雷公藤甲素的剂型一般为颗粒毒饵，有效成分含量为0.25mg/kg，使用时，农田、森林、草原每公顷常规投药500～1200g，条距10m×20m投放1堆，每堆5～10g；室内15～$20m^2$投放2堆，每堆5～10g，7～10d检查饵剂取食情况，并予补充，鼠密度较高的地区可增加投饵量。

三、应急灭鼠

（一）消毒

鼠疫疫点需要开展消毒工作。消毒是切断传播途径、防止鼠疫疫情扩散的重要措施，其目的是将污染范围内的病原微生物杀灭或消除，使之无害化。

1. 地面、墙壁、门窗、家具　使用含有效氯1 000～2 000mg/L的消毒液或2 000～5 000mg/L过氧乙酸进行喷雾消毒。地面消毒先由外向内喷雾1次，待室内消毒完毕后，再由内向外重复喷雾1次。泥土表面吸液量为150～$300ml/m^2$，石灰、水泥、木板表面为$100ml/m^2$，消毒液使用量不宜超过吸液量，具体操作控制为"湿而不流"，即被消毒表面充分湿润但不形成液流。消毒作用时间不少于60min。

2. 房间空气　房间密闭后，使用1 000mg/L二氧化氯、5 000mg/L过氧乙酸溶液向空中作气溶胶喷雾消毒，用量$20ml/m^3$，密闭作用60min后开窗通风。一般鼠疫患者房间每天消毒1次，肺鼠疫患者房间每天消毒2次。

3. 耐热耐湿物品　纺织品如普通衣物、餐（饮）具或其他耐热耐湿的贵重金属、首饰、陶瓷、玻璃制品等可用煮沸消毒30min，或用1 000mg/L二氧化氯溶液浸泡1～2h，洗净后晒干。较厚棉衣和被褥可用蒸汽消毒或0.105MPa 20min高压消毒。

4. 不耐热耐湿物品　毛衣、毛毯、化纤尼龙织物，塑料制品或书报、字画等，可采用甲醛熏蒸，药量为50ml/L，密闭消毒24h。或用环氧乙烷熏蒸，药量为600mg/L，方法是将待消毒的物品装入塑料袋内，倒入环氧乙烷，夹子密封袋口，于大于15℃的室温下作用16～24h，自然汽化消毒。

5. 钟表、电视机等电器、仪器　可用75%乙醇擦拭，或用环氧乙烷熏蒸，作用16～24h消毒。

6. 粮食　用炒、煮和暴晒方法消毒。

7. 患者的排泄物、分泌物　用含有效氯20 000mg/L消毒液，按粪、药比例1∶2浸泡2h；若有大量稀释排泄物，应用含有效氯70%～80%漂白粉，按粪、药比例20∶1加药后充分搅匀，消毒 2h。

8. 运送患者的车辆　用 1 000mg/L 二氧化氯、5 000mg/L 过氧乙酸溶液喷雾、擦拭消毒，车厢内密闭作用 60min 以上。

9. 鼠疫尸体　用含有效氯 5 000mg/L 消毒液、5 000mg/L 过氧乙酸溶液喷洒消毒全身，再用上述消毒液浸泡的棉花堵塞口、鼻、耳、肛门、阴道等身体外通道口，用上述消毒液浸泡过的床单严密包裹尸体后立即就近火化。

10. 废弃物　可燃物质尽可能焚烧后掩埋，也可以用 1 000mg/L 二氧化氯、5 000mg/L 过氧乙酸溶液浸泡 24h 后掩埋。

（二）灭蚤

鼠类染疫后体温升高或死亡后体温下降，鼠体上的蚤类都会离开鼠体，进入环境，成为游离蚤，传播疾病，因此鼠疫疫点在灭鼠的同时需要开展灭蚤工作。具体灭蚤措施见本章第三节。

（三）灭鼠

1. 人间鼠疫疫区的灭鼠与灭蚤同步进行。
2. 除以监测和检测病原体为目的，专业人员可使用器械捕鼠外，严禁群众使用器械灭鼠，以防止疫蚤游离和感染鼠疫。
3. 大、小隔离圈室内外灭鼠应选用多种灭鼠饵剂同时使用。
4. 已证实鼠疫患者感染来自当地动物鼠疫疫区时，灭鼠范围要扩大到隔离圈以外属于动物鼠疫疫区范围内的居民区及邻近地区。对野外疫区施行熏蒸剂灭鼠，鼠、蚤同灭。
5. 灭鼠可使用氟鼠灵、溴敌隆、溴鼠灵、敌鼠钠盐等鼠饵，应急状况下可选择当地鼠适口性好的饵料用灭鼠剂母液或母粉现拌毒饵灭鼠。
6. 在地广人稀而灭鼠范围大的偏远地区，不具备施用熏蒸剂条件而代之以毒饵灭鼠时，必须在灭鼠的同时进行洞内喷洒灭蚤药或采用堵洞等灭蚤措施。投药者应注意个人防护。
7. 如患者在外地感染后回家发病，已知当地不是鼠疫疫源地时，可不进行灭鼠。

四、捕获鼠类的处理

鼠传疾病流行时，鼠夹和粘鼠板等器械捕获的死鼠由于体温下降和自身组织溶解，不适于检查体表寄生虫和检测鼠体携带的病原体，直接处理鼠尸即可。可用长钳夹入防水收集袋，工作人员戴好手套、口罩，穿好防护服。鼠尸集中后进行焚烧处理。用捕鼠笼等器械捕获的活鼠一般需要检查体表寄生虫和检测鼠体携带的病原体，因此一般需要将活鼠带回实验室处理。在灭鼠现场，可用塑料袋将捕鼠笼整体包裹扎口，运送至实验室后用乙醚棉球进行麻醉，麻醉时间的长短取决于鼠体的大小，一般来说鼠体越大，需要的麻醉时间越长，麻醉程度以深度麻醉为好，这样有利于后续的体表寄生虫检查和解剖。

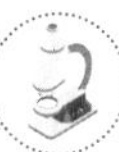

五、效果评估

在应急控制措施结束后应及时开展效果评估工作，根据效果评估结果决定是否停止应急工作。鼠类应急控制效果评估应在控制后在与控制前密度调查相同或相近的采样点采用相同的方法再次进行密度调查，以应急控制前后密度下降率评估防制措施的有效性（密度下降率大于 80% 为防制措施效果显著），以控制后密度评估鼠密度是否控制到预期目标。

鼠疫疫点大、小隔离圈内经灭鼠处理后，无论家鼠、野鼠都要达到无鼠、无洞的标准。疫区灭鼠标准为：

1. 家鼠密度降至 0.5% 以下。

2. 生产生活区及其附近的鼠疫主要宿主密度要分别降至：家鼠 1% 以下，黄鼠 1 只 / $10hm^2$ 以下，沙鼠 3 只 /$10hm^2$ 以下，旱獭 0.5 只 /$10hm^2$ 以下。

肾综合征出血热疫点鼠密度降至 1% 以下。

六、巩固措施

经过化学防制，鼠密度一般会迅速下降。但随着种群数量的减少，鼠的生殖潜能受到激发，繁殖力上升（包括鼠的怀孕率上升，每只孕鼠所怀的胚仔数增多），导致种群数量在较短时间内迅速恢复。因此，采取应急灭鼠措施后，及时采取巩固措施尤为必要。

一般来说，在应急控制后，要及时建立监测体系，同时继续做好鼠类栖息地清理、防护设施建设及完善工作。鼠类密度监测可 2 个月进行 1 次。同时在外环境设置灭鼠毒饵站，毒饵站上及墙体上应有警示标识和编号，每月检查维护 1 次。

第三节　蚤类应急控制

蚤俗称“跳蚤”，属于节肢动物门，昆虫纲，蚤目，全世界已知 5 总科、16 科、239 属，约 2 500 种。目前，我国已记录 651 种，共计 4 总科、10 科、75 属，其中常见的有人蚤、印鼠客蚤、猫栉首蚤、犬栉首蚤、方形黄鼠蚤等。蚤成虫呈棕褐色或近黑色，体型小，体长 1～3mm，左右侧扁，无翅但足发达，善跳跃，营寄生生活，具刺吸式口器，以宿主血液为食，多寄生于哺乳动物和鸟类身上，例如鼠、猫、犬、猪、蝙蝠等。

蚤是一种完全变态昆虫，它的一生包括卵、幼虫、蛹和成虫 4 个时期，从卵到成蚤的整个生活史从 2～3 周到 1 年以上不等。成蚤雌雄均吸血，吸血是蚤成虫摄取营养的唯一途径，对其交配、繁殖和寿命具有重要意义。吸饱血的雌蚤在受精后产卵于碎屑中，通常一生产卵 300～1 000 枚。卵 3～5d 后孵化为幼虫，幼虫畏光，常躲藏在缝隙隐蔽处或宿主窝巢内，以有机质为食。蚤幼虫期一般为 2～3 周，但随种类和生存环境而异，幼虫蜕皮 2 次，最后吐丝成茧，并在茧内化蛹。蛹在季节、温湿度变化等外界因素刺激下，破茧为成虫。成蚤常寄居于寄主的毛发间或游离在宿主的居住场所附近，根据其寄生方式可分为游离型、半固定型和固定型。成蚤寿命的长短与环境温湿度、吸血频次等环境条件有很大关系，环境条件越好，成蚤寿命越长。

蚤可通过叮刺吸血、皮下寄生等方式对宿主造成直接危害。蚤类偏好叮咬人的脚踝和小腿，能引起不同程度的皮肤炎症。皮下寄生的蚤类如穿皮潜蚤可潜入宿主脚趾间、脚掌底部、臀部、生殖器附近等皮肤柔软处，引起皮肤发痒、发炎、过敏甚至继发感染，导致溃疡和化脓。

蚤还可以通过传播病原体引起疾病造成间接危害，其中最主要的为鼠疫。鼠疫又称黑死病，是一种发病急、传播快、病死率高、传染性强的烈性疾病，为甲类传染病之首。历史上曾发生过三次鼠疫世界大流行：首次大流行发生于公元6世纪，起源于中东，后传入北非、欧洲等地，持续五六十年，死亡总数近1亿人；第二次大流行发生于公元14世纪，以欧亚大陆为主，导致近7 500万人死亡；第三次大流行始于19世纪末，至20世纪30年代达到最高峰，波及亚洲、欧洲、美洲等地，导致千万人死亡。新中国成立后，国内人间鼠疫已基本绝迹。1991—1994年在青海、新疆、西藏、云南、内蒙古等地报道人间鼠疫106例，病死率24.5%。近年出现人间病例偶发和散发。2019年11月，内蒙古自治区锡林郭勒盟苏尼特左旗2人被诊断为肺鼠疫确诊病例；2021年8月内蒙古自治区鄂尔多斯市鄂托克旗乌兰镇查布公社一放牧人员确诊为鼠疫病例。鼠疫仍具有暴发的可能性，必须保持高度警惕，应在各鼠疫疫源地常年开展鼠疫监测，掌握鼠疫动态。除此之外，蚤还能传播肾综合征出血热、地方性斑疹伤寒、钩端螺旋体病、绦虫病等多种疾病。

当发生蚤传疾病或蚤类对人群造成严重侵扰时，应对蚤类采取应急控制措施。此时应以化学防制为主，迅速降低蚤密度，减少蚤传疾病的发生和流行，减轻对人类造成的危害。同时，应及时清除蚤类的孳生条件，清理孳生栖息环境。如目前城市居民区因流浪猫狗增多而导致越来越多小区出现跳蚤危害，此时蚤类应急控制应首先管理流浪猫狗和其栖息环境，动物灭蚤和环境灭蚤应同步进行。

农业农村部登记的用于蚤类防制杀虫剂的有效成分主要为拟除虫菊酯，另有极少量呋虫胺等其他种类，剂型主要包括粉剂、可湿性粉剂、水乳剂、悬浮剂、气雾剂、烟雾剂等。拟除虫菊酯类杀虫剂主要通过接触透过体表进入蚤类体内，作用于神经系统而导致蚤类死亡。化学防制蚤类时，杀虫剂施用方式主要包括滞留喷洒、布粉等。

滞留喷洒防制蚤类，主要针对地面的灰尘和动物的窝巢，根据施药表面吸水量、施药面积、制剂推荐有效成分单位面积使用量、制剂浓度等参数计算需要喷洒的药液量，根据喷雾器流速计算喷洒时间，根据国家推荐性标准《病媒生物化学防治技术指南　滞留喷洒》（GB/T 31715—2015）进行施工作业。

实施蚤类应急控制后，应进行防制效果评估，一般要求防制后密度为零。在进行密度调查时，调查人员应注意个人防护，穿好防蚤袜。

跳蚤的防制方法很多，应因时因地制宜，采取综合防制方法。首先，需明确各地传播疾病的媒介蚤种及其活动特点，蚤类防制主要根据蚤种及宿主而异，重点关注鼠洞、鼠巢等蚤类栖息繁殖场所。其次，灭蚤时机应选择在蚤类繁殖季节和相关疾病流行季节前。蚤类综

合防制方法包括环境防制、物理防制、化学防制、生物防制和应急灭蚤等。

一、环境防制

1. 保持个人清洁和房舍、畜舍卫生。定期洗晒被褥，经常清扫地面，填堵泥坑墙缝，堵塞鼠洞，防止蚤类孳生繁殖。

2. 改造自然环境，加强建筑防鼠设施建设，破坏野鼠等宿主的生存条件，通过控制蚤类宿主，控制蚤类孳生。

二、物理防制

1. 农村土炕、砖土地等环境，可采用热灶灰铺撒地面，使地面变得干燥等方式，杀死蚤卵、幼虫、蛹及成虫，并进一步防止蚤类孳生。但此法要注意用火安全。

2. 采用粘捕法捕获蚤类。制作或购买粘蚤纸，将粘蚤纸放在室内地面的四角和中心各1张，粘捕后2～3d收集在一起销毁。粘蚤纸配方：松香、蓖麻油或凡士林、豆油按2∶1∶1配制。

三、化学防制

化学灭蚤是疫情处置的重要手段，也是蚤类防制的重要措施之一。常用化学杀虫剂有有机磷类杀虫剂、氨基甲酸酯类杀虫剂、拟除虫菊酯类杀虫剂等，具有高效速效的优点。近年来昆虫生长调节剂也广泛应用于蚤类防制，如烯虫酯、烯虫乙酯等，具有安全、无毒、持效长、药物残留期短的优点。

1. 室内外灭蚤　可选取2.5%溴氰菊酯可湿性粉剂80～120ml/m^{2}喷洒在地面、墙壁，室内在喷洒灭蚤药后应关闭门窗1～2h；鼠洞可用0.01%高效氯氰菊酯粉剂处理。

2. 禽畜灭蚤　可选取0.6%残杀威·氯菊酯粉剂、2%马拉硫磷粉剂涂抹禽畜体表；撒粉剂时需对禽畜皮毛进行揉搓，使药粉直接进入皮毛内。

使用化学杀虫剂灭蚤时应使用登记靶标为蚤的杀虫剂，并注意轮换使用不同灭蚤杀虫剂，准确配制药品浓度，避免产生抗药性；禽畜体灭蚤宜选择兽药杀虫剂，确保禽畜及其制品的安全。施药时做好个人防护；施药结束后及时清洗衣物；室内食物、水缸盖严，猫、犬、鸡、猪等家禽畜要圈管。

四、生物防制

近年来，由于化学药剂的抗药性及环境污染等问题，生物防制在害虫防制领域得到重视。研究发现，白僵菌对蚤具有良好的防制作用。另外，也有研究利用线虫、原虫、螨虫等蚤类天敌进行过试探性试验，但还未实际应用。

五、应急灭蚤

鼠疫疫点需要在开展灭鼠的同时开展灭蚤工作。

1. 居所灭蚤　对患者住处的地面、墙壁、炕面、室内物品等全面喷洒灭蚤药物，进行初步灭蚤。此时暂不搬动室内物品，以免蚤类四散逃逸而增加感染机会。初步灭蚤后，接着进行第二次彻底的药物灭蚤。

2. 大、小隔离圈环境和鼠洞灭蚤　根据疫情流行动态和当地游离蚤的严重程度，灭蚤工作可扩大到警戒区或更大范围。

3. 猫、犬等动物管理和灭蚤　凡不拴养、笼养的动物一律处死。当疫情严重、有进一步发展扩大趋势时，可将猫、犬等可染疫动物全部处死。

4. 隔离圈外的动物鼠疫疫区灭鼠、灭蚤　用熏蒸剂处理鼠洞，使用毒饵法灭鼠须在投饵后封堵鼠洞，防止蚤类游离洞外。

5. 灭蚤杀虫剂选择　可使用农药登记靶标为蚤的 31% 氟氯·吡虫啉悬浮剂、15% 高氯·残杀威悬浮剂等稀释后喷洒或 0.6% 高效氯氰菊酯粉剂直接撒布，所使用的灭蚤药物可交替或重复使用。

6. 灭蚤标准　灭蚤后要求达到粘蚤纸法（每房间 5 张）、积土法（每房间 $5m^2$）检不到蚤。

7. 无蚤环境可不灭蚤　如患者发生在城市，已知环境中无媒介蚤类时，可不灭蚤。

（褚宏亮）

第四节　螨类应急控制

一、螨类生物学

螨属于节肢动物门蛛形纲蜱螨亚纲，大小一般在 0.5mm 左右。成虫有 4 对足，一对触须，无翅和触角。虫体分为颚体和躯体，颚体由口器和颚基组成，躯体分为足体和末体。前端有口器，食性多样。世界上已发现的螨有 50 000 余种，不少种类与医学有关，目前已知有 140 个种和亚种。

螨的生活史分为卵、幼虫、前若虫、后若虫和成虫 5 个期，幼虫具有 3 对足，若虫与成虫都具有 4 对足。螨一生产卵 100～200 个，完成 1 个世代一般需要 3 个月，每年完成 1～2 代。成虫的寿命平均为雄性 116d，雌性 185d。成虫和若虫主要以土壤中的小节肢动物和昆虫卵为食，幼虫则以宿主被分解的组织和淋巴液为食。幼虫在刺吸过程中，一般不更换部位或转

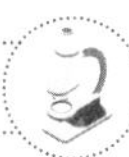

换宿主。

医学上与人类有关的螨主要为恙螨和革螨。恙螨的成虫和若虫营自生生活，幼虫寄生在家畜和其他动物体表（比如鼠）。革螨大多数营自生生活，少数营寄生生活。寄生性革螨以宿主的血液和组织液为食，多寄生在人、鼠体、鸡鸽等，可叮咬人吸血，引起皮炎瘙痒。但是其活动受温度、湿度和光线等多种因素的影响。

（一）恙螨

恙螨的直接危害是叮咬人体引起恙螨性皮炎，其唾液溶解宿主皮肤组织细胞，引起局部凝固性坏死，出现皮炎，还有可能发生继发感染。此外，恙螨可以传播病毒、立克次体、细菌等病原体，可引起恙虫病和肾综合征出血热等其他疾病。

恙虫病是感染立克次体恙螨幼虫叮咬人体引发的一种急性传染病，是一种自然疫源性疾病，也是人兽共患病，啮齿动物为主要传染源，恙螨幼虫为传播媒介。恙螨是恙虫病唯一的传播媒介。恙螨幼虫叮刺宿主时，将病原体吸入体内，并经卵传递到下一代幼虫，然后再通过叮刺传给新宿主。本病在我国主要流行于南方，特别是东南沿海地区，对野外作业人员威胁很大。

（二）革螨

革螨叮刺吸取血液或组织液会引起革螨皮炎，主要表现为局部出现红色水肿性丘疹、奇痒、水疱，还会出现抓痕结痂和色素沉着。某些革螨还能在野生动物间传播人兽共患病，并长期保存疫源。

流行性出血热亦称肾综合征出血热，是以鼠类为主要传染源的自然疫源性疾病，革螨对其可起媒介和储存宿主作用。森林脑炎是森林地区自然疫源性疾病，巢穴寄生型革螨对森林脑炎病毒的循环和保存起重要作用。立克次体痘是一种急性发热性疾病，病原体为螨立克次体，当螨咬人时而传播于人。Q 热是贝纳柯克斯体所致的急性传染病，是一种自然疫源性疾病，一些革螨能参与 Q 热疫源地病原体的循环，起保护和扩大疫源地的作用。

二、螨类防制

（一）环境防制

改造治理螨的孳生场所是治本措施。经常清除驻地、训练场所、道路和住地两旁的杂草，填平坑洼，增加日照，降低湿度，使之不适合螨的生长繁殖。同时做好堵塞鼠洞和灭鼠防鼠工作，减少螨的孳生。

（二）化学防制

化学防治是螨类防治的主要方法。在人、鼠经常活动的地方及螨孳生地，用敌百虫、敌敌畏或马拉硫磷等进行喷洒。用敌敌畏熏蒸法灭螨效果良好。有机磷类是杀螨高效廉价的首选药物。

需要特别说明的是，根据《农药管理条例》的管理要求，杀虫剂登记时靶标为螨的杀虫剂才能用于螨控制，查询中国农药信息网农药登记数据，大田农药登记有各种果树上叶螨、二斑叶螨、全爪螨、瘿螨和棉花上螨的控制杀虫剂，用于室内尘螨控制可用气雾剂和登记用于室内灭满的 6.5% 右旋苯醚氰菊酯水发烟剂。

（三）物理防制

保持室内清洁干燥并清除螨，防止野鼠窜入室内，不在住宅内饲养家禽。螨对热和干燥抗力差，60℃下 5～10min 即可死亡。定期晾晒铺草、床垫是防螨灭螨的有效方法。

（四）个人防护

在野外工作、活动时应扎紧袖口、裤管口，把衬衣扎入裤腰内，不要在草地坐卧；避免在草丛、树枝上晾晒衣服和被褥。注意皮肤保护，如有破损，及时消毒包扎。野外作业后应当及时洗澡和更换衣服，并且重点擦洗腋窝、腰部、会阴等皮肤柔软部位，可减少被螨叮咬的机会。

身体裸露部位涂驱避剂防护。手、颈、小腿等处涂抹驱蚊剂，有 2～3h 防护作用，但是接触水后易失效。

（龚振宇）

第十九章　蜱传疾病媒介控制

第一节　蜱传疾病概述

蜱是人兽共患病的重要传播媒介，呈世界性分布，宿主多样，可寄生于哺乳类、鸟类、爬行类和两栖类等多种动物，通过叮咬宿主吸血使宿主产生免疫反应，同时传播病原体而导致疾病。蜱通常被认为是最重要的病原体储存库，并且可经卵传递病原体，雌蜱可以将感染的病原体经卵巢传至卵，并可持续传递 3～4 代，因此，蜱在一定意义上还具有储存宿主的作用。蜱的成虫、若虫和幼虫均可携带病原微生物并传播疾病，给人类健康及畜牧业带来很大危害。

蜱传播的疾病主要有病毒性疾病、立克次体病、螺旋体病、埃立克体病、细菌性疾病及蜱瘫痪等，由于大部分的蜱传播疾病属于新发传染病，且没有特异性临床症状，因此，极易造成临床误诊或漏诊，最终导致部分患者死亡。

一、病毒性疾病

蜱可传播超过 100 种病毒，其中大部分是由硬蜱叮咬传播，并且存在经卵传递的特点。经蜱传播的病毒性疾病主要有发热伴血小板减少综合征、森林脑炎等。

发热伴血小板减少综合征是近年来我国出现的一种新型自然疫源性传染病，该病以发热为首发症状，其主要临床表现为发热、血小板减少、白细胞减少以及胃肠功能异常、肝肾功能异常等，少部分患者病情进展迅速，伴有多脏器功能损害以致死亡。有研究认为，蜱叮咬是发热伴血小板减少综合征传播的重要途径，已经从病例发现地区的蜱中分离到病毒。也有研究认为，蜱既是发热伴血小板减少综合征的传播媒介，也是其病原体的宿主，除成蜱外，卵、幼虫、若虫均可检测到病毒，在其生活周期叮咬到牛、羊、犬以及人均会感染对方。除了蜱叮咬之外，血液或黏膜接触等途径也可传播该疾病。

森林脑炎是由森林脑炎病毒所导致的中枢神经系统急性传染病，临床上以突起高热、头痛、意识障碍、脑膜刺激征、瘫痪为主要特征，常有后遗症，病死率较高。流行有严格的地区性、季节性和职业性，在我国多见于森林地区，感染者多为林区工作人员。森林脑炎多由蜱叮咬感染，主要是全沟硬蜱，其次为森林革蜱、嗜群血蜱、日本血蜱等，多发生于春夏季。蜱叮咬病毒血症期动物时感染，病毒在蜱体内增殖、储存于唾液腺，可经期传播和经卵传递，蜱再吸血时，可感染健康动物。人类不是其自然生活史的一部分，但可因蜱叮咬偶尔感染。牛、羊等动物乳汁也可排出病毒，人饮用了感染病毒且未经消毒的牛奶及制品等也可能被感染。

二、立克次体病

蜱传立克次体病几乎呈世界性分布，蜱通常被认为是重要的立克次体储存宿主，具经期传播和经卵传递的特点。经蜱传播的立克次体病主要有落基山斑点热、地中海斑点热、北亚蜱传立克次体病、Q 热等。落基山斑点热，也称为蜱传斑疹伤寒，是由立氏立克次体引起的一种急性地方性传染病，主要经蜱传播。蜱既能作为储存宿主，又能作为传播媒介，主要传播种类为硬蜱类，如美洲犬蜱、安德逊革蜱、变异革蜱及血红扇头蜱。感染途径为蜱类叮咬传播，也可经破损的皮肤和眼结膜、气溶胶或血液等传播。主要临床表现为发热、头痛和皮疹，重症者可危及生命。

三、螺旋体病

由蜱传播的螺旋体病有莱姆病、蜱媒回归热等。螺旋体可通过蜱叮咬的伤口或完整的皮肤进入宿主体内而感染。莱姆病是一种由蜱传播的伯氏疏螺旋体为病原引起的疾病，也称为莱姆包柔体病或游走性红斑，是一种自然疫源性疾病。我国于 1985 年首次在黑龙江省林区发现本病病例，以神经系统损害为该病最主要的临床表现。伯氏疏螺旋体可侵犯机体多器官和系统，并可导致神经系统症状和关节损害，具体表现为全身慢性炎症性损害。早期以慢性游走性红斑为主，中期表现为神经系统及心脏异常，晚期主要是反复发作的对称性多关节炎。伯氏疏螺旋体主要由篦籽硬蜱、全沟硬蜱、肩突硬蜱、太平洋硬蜱等传播，并可经期传播、经卵传递，啮齿动物及鸟类是最重要的保虫宿主。蜱媒回归热是经软蜱传播的人类重要疾病。与硬蜱不同，软蜱不是人类重要的虫媒病毒病的传播媒介。钝眼蜱传播的回归热病原体约有 14 种螺旋体，不同种类分布各异。

四、细菌性疾病

由蜱传播的细菌性疾病主要为兔热病（又称“土拉菌病”），其致病菌为土拉热弗朗西丝菌（简称土拉菌）。临床以发热、皮肤溃疡、淋巴结肿大、眼结膜充血和溃疡、呼吸道和消化道炎症等症状为主。主要特征为全身各部位局灶性化脓和肉芽肿炎性反应。土拉菌是传染性最强的细菌之一，主要感染野兔、田鼠等。土拉菌传染力强，可透过没有损伤的皮肤黏膜。因此，媒介昆虫叮咬、接触，气溶胶，粪口等途径均可以传播该病。

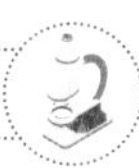

五、埃立克体病

埃立克体病是由埃立克体感染引起的人兽共患病，主要表现为发热、血小板和白细胞减少、淋巴结肿大及出现异型淋巴细胞等，严重的可能导致死亡。埃立克体病主要有查菲埃立克体引起的人单核细胞埃立克体病，嗜吞噬细胞无形体引起的人嗜粒细胞无形体病，腺热新立克次体引起的腺热新立克次体病，伊氏埃立克体引起的埃立克体病。硬蜱为埃立克体病的主要传播媒介，可经期传播，经卵传递。在美国，人单核细胞埃立克体病主要由美洲花蜱、变异革蜱传播，人嗜粒细胞无形体病主要由肩突硬蜱传播。在我国，扇头蜱、龟形花蜱、越原血蜱、卵形硬蜱、全沟硬蜱等可能是埃立克体病的主要传播媒介。

六、蜱瘫痪

蜱类寄生在动物体表，蜱的唾液腺含有麻痹神经的毒素，通过叮咬吸血，可造成宿主动物肌肉麻痹，严重时可引起瘫痪，称为蜱瘫痪。蜱瘫痪多见于硬蜱长时间叮咬后，部分软蜱也可能会造成蜱瘫痪。症状通常出现在蜱叮咬后 4～7d，为一种急性上升性麻痹，最初影响双腿，患者不能行走或站立，随后双臂不能活动，然后说话、吞咽、呼吸困难，但不引起疼痛。患病动物可因呼吸衰竭死亡，但将蜱去除后过一段时间通常可以完全恢复。

第二节　蜱媒控制

蜱是人兽共患病的重要传播媒介，因此蜱防制在疾病预防控制领域尤为重要。根据蜱的生物学特性，因地因时制宜，采取环境、物理、化学、生物等综合性防制措施，坚持不懈，是防制蜱媒的基本原则。

蜱俗称壁虱、扁虱、草爬子、狗豆子、八脚子等，在分类上属于节肢动物门蛛形纲蜱螨亚纲寄螨目蜱亚目蜱总科。下分硬蜱科、软蜱科和纳蜱科 3 个科，是一些人兽共患病的传播媒介和储存宿主。蜱一般呈灰褐色或红褐色，长卵圆形，背腹扁平，从芝麻粒大到米粒大小不等，通常寄生在鼠类、家畜等体表。全世界已发现蜱 1000 余种，在我国已记录的蜱种中，硬蜱科有 100 余种，软蜱科有 10 余种，分别隶属于 2 科 11 属。我国常见的种类有长角血蜱、中华硬蜱、龟形花蜱、镰形扇头蜱、血红扇头蜱、粒形硬蜱等。

一、生物学特性

蜱的一生包括卵、幼虫、若虫和成虫 4 个阶段，其中幼虫有 6 条腿，若虫和成虫有 8 条腿。蜱的幼虫、若虫、雌雄成虫都吸血，蜱吸饱血后，虫体可膨胀如黄豆大小。雌蜱受精吸血后产卵，其中硬蜱一生产卵一次，饱血后在 4～40d 内全部产出，可产卵数百至数千个，而软蜱一生可产卵多次，一次产卵 50～200 个，总数可达千个。卵可在 2～4 周内孵化出幼虫，幼虫经过 1～4 周蜕皮为若虫。硬蜱的若虫只有 1 期,吸饱血后即蜕变为成虫,软蜱的若虫经过 1～4 期不等,因种类、生活条件而异。蜱的寄生动物种类广泛,主要寄生于牛、马、羊、猪、犬、野兔、刺猬等动物颈部、耳后、腋窝、大腿内侧和腹股沟等处。硬蜱分布较分散,冬天基本不活动,而软蜱多在宿主巢穴,分布较集中,可终年活动。

在蜱防制之前,需要了解所在地蜱的种类、分布,外界环境、宿主动物染蜱情况,蜱季节性消长、昼夜活动节律,蜱的取食特性等,并结合杀虫剂的种类和浓度,设计合理化的灭蜱方案。不同蜱种的分布与气候、地势、土壤、植被和宿主等条件有关。软蜱吸血多在夜间进行,吸血后,雌蜱可产卵在成虫栖息地及附近的缝隙中,如墙壁、天花板、鼠洞及其他宿主的洞穴中。因此,软蜱的幼虫、若虫和成虫通常呈片状分布,一般存在于宿主洞穴、畜栏、鸡窝等地,特别是干燥的地方,称为留巢蜱。而硬蜱较分散,可长时间附着于宿主身上,吸完血后,跌落至地面,藏匿于树叶、石头、腐殖质等浅表土中。因此,硬蜱多分布在开阔的地带,如森林、灌木丛、草丛等,其幼虫、若虫和成虫通常较分散,称为离巢蜱。春、夏、秋季是蜱的活动高峰,冬天硬蜱基本不活动,软蜱因多在宿主巢穴内,故终年可活动。尽管硬蜱可忍受一定程度的温度和湿度变化,但在异常干旱和潮湿的地区也不能生存。

二、蜱防制

蜱防制可分为一般防制和应急防制。一般防制是指一般状况下对蜱进行防制,应根据"标本兼治、治本为主"以及"有效经济、简便安全、环境无害"的原则,因地因时制宜地倡导绿色新技术、新方法,通过采取环境治理、化学防制或其他有效综合手段,组成一套系统的防制措施,把蜱密度控制在不足为害的水平,以达到除害防病目的。应急防制是指由于自然灾害、气候或环境的变化造成蜱密度突增,影响居民生产、生活或造成财产损失时的蜱密度控制,或蜱传疾病发生或暴发流行时的蜱密度控制,或大型活动保障工作时的蜱密度控制。应急防制,应坚持化学防制为主的综合性策略。一般来说,蜱密度监测和消杀的时间为每年的 3—10 月,可根据各地蜱密度监测情况及蜱传疾病发病情况,因时因地确定蜱监测及防制的时间及频率。

(一)环境防制

环境防制主要通过改变周围环境使其不利于蜱的生长繁殖。如,牧区可采用翻耕牧地、清除杂草灌木丛等方法清除蜱的孳生地;根据蜱在活动季节必须吸血的特性,通过采取牧场轮换和牧场隔离,控制蜱的血源供应来消灭蜱;新割的牧草应先露天放置一段时间,然后用上层的草饲喂牲畜,消灭爬到地面的蜱。住家附近可通过清理禽畜圈舍、堵洞嵌缝等方式防止蜱类孳生。蜱多的畜舍,必要时可停止使用,经过半年或一年,蜱可因饥饿而死亡。鸡窝、鸽巢应该设置在离人居住地较远的地方,以免蜱爬入人的房间侵袭人体。

舟山市岱山县是蜱传疾病发热伴血小板减少综合征的高发区,在蜱防制方面具有很好的经验,在蜱密度降低及蜱传疾病控制方面取得了显著的效果。岱山县在原有环境整治的

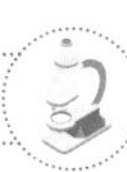

基础上，增加了杂草清除机制，每个社区配备割草机，每月进行定期清除杂草，主要清除居民家房前屋后及村庄主要道路杂草。沿山周边村庄，居所与山麓连接处清理出一条 1m 以上宽度的无草皮隔离带，并在隔离带上铺撒木屑或实施硬化。广泛发动群众，定期铲除自家山林、农地的杂草及灌木丛。有控制地燃烧草地、种植树木，改变杂草荒山的面貌，重塑植被结构，创造不利于蜱虫生存的环境。

（二）化学防制

化学防制是重要的防制措施，尤其在蜱密度异常升高或蜱传疾病发生时，应该以化学防制为主。化学防制过程中，需要根据蜱密度的监测情况，不断评价蜱杀灭效果。如果蜱密度下降不明显，需及时改变杀虫剂浓度或种类。另外，不能长期大量使用同一种杀虫剂，各类杀虫剂应轮流使用，以增强杀蜱效果和推迟产生抗药性。

需要说明的是，目前没有专门针对蜱控制的、靶标为蜱的杀虫剂，在应用卫生杀虫剂控制蜱的过程中，应多查阅文献，以文献中杀灭蜱的杀虫剂品种、施药方式、用药剂量及效果为参照，在灭蜱实践中注意积累数据和经验；动物体表或体内用杀虫剂应选择兽药登记杀虫剂。

1. 山区林区灭蜱　在山区或林区，可采用 0.5% 毒死蜱或 0.045% 高效氯氰菊酯按 120ml/m^2 进行滞留喷洒，可将蜱全部快速杀灭，持效时间可维持 30d 以上，施药后第 60 天处理区蜱密度出现上升，但仍低于对照区。在林区可结合使用烟雾剂灭蜱。

环境中蜱密度较高及蜱传疾病高发区，需在居民屋前屋后，上山、下田的劳作通道清除杂草并喷洒杀虫剂。住宅与山麓连接处清理出一条 1m 以上宽度的无草皮隔离带，并在隔离带每边 0.5m 的范围内喷洒杀虫剂，如果杂草较茂盛，喷嘴需深入杂草丛中，对灌木林地喷洒到 1.5m 的高度。在蜱传疾病的高发季节（4—8 月），可组织人员或聘请专业消杀公司每月定期对外环境进行滞留喷洒。常用的杀虫剂种类有氯菊酯、氯氰菊酯、高效氯氟氰菊酯和氟虫腈等。如采用氯氟氰菊酯控制蜱，用 10% 高效氯氟氰菊酯可湿性粉剂（50g/ 包），1∶200 稀释后进行滞留喷洒（一包粉剂配 10L 水），预计可喷洒 100m^2 范围。喷洒时间一般选择日出或日落时间段。鼓励村民结合日常农作物杀虫对劳动和生活场所周边的杂草及灌木丛进行杀虫。

2. 消灭畜舍内蜱　对于生活在畜舍墙壁、鸡窝、鸽舍等地面、饲槽裂缝内的蜱，应先向裂缝内喷洒杀蜱药物，可使用 0.4% 的毒死蜱、0.045% 的高效氯氰菊酯、3% 马拉硫磷、0.5% 氯螨硫磷、1% 甲基嘧啶磷、1% 残杀威或 0.3% 氯菊酯等。喷洒时注意将杀虫剂喷洒到地板、墙壁和家具的裂隙和缝隙中，以及蜱可能的栖息地。然后以水泥、石灰、黄泥堵塞，用新鲜石灰乳粉刷厩舍，并用杀蜱药液对圈舍内墙面、门窗、柱子做滞留喷洒，保持畜舍干燥。畜舍附近的蜱可用上述药物进行滞留喷洒，效果可持续 6～8 周。

3. 动物管理

（1）家养动物管理：应加强家养动物的管理，做好家养动物及圈舍的清洁和活动范围的限制。要定期清理狗、猫等家养动物体表寄生的蜱，可以采用药物体表喷洒、药浴、洗刷或人工摘蜱的方式。

根据我国《兽药管理条例》，动物用杀虫剂按照兽药管理。以下是有兽药证的灭蜱兽药。

1）可以口服伊维菌素片，每10kg体重1片，2mg，羊1片，猪1.5片。伊维菌素对蜱有效，虽不能立即使蜱死亡，但能影响其摄食、蜕皮和产卵，从而降低其生殖能力。

2）20%的精制马拉硫磷溶液，1∶67～1∶100稀释成0.2%～0.3%的水溶液药浴或喷雾。

3）敌百虫片，0.3g/片。内服：每1kg体重，马0.1～0.167片，牛0.067～0.133片，绵羊0.267～0.333片，山羊0.167～0.233片，猪0.267～0.333片；极量马一次不超过66片，牛一次不超过50片。外用：每1片兑水30ml配成1%溶液。

4）0.1%蝇毒磷溶液，外用：牛、羊按1∶2～1∶5稀释，配成0.02%～0.05%的乳剂。

如果携带宠物出行去有蜱地区，返回时应仔细检查宠物体表是否有蜱类附着。

（2）无主动物控制：对社区内无主动物，结合城乡野狗野猫整治工作，进行无主动物的收容和处置。

（3）野生啮齿动物控制：野生啮齿动物是蜱虫重要的吸血对象，在蜱传疾病发病季节有必要对居住地附近及劳作场所的啮齿动物采取灭杀措施。捕杀野生啮齿动物的同时需进行杀虫处理。

（三）个人防护

1. 物理防护 蜱分布广泛，不仅山区、半山区有蜱，平原地区，甚至是城市草坪等都可能有蜱存在，应当尽量避免在蜱类主要栖息地如草地、树林、岩下、山洞等环境中长时间坐卧。少到有蜱地区活动，如通过有蜱地区，宜疾步快走而不宜停留。当在有蜱地区进行作业或休息时，应该避开蜱类经常活动的林间草地、灌木丛、兽类及家畜通行的小径等，建议穿领口、袖口、裤脚口都能扎紧的防护服，没有防护服建议穿浅色长袖衣裤、长袜长靴，扎紧裤腿或把裤腿塞进袜子或鞋子里，戴防护帽，不要穿凉鞋。穿浅色衣服便于查找有无蜱附着，衣物表面应当尽量光滑，这样蜱不易黏附。进入林区采蜱时，在防护服的基础上，务必戴好防护帽，操作时戴上乳胶手套。

2. 化学防护 进入有蜱地区，裸露的皮肤涂抹驱避剂，如含有避蚊胺、驱蚊酯、羟哌酯等的驱避剂或驱蚊花露水，其实验室趋避效果可维持在4h以上，现场趋避效果可达3h。衣服和帐篷等露营装备用菊酯类杀虫剂或含有避蚊胺的驱避剂浸泡或喷洒。避蚊胺对蜱也有较好的驱避效果，其软膏或乳剂可直接涂擦于皮肤外露部位，也可涂抹衣服的领口、袖口、纽扣开口等处。

3. 检查制度 在蜱多地带或新开发地区工作、活动，应建立蜱检查制度，每隔2h利用休息时间相互检查一次，看对方的身体和衣物上是否有蜱附着，发现蜱后立即清除。蜱常附着在人体的头皮、腰部、腋窝、腹股沟及脚踝下方等部位，发现有蜱叮咬皮肤，可用乙醇、乙醚或氯仿涂在蜱体上，或滴加煤油、甘油、凡士林，或将用汽油、酚和樟脑制成的胶体涂在蜱体上，或用烟头等轻轻烫蜱露在体外的部分，使蜱颚体放松或死亡，再用尖头镊子取下蜱，不要生

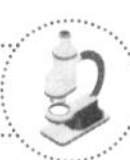

拉硬拽，以免拽伤皮肤或将蜱的颚体留在皮肤内。不要用手直接接触蜱，尽量不要接触蜱的体液，如果不小心接触，应及时做消毒处理。如果蜱不易取出，应尽快找专业医疗机构取出，然后做局部消毒处理，并随时观察身体状况，如出现发热、叮咬部位发炎破溃及红斑等症状，及时就医诊断是否患上蜱传疾病，避免错过最佳治疗时机。由于蜱叮咬人时会释放麻痹毒素，人不容易发现，因此，有蜱叮咬史或野外活动史者，应提防感染蜱传疾病，随时观察身体状况，一旦出现发热等疑似症状或体征，应当及早就医，并告知医生蜱暴露史。

（四）健康教育

有蜱地区尤其是有蜱传疾病发生的地区，应该做好蜱传疾病防治健康教育工作。健康教育的重点人群为在植被丰富的丘陵、山区、森林等地区从事生产活动的居民，以及赴该类地区旅游、户外活动、野外工作的人员等。健康教育的形式应多样，教育市民和游客做好“三清两早”，即清洁家园、清除蜱虫、清楚宣教及早诊、早治。宣传的重点主要包括：①蜱的孳生特点、栖息习性；②蜱传疾病的症状、体征；③清除蜱孳生地的方法及个人防护措施；④实施蜱专业控制措施的方法、时间、范围及居民应当配合与注意的事项。所有参加环境整治和蜱控制的人员，需进行器械操作、药物使用、个人防护等内容的培训。还应加强对基层医护人员的培训，使其熟悉蜱传疾病的症状和检验指标，做到病例早发现、早诊治。各级医疗机构严格执行预检分诊和发热门诊制度，发热门诊要规范服务，在接诊发热患者时，要仔细询问蜱叮咬史，对于可疑病例，应采集血液标本送检。各地尤其是蜱传疾病高发地区，要指定诊治医院，做好技术人员、诊断试剂和药物等各项储备，提高抢救成功率，降低医疗费用。

（龚震宇）

第二十章　大型活动保障病媒生物防制

大型活动是指在特定的地点和时间内，为了特定目的而举办的超过一定数目的人参加的具有社会影响力的活动。该类活动级别较高，因而备受国内外所关注，保障的工作标准较高。大型活动形式多样化、准备时间较短、人员相对密集，故保障难度较大。因此，大型活动的病媒生物及其危害的防制无论在策略制订还是技术实施等阶段都与其他病媒生物防制工作有着较鲜明的区别。

为了能够在相对有限的保障时间内，尽可能让各类不利因素（特别是中高风险因素）不影响大型活动顺利举行，减少各类危害造成的不良后果，国内大型活动保障工作中病媒生物及其危害防制多采用风险管理策略。

风险管理最初是企业的一种管理活动，起源于 20 世纪 50 年代的美国，一些大型企业用风险管理来避免运营过程中的巨大损失，后来风险管理被逐步扩展到其他领域。风险管理可以通过一个结构化的过程来分析各类不确定因素对既定目标的影响，采取相应的措施，为组织的运营和决策以及有效应对各类突发事件提供支持。在我国，病媒生物防制领域先后出台了《病媒生物危害风险评估应用准则与指南　大型活动》《病媒生物危害风险评估原则与指南　鼠类》等标准。风险管理的实施过程一般包括明确环境信息、风险评估（风险识别、风险分析、风险评价）、风险应对等环节。以下我们将结合国内各类大型活动病媒生物防制相关资料，对风险管理各环节具体实施进行分析。

第一节　活动现场环境信息收集

根据北京奥运会、上海世博会、G20 杭州峰会等各类大型活动经验，我国各类大型活动在筹备阶段就将病媒生物防制工作纳入其中。病媒生物防制团队开展相关工作需获得大型活动举办地点、时间的信息，政府或举办方明确的病媒生物防控需求的信息，为达成该目标各参与部门的信息，以及病媒生物防控团队运行模式、职责、流程、人员器械配备等各类信息。这些均属于大型活动环境信息收集的内容。

大型活动环境信息收集的目的是明确大型活动病媒生物危害风险管理的目标，确定与大型活动病媒生物防制相关的内部环境和外部环境具体参数，设定风险管理的范围和风险准则。所收集的信息内容与国家《病媒生物危害风险评估应用准则与指南　大型活动》要

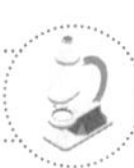

求一致。环境信息的收集是风险管理的基础，对其后的风险评估、风险应对起着至关重要的作用。因此在开展大型活动保障工作中的病媒生物防制之初，防制团队应该通过各种渠道尽可能多地获取大型活动环境信息，并明确各类信息的内容。

一、环境信息的分类

大型活动环境信息包括两个方面：外部环境信息和内部环境信息。外部环境信息是指实现病媒生物防制目标所面临的外部环境历史、现在和未来的各类相关信息，包括法律和监管要求，政府和相关部门需求以及病媒生物防制过程中其他相关信息。大型活动病媒生物防制工作中外部环境信息应重点关注国际、国内、当地政治、经济、法律法规、技术能力、生态环境等外部条件；影响病媒生物防制目标的关键外部信息，如病媒生物传播的传染病及其他危害近年的发展趋势，重点保障人群的划定、人数及其活动范围；政府部门、主办方等利益相关方与防制团队的相互职责划分以及各相关方具体诉求、风险承受能力等。

例如，高婷等在2008年北京奥运会风险管理过程中提到了经济风险、法律风险、环境风险、政策风险、资源风险5类外部风险，这5类风险因子有效识别的前提即需要对经济、法律、环境、政策、外部资源等相关外部环境信息进行充分的收集。公共卫生安全的风险在北京奥运会风险管理中被归类为外部风险大类中的环境风险。

环境信息中另一类信息为内部环境信息，是指实现病媒生物防制目标所面临的内部环境历史、现在和未来的各类相关信息。该类信息包括病媒生物防制目标要求、保障范围划定，还应包括团队的内部组织构成、人员技能、药械配备、信息管理、防控策略等。

例如，孔庆鑫等在G20峰会保障前期对保障团队人员采用书面考试以及实践操作的形式进行技术能力评估，其目的是获得团队内部关键信息，为内部风险因子的识别提供基础数据，见表20-1。

表20-1　G20峰会病媒生物防制人员技能评估成绩分布

标化成绩/分	人数/人			总计/人
	爱卫会	疾控系统	PCO公司	
20～	0	0	18	18
40～	4	4	55	63
60～	2	6	19	27
80～	4	1	0	5
合计	10	11	92	113

二、环境信息的收集

不同性质的大型活动环境信息的获取存在一定的差异。一般大型群众性运动会、博览会、商贸盛会等环境信息明确得相对较早。以2008年北京奥运会为例，在2005年即系统开展了病媒生物防制的前期工作，较早地明确了“有效控制城市奥运涉及区的病媒生物种类及数量”的奥运会公共卫生保障目标。一些敏感的政治活动、元首峰会等政治会议环境信息的获得相对较迟。以2016年G20杭州峰会为例，较系统地启动病媒生物防制工作已经是2016年初，实际准备时间不足一年。

不论何种性质的大型活动，越早地确定各类环境信息，对其后保障工作越为有利。环境信息的获取形式多样，不一而足。

（一）行政公文系统获取

在行政公文系统中提取相关内、外部环境信息，是诸多环境信息获取方法中最为有效和直接的方式。比如保障时间、保障点设置、保障人群划分、保障目标、保障模式、部门职责、各类活动计划表、工作流程等，多数关键性信息都可从公文系统中提取。

例如，《杭州市G20峰会期间病媒生物防制保障工作实施方案》中，涵盖了总体控制目标“通过实施科学、绿色、综合、持续的灭蚊、灭蝇、灭鼠、灭蜚蠊等病媒生物防制措施，有效降低全市蚊、蝇、鼠、蜚蠊等病媒生物密度，确保峰会顺利召开”。主要任务，用以规定病媒生物防制工作主要任务内容；组织领导，规定病媒生物防制工作组织领导体系；责任分工，明确各责任方的责任；实施步骤，明确病媒生物防制工作的进度安排；工作要求，明确病媒生物防制工作的质量要求。

（二）文献及网络信息检索

国际、国内、当地病媒生物构成、消长规律、侵害规律以及相关疾病的发病情况等历史数据及发展趋势等信息，可以通过专业文献及公共网络或中国疾病预防控制信息系统等专网检索获取，也可通过与中国疾病预防控制中心、WHO等部门、组织沟通获取相关信息。

例如，通过公共文献库基本可以检索到北京奥运会、上海世界博览会、深圳世界大学生运动会、G20杭州峰会、南昌第七届全国城市运动会、唐山世园会等各类大型活动中病媒生物控制或公共卫生保障措施的文献，可将其作为自身内部、外部环境信息来源。

（三）会商交流

通过病媒生物防制目标实施相关方如爱卫、卫生健康、城市管理、旅游、农林等部门间建立的跨部门会商机制，明确各方职责，了解各方诉求和风险承受程度等。省级、市级、区级疾病预防控制中心相互协作，建立定期和临时会商交流机制。

（四）现场勘查

通过对保障区域进行现场勘查可以有效了解保障区域自然生态环境。条件允许的情况下，现场勘查还可对重点保障人群的活动路线、活动形式等有较明确的认识，这对后期保障方案的制订极为重要。保障团队应根据现场施工安排进度多次进行现场勘查。G20 杭州峰会保障期间病媒生物防制专家指导团队现场指导 800 余人次。

（五）强化监测

保障区域的强化监测可使团队实时获得病媒生物密度、种群等核心信息。北京奥运会期间共增设 864 个监测点，其中蚊监测点 360 个，蝇监测点 360 个，鼠监测点 84 个，蜚蠊监测点 60 个。G20 杭州峰会仅核心区就设置监测点 90 个，开展监测 641 点次，见图 20-1。

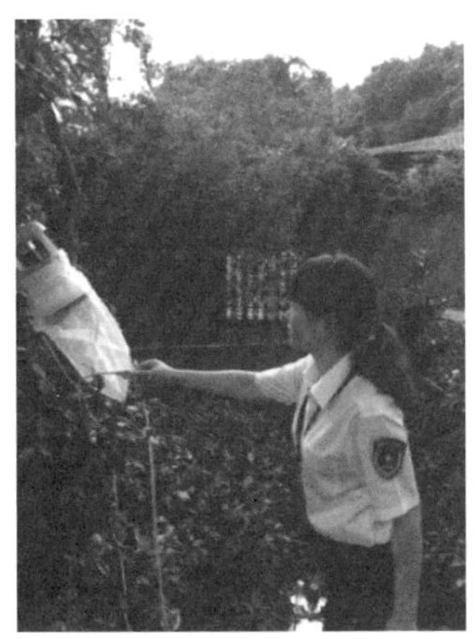
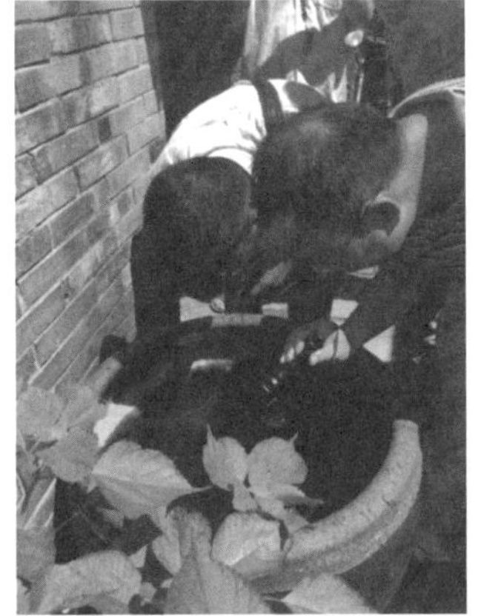
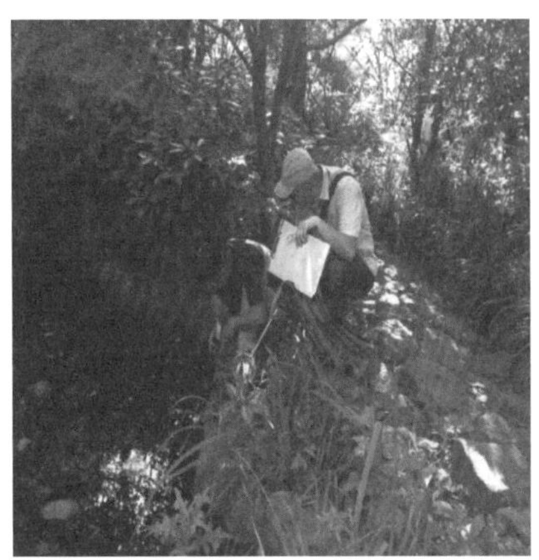

图 20-1　大型活动保障中蚊媒监测

（六）演练评估

内部组织构架、职责划分、保障技术能力、内部流程等信息可以通过演练或考核评估等方式较为明确地获得。跨部门联合演练可获得部门之间配合所需的外部环境信息。G20 杭州峰会保障期间省、市、区各级，部门内部，部门之间均开展过相应的应急演练评估，查找问题，并获取翔实的内部环境信息和外部环境信息（图 20-2）。

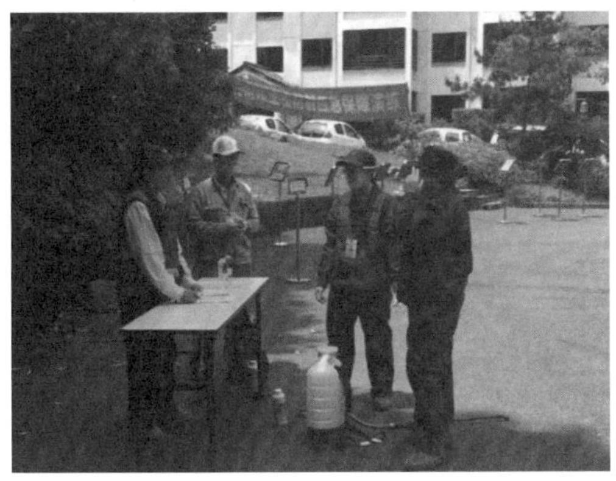
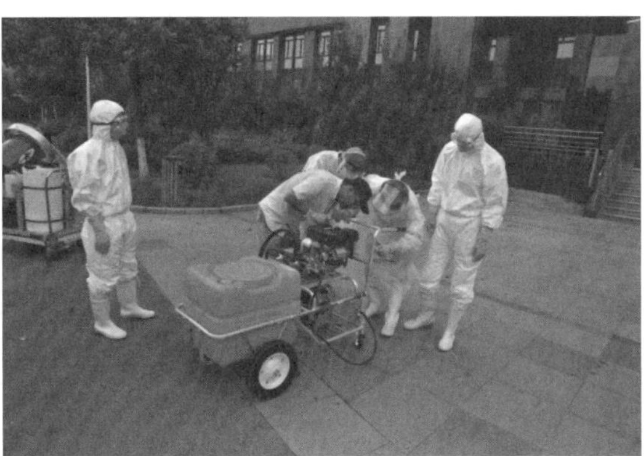

图 20-2　病媒生物防制技能演练

（七）外部咨询

政策法规类信息，可以通过专业的法务咨询团队或组织获得。需要注意的是，外部环境信息和内部环境信息的划分是根据所在团队及团队目标而言的，同一个项目对于不同团队内部外部划分是不同的，如北京奥运会公共卫生安全保障信息相对于整个奥运保障团队属于外部环境信息，而公共卫生安全保障团队在风险管理中将其划分为内部环境信息。另外，在环境信息明确后许多环境信息还在动态性变化中，仍需继续跟踪，以便及时调整，比如保障范围、资源投入需求、风险准则等。

三、风险准则的制定

风险准则是用于风险评价的重要标准，体现大型活动对病媒生物危害风险的承受度。具体的风险准则应尽可能在风险管理过程开始时制定，并根据环境信息的变化持续不断地检查和完善。

制定风险准则时应当考虑的因素包括：可能发生后果的性质、类型以及后果的度量、可能性的度量、可能性和后果的时限、风险的度量方法、风险等级的确定、相关方可接受的风险或可容许的风险等级（脆弱性分析）、多种风险组合的影响等。《病媒生物危害风险评估应用准则与指南　大型活动》（GB/T 31716—2015）中采用风险矩阵在综合风险后果度量和发生可能性二维信息的基础上，将大型活动的病媒生物危害风险划分为四级。

低危险度风险（Ⅰ级）：大型活动举办地病媒生物密度极低，孳生地、关键气候因子等各因素风险等级为“低危险度风险”；或个别因素风险等级为“中等危险度风险”，但预防和控制措施全面有效。

中等危险度风险（Ⅱ级）：大型活动举办地病媒生物种类在少数地区有分布，密度高、温度和湿度条件适宜病媒生物生存和繁殖，孳生地多等多数因素的风险后果严重程度为“中等程度”；或病媒生物分布、密度、媒介效能等个别因素风险水平达“中等危险度风险”，但预防和控制措施全面有效。

高危险度风险（Ⅲ级）：大型活动举办地病媒生物地理分布广泛，密度较高、温度和湿度条件适宜病媒生物生存和繁殖，人感染病例数较多等多数因素的风险后果严重程度为“高等程度”；或病媒生物分布、密度、媒介效能等个别因素风险水平达“高等危险度风险”，同时缺乏有效预防和控制措施。

极严重风险（Ⅳ级）：大型活动举办地病媒生物地理分布很广泛，密度较高、孳生地很多且复杂、温度和湿度条件很适宜病媒生物生存和繁殖，人感染病例数多等多数因素的风险后果严重程度为“高危险度风险”；或病媒生物分布、密度、媒介效能等个别因素风险水平达“极严重风险”，同时缺乏有效预防和控制措施。

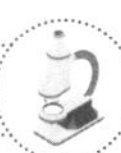

第二节　病媒生物风险识别

风险识别是通过识别风险源、影响范围、事件及其原因和潜在的后果等，生成一个全面的风险列表。进行风险识别时要求掌握最新明确的相关信息，必要时需包括适用的背景信息。风险识别时，除了识别可能发生的风险事件外，还要考虑其可能的原因和可能导致的后果。

一、风险识别主要内容

国家标准《病媒生物危害风险评估应用准则与指南　大型活动》规定了大型活动病媒生物危害防制识别的主要内容，包括举办地病媒生物种类、密度、季节消长等本底监测资料，既往媒介生物性疾病暴发数据，历史病例数据，引入新发病媒生物传染病风险及大型活动中人群和环境风险因素（卫生服务的普及、人口流动、移民和人口拥挤、疫苗覆盖情况，传播媒介等）。曾晓芃和杨军等通过文献综述、经验分析法、头脑风暴法及专家咨询法等识别出3类病媒生物侵害事件以及常见病媒生物传播疾病相关风险。运玲等在2016年唐山世界园艺博览会保障中识别出3类病媒生物侵害事件以及11种媒介生物传播疾病风险事件。

除了关注识别出大型活动中病媒生物危害本身，风险识别时我们还要识别与这些危害相关的内部风险和外部风险。比如团队所选择的防控策略在规定的时间内能否按计划实施等时限风险；保障区域的环境生态是否会影响防控目标，环境生态能否承受所采用的技术方法等环境生态风险；保障团队人员数量是否满足防控需求，是否具有相应的知识技能等人力资源风险；现有或将来可预期的资金或药械投入能否满足防控需求等物资资源类风险；相关部门间协作不畅会否导致防控目标达成，特别在后期安保强化后许多区域需特许进入的情况下等组织协调类风险等。高婷等报道，北京奥运会保障团队在进行风险识别时对内部、外部风险均进行了识别，外部风险列举了经济风险、法律风险、环境风险、政策风险、资源风险等5类，其中公共卫生安全被归属于外部风险中的环境风险。公共卫生安全风险中又确定了45类产生较大影响的公共卫生事件，并对其风险发生可能性、风险严重程度及其风险水平进行了预测和识别。其识别的风险主要包括传染病疫情事件、食品安全事件、生活饮用水安全事件、病媒生物引起的公共卫生事件以及其他公共卫生事件等（群发性高温中暑事件）5类。

二、风险识别常用方法

大多数风险评估技术均可用于风险识别，在国标《风险管理　风险评估技术》（GB/T 27921—2011）中列举的32种风险评估技术中有23种适于或非常适于风险识别。风险识别方法包括基于证据的方法，例如检查表法以及对历史数据的评审；系统性团队方法，例如一个专家团队遵循系统化的过程，通过一套结构化的提示或问题来识别风险；归纳推理技术，例如危险与可操作性分析方法(HAZOP)等。无论风险管理团队采用哪种技术,关键是在整个风险识别过程中要认识到人的因素和组织因素的重要性。因此,偏离预期的人为及组织因素也应被纳入风险识别过程。

国内大型活动病媒生物危害防制风险识别主要使用文献综述、经验分析法、头脑风暴法、德尔菲法(Delphi method)等。各类识别方法各有优缺点,可配合使用。文献综述简便易行,且数据来源于发表刊物,均经过多方核实,但存在部分危害事件由于人为原因未能发表的风险,从而导致疏漏。经验分析法、头脑风暴法都需要一个经验较为丰富且富有想象力的专家团队。德尔菲法相对客观,但工作繁杂,极为费时费力。风险管理团队应根据自身特点选择相适应的方法。以下仅就国内常用的头脑风暴法和德尔菲法的操作进行说明。

(一)头脑风暴法

头脑风暴法是指激励一群知识渊博的人员畅所欲言,以发现潜在的失效模式及相关危害、风险、决策准则和/或应对办法。头脑风暴法经常被理解为任何形式的小组讨论。真正的头脑风暴法包括一系列旨在确保人们的想象力因小组内其他成员的观点和言论而得到激发的专门技术。头脑风暴法可以与其他风险评估方法一起使用,也可以单独使用来激发风险管理过程任何阶段的想象力。头脑风暴法既可以用作发现问题的高层次讨论,也可用作更细致的评审或特殊问题的细节讨论。按此意义,国内多地大型活动保障中的专家会商会多属于该类方法。

头脑风暴法激发了想象力,有助于发现新的风险和全新的解决方案;可以让主要的利益相关方参与其中,有助于进行全面沟通;速度较快并易于开展。该方法的局限性体现在参与者可能缺乏必要的技术及知识,无法提出有效的建议;由于头脑风暴法相对松散,因此较难保证全过程及结果的全面性;可能会出现特殊的小组状况,导致某些有重要观点的人保持沉默而其他人成为讨论的主角。

头脑风暴法有效开展的前提是召集一个熟悉被评估组织、系统、过程或应用的专家团队。头脑风暴法的正式过程至少要包括以下环节:

1. 讨论会之前,主持人准备好与讨论内容相关的一系列问题及思考提示。

2. 确定讨论会的目标并解释规则。

3. 引导员首先介绍一系列想法,然后大家探讨各种观点,尽量多发现问题。

4. 当某一方向的思想已经被充分挖掘或是讨论偏离主题过远,引导员可以引导与会人员进入新的方向。

风险识别阶段头脑风暴法的主要产出未识别出的风险及当前控制措施的清单。

(二)德尔菲法

德尔菲法是依据一套系统的程序在一组专家中取得可靠共识的技术。该方法形成之初根本特征是专家单独、匿名表达各自的观点,即在讨论中,团队成员之间不得相互讨论,只能与调查人员沟通,通过让团队成员填写问卷,集结意见,整理并共享,周而复始,最终获取共

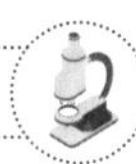

识。该方法可用于风险管理过程的任何阶段。

德尔菲法由于观点是匿名的,因此成员更可能表达出那些不受欢迎的看法。所有观点都可获得相同的重视,以避免某一权威占主导地位和话语权的问题。不受空间限制,便于展开。其局限性是费时费力。如果大型活动保障准备时间较短,不宜选择该方法。

德尔菲法有效开展的前提是具备达成共识所需的一系列资源。使用半结构化问卷对一组专家进行提问,专家无需会面,保证其观点具独立性。德尔菲法实施步骤包括:

1. 组建专家团队,可能是一个或多个专家组。

2. 编制第一轮问卷调查表。

3. 将问卷调查表发给每位专家组成员,要求定期返回。

4. 对第一轮大幅的信息进行分析、对比和汇总,并再次下发给专家组成员,让专家比较自己同他人的不同意见,修改或完善自己的意见和判断。在此过程中,只给出各种意见,但并不提供发表意见的专家姓名。

5. 专家组成员重新做出答复。

6. 循环以上过程,直到达成共识。

该方法的有效产出是逐渐对现有事项达成共识。

第三节　风险分析与评价

大型活动病媒生物危害风险分析是在风险识别的基础上,对各风险可能性、后果的严重程度、控制措施有效性、社会承受能力等特性进行深入分析。风险评价是将风险分析的结果与预先设定的风险准则相比较,或者在各种风险的分析结果之间进行比较,确定风险等级。两者是风险评估工作的核心,风险评估工作中人们也常将两者结合开展,因此本节将以上两部分内容合并阐述。

一、风险分析

大型活动病媒生物危害风险分析的目的是增进对风险的理解,为风险评价、决定风险是否需要应对以及选择最适当的应对策略和方法提供信息支持。风险分析时需要考虑导致风险的原因和风险源、风险事件的正面和负面的后果及其发生的可能性、影响后果和可能性的因素、不同风险及其风险源的相互关系以及风险的其他特征,还要考虑控制措施是否存在及其有效性。风险分析可以是定性的、半定量的、定量的或者是以上方式的组合。

2008 年奥运会保障期间曾晓芃和杨军分别就北京赛场和青岛赛场病媒生物危害的可能性、后果严重程度进行分析,较早将风险分析理论与大型活动病媒生物防制相结合。该风险分析为定性分析,其中可能性划分为 5 个等级:A 几乎确定会发生,B 很有可能发生,C 可能发生,D 不太可能发生,E 极少情况下出现。风险后果也被划分为 5 个等级:1 可忽略,2 较小,3 中等,4 较大,5 巨大(灾难性)。在划分等级的同时,保障团队还明确了各等级的定义，给出了量化指标，具有很强的可操作性。其后深圳世界大学生运动会、广州亚运会等大型活动在对风险可能性和风险后果的判断上基本相一致。广州亚运会风险分析还对识别出的风险进行了社会承受能力（脆弱性）、可控性等方面的分析，使得保障团队对风险的认识更加深入。

2016 年国家标准《病媒生物危害风险评估应用准则与指南　大型活动》发布，使得业内对风险分析的认知更加规范。标准将风险后果仍按 5 级划分：1 灾难性，2 较大的，3 中等，4 较小，5 可忽略。划分依据也更加严谨，提出风险分析时需按照当地病媒生物地理分布情况、病媒生物密度、温湿度、病媒生物相关性疾病发病情况、预防控制措施的有效性等具体参数而定，见表 20-2。

表 20-2　大型活动病媒生物危害风险后果严重程度（风险结局）分析

水平	风险后果严重程度（风险结局）	对风险后果严重程度（风险结局）的界定
1	灾难性	大型活动举办地病媒生物种类极多，分布极广，密度很高且多数种类为高效媒介，人感染病例数极高，疾病暴发的风险极高，且无全面有效控制措施
2	较大的	大型活动举办地病媒生物种类很多，分布很广，密度很高，对人骚扰程度很严重，且多数种类为低效媒介或潜在媒介，人感染病例数高，基本无全面有效控制措施
3	中等	大型活动举办地病媒生物种类较多，分布较广，密度较高，对人骚扰程度较严重，且多数种类为低效媒介或潜在媒介，人感染病例数较高，有一定的全面有效控制措施
4	较小	大型活动举办地病媒生物种类较少，少数地区有分布，对人骚扰程度较轻，疾病暴发的风险较低，人感染病例较低，有较强的全面有效控制措施
5	可忽略	大型活动举办地病媒生物种类极少，仅少数地区分布，对人骚扰程度极轻，且自然感染率检出率为零，无人感染病例发生，无疾病暴发风险，且预防和控制措施全面有效

可能性描述由早期实践中孤立的对单一危害事件的描述扩展为对地理分布、密度、季节消长等 18 种潜在风险的描述，拓宽了大型活动病媒生物危害风险分析应用领域，适于在不同的地域城市匹配使用，见表 20-3。

表 20-3　大型活动病媒生物危害风险可能性判定参考指标

评估体系指标	风险发生的可能性				
	罕见	不太可能	可能	很可能	几乎确定
地理分布	没有	极少地区分布	少数地区分布	分布范围很广	分布极广
密度	极低	较低	较高	很高	极高

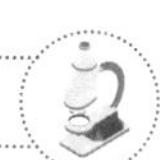

续表

评估体系指标	风险发生的可能性				
	罕见	不太可能	可能	很可能	几乎确定
季节消长	全年无病媒生物活动	全年偶有病媒生物活动	病媒生物活动期不超过半年	病媒生物活动期在半年以上	全年有病媒生物活动
媒介种类	极少	较少	较多	很多	极多
媒介效能	无	无	潜在媒介	媒介效能较高	高效媒介
关键气候因子	不适宜	适宜	较适宜病媒生物孳生和繁殖	很适宜病媒生物孳生和繁殖	极适宜病媒生物孳生和繁殖
孳生地	无	极少地区分布	较多	很多	极多
病媒生物自然感染率	零感染率	较低	较高	阳性率很高	感染率极高
感染病例情况	无	较低	较高	高	极高
动物宿主数量	极少	较少	较多	很多	极多
动物宿主种类	极少	较少	较多	很多	极多
动物宿主感染情况	零感染率	较低	较高	阳性率很高	感染率极高
截获病媒生物难易程度	没有截获	很难截获	较难截获	较易截获	截获量多
病媒生物传染病输入情况	无	偶尔	少量	较多	大量
病媒生物抗药性	无	极少数个体	少数个体	较多个体	形成种群
病媒生物控制能力	很强	强	一般	弱	无
人群免疫情况	全部	绝大部分	部分	少数	无
人群易感程度	零感染率	低	较低	较高	很高

2016 年 G20 杭州峰会保障准备期间，前期专家团队进行风险识别，认为室外文艺演出活动存在“蚊媒的叮咬和孳扰”的风险。保障团队对照表 20-3 该风险的后果进行分析。结果显示该区域广泛分布着叮咬蚊种如白纹伊蚊、淡色 / 致倦库蚊等。在强化灭蚊处理前蚊虫叮咬孳扰严重，见表 20-4。2016 年前三年杭州蚊媒传播疾病病例较少，但政府对文艺演出期间蚊虫叮咬控制水平要求极高，对不良后果的容忍度较低。

表 20-4　文艺演出区蚊叮咬侵害问卷调查结果

调查项目	分级	百分率（阳性例数 / 总调查例数）
是否被叮咬	未叮咬	20.0%（10/50）
	骚扰，但未叮咬	2.0%（1/50）
	叮咬	78.0%（39/50）
叮咬飞虫种类	蚊	53.8%（21/39）
	蠓	17.9%（7/39）
	同时被蚊、蠓叮咬	28.2%（11/39）
叮咬位置	室内	5.1%（2/39）
	室外	76.9%（30/39）
	室内外皆有	15.4%（6/39）
	不详	2.6%（1/39）
叮咬时间	白天	28.2%（11/39）
	晚上	41.0%（16/39）
	白天晚上皆有	30.8%（12/39）
叮咬频次	1 次 /h	5.1%（2/39）
	2～5 次 /h	20.5%（8/39）
	5 次 /h 以上	56.4%（22/39）
	不详	17.9%（7/39）
室内蚊虫感官数量	极少	20.0%（10/50）
	少	52.0%（26/50）
	多	6.0%（3/50）
	不详	22.0%（11/50）
室外蚊虫感官数量	极少	10.0%（5/50）
	少	12.0%（6/50）
	多	44.0%（22/50）
	很多	28.0%（14/50）
	不详	6.0%（3/50）

文艺演出区地处景区，灌木丛、丘陵、水网湿地较多，蚊虫控制存在一定的难度，图 20-3。

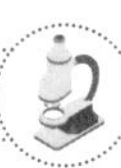

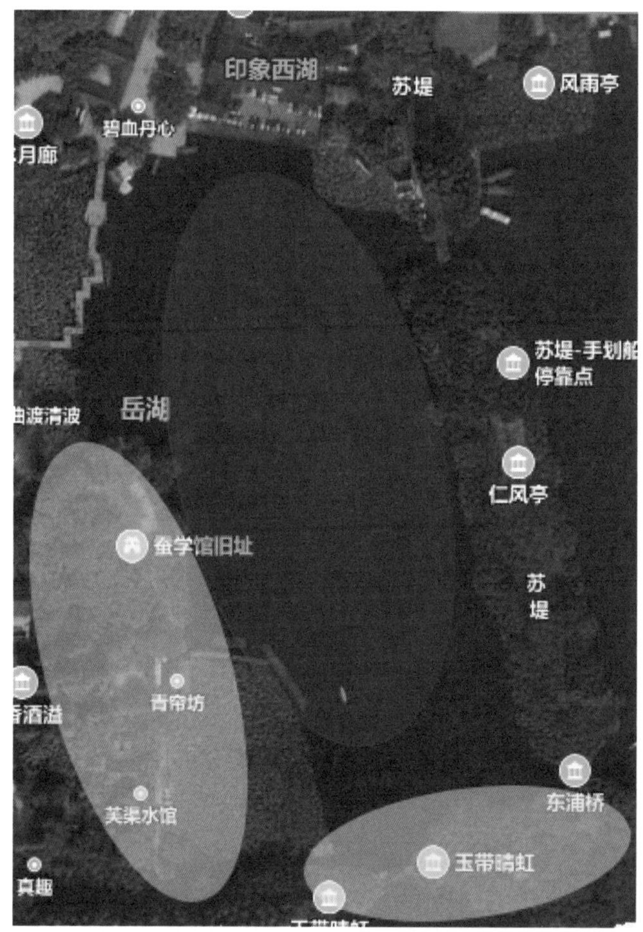

图 20-3　G20 杭州峰会文艺演出区平面示意图

注：红色为观看区，蓝色为演出区，黄色为演职人员候场准备区域。

参照《病媒生物危害风险评估应用准则与指南　大型活动》(GB/T 31716—2015)将可以较为明确判定蚊虫叮咬危害的结局定为 3 级中等。

对于风险发生的可能性分析，保障团队参考 GB/T 31716—2015 中“大型活动病媒生物危害风险判定参考指标”地理分布、密度、季节消长、孳生地、气候、蚊虫控制难易程度等背景因素逐一分析，然后再综合成“蚊媒的叮咬和孳扰”总的可能性，这样较易得出该风险发生的可能性为“很可能发生”，见表 20-5。

表 20-5　文艺演出区蚊虫叮咬可能性分析

评估体系指标	风险发生的可能性				
	罕见	不太可能	可能	很可能	几乎确定
地理分布	没有	极少地区分布	少数地区分布	分布范围很广	分布极广*
密度	极低	较低	较高	很高*	极高

续表

评估体系指标	风险发生的可能性				
	罕见	不太可能	可能	很可能	几乎确定
季节消长	全年无病媒生物活动	全年偶有病媒生物活动	病媒生物活动期不超过半年	病媒生物活动期在半年以上*	全年有病媒生物活动
媒介种类	极少	较少	较多*	种类很多	极多
媒介效能	无	无	潜在媒介	媒介效能较高*	高效媒介
关键气候因子	不适宜	适宜	较适宜病媒生物孳生和繁殖	很适宜病媒生物孳生和繁殖*	极适宜病媒生物孳生和繁殖
孳生地	无	极少地区分布	较多	很多*	极多
病媒生物自然感染率	零感染率	较低	较高	阳性率很高	感染率极高
感染病例情况	无	较低	较高	高*	极高
动物宿主数量	极少	较少	较多	很多	极多
动物宿主种类	极少	较少	较多	很多	极多
动物宿主感染情况	零感染率	较低	较高	阳性率很高	感染率极高
截获病媒生物难易程度	没有截获	很难截获	较难截获	较易截获	截获量多
媒介生物性传染病输入情况	无	偶尔	少量	较多	大量
病媒生物抗药性	无	极少数个体	少数个体*	较多个体	形成种群
病媒生物控制能力	很强	强	一般*	弱	无
人群免疫情况	全部	绝大部分	部分	少数	无*
人群易感程度	零感染率	低	较低	较高	很高

注：*为蚊虫叮咬各影响因素判定结果，其中感染病例情况即叮咬率，人群免疫情况即自然条件下人群避免蚊虫叮咬能力。

以上风险分析的结果不是一成不变的，后期文艺演出区蚊虫得到有效控制，临近演出最

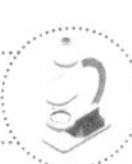

后一次监测时已无蚊幼阳性水体，成蚊诱捕率为零，“蚊媒叮咬和孳扰”的可能性及后果严重程度大大下降。

二、风险评价

风险评价的目的是利用风险分析过程中所获得的对风险的认知，对未来的行动进行决策，从而确定某个风险是否需要应对、风险的应对优先次序、是否应开展某项应对活动、应该采取哪种途径应对活动等。风险评价是在明确环境信息后确定风险等级。

经过风险评价，依据风险确定可容许程度，可以将风险划分为 3 个区域。

1. 不可接受区域　在该区域内无论相关活动可以带来什么收益，风险等级都无法承受，必须不惜代价进行风险应对。该类风险一般对应我们通常意义上的“极严重风险”。

2. 中间区域　对该区域内风险的应对需要考虑实施应对措施的成本与收益，并权衡机遇与潜在后果。该类风险一般对应通常意义的“高危险度风险”和“中危险度风险”。

3. 广泛可接受区域　该区域中的风险等级微不足道，或者风险很小，无需采取任何风险应对措施。该类风险一般对应“低危险度风险”。

北京奥运会、G20 杭州峰会等国内大型活动中病媒生物危害风险评价多采用风险矩阵法，有些部分阶段会采用专家会商法。张清慧等还曾采用专家现场评分和德尔菲法对上海世博会前期可能出现的传染病风险进行了识别和评估。GB/T 31716—2015 中推荐的风险评价方法为风险矩阵。风险矩阵之所以被广泛使用是因为该方法存在诸多优势：方法简单，易于使用；显示直观，可将风险很快划分为不同的重要性水平。该方法也存在一定的局限性：必须设计出适合具体情况的矩阵，因此很难有一个适用于各相关环境的通用系统；很难清晰地界定等级；该方法的主观色彩较强，不同决策者之间的等级划分结果会有明显的差别；无法对风险进行累加等。

风险矩阵通常作为一种筛查工具用来对风险进行排序，根据风险在矩阵中所处的区域，确定哪些风险需要更细致的分析，或是应首先处理哪些风险。风险矩阵法的有效使用需要首先对风险已经进行了可能性与后果严重程度的风险分析，然后来绘制风险矩阵图谱。绘制矩阵时，一个坐标轴表示结果等级，另一个坐标轴表示可能性等级。矩阵定义的风险等级与决策规则和风险偏好紧密相关。该方法的输出结果是对各类风险的等级划分或是确定了重要性水平的、经分级的风险清单。

以国家标准《病媒生物危害风险评估应用准则与指南　大型活动》推荐的风险矩阵为例，其使用的矩阵图是 AS/NZS360：240 矩阵评估指数表，其横坐标轴为风险结局的严重程度，纵坐标为风险发生可能性。整个矩阵被划分为 4 类区域：E- 极严重风险；H- 高危险度风险；M- 中等危险度风险；L- 低危险度风险。风险分析后的风险按照结局严重程度度量找到其横坐标，按照发生可能性度量找到其纵坐标，最终定位风险等级，见表 20-6。

表 20-6 矩阵评估指数表

风险发生可能性		风险结局的严重程度				
		水平 1 较小	水平 2 较小	水平 3 中等	水平 4 较大	水平 5 灾难性
A	几乎确定	H	H	E	E	E
B	很可能	M	H	H	E	E
C	可能	L	M	H	E	E
D	不太可能	L	L	M	H	E
E	罕见	L	L	M	H	H

如前例中 G20 杭州峰会室外文艺演出区“蚊媒叮咬和骚扰”风险分析结果是风险结局严重程度为 3 级中等，风险发生可能性为很可能发生，套入风险矩阵图中，显示在 H 区，即该风险为高危险度风险。

在 G20 杭州峰会保障准备期发现所有极严重风险和高危险度风险都需进行有效应对，尽可能降低其风险等级。因此，责任方根据风险评估结果及防控措施建议，及时启动应急灭蚊处置，取得较好的控制效果。

三、报告撰写

完成大型活动风险评估后，应将评估结果以报告的形式呈现。通常报告分为两种，一种为纯技术性的风险评估报告，一般包括评估目的、背景以及风险评估方法、主要内容以及风险是否可以接受的结论。风险评估报告可以让人们对整个评估过程有较详细的了解。评估报告完成以后草案可提交相关专家征求意见，避免疏漏。报告的另一种为行政报告，旨在向主管部门说明评估结果，提出针对性的管理措施建议。该类报告应尽量简洁明了，讲明实事即可，不必展开。风险评估报告一般会附在行政报告后一并报送主管部门审定。没有通过审定的报告，要依据审定意见进行修改或者重新收集信息，必要时重新进行病媒生物危害风险评估。

G20 杭州峰会保障期间，杭州市分别于 3 月、7 月、8 月组织 3 次公共卫生专题风险评估。3 月初的风险评估旨在获得公共卫生风险序列表，为精确开展公共卫生保障工作提供支撑，风险评估报告封面及目录见图 20-4。7 月的专题风险评估旨在检验各类公共卫生防控措施的有效性，以便及时发现防控疏漏，及时调整。8 月的专题风险评估旨在查缺补漏，经过大半年的公共卫生防控措施调整改进，理论上该时间节点不宜再出现极严重风险或高危险度风险。

浙江省疾控中心多次组织全省专家开展 G20 峰会公共卫生风险评估，并加强了嘉兴、

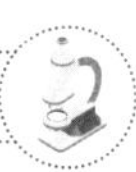

湖州、绍兴等环杭州市县信息沟通和风险评估协作联系，尤其是病媒生物种群密度和季节消长监测，加强了环杭州病媒生物信息沟通和交流。中国疾控中心也组织上海、江苏、江西、福建等周边省份开展了多次风险分析和评估工作。由此可见，高质量的风险评估对大型活动风险管理的成功起着重要的作用。

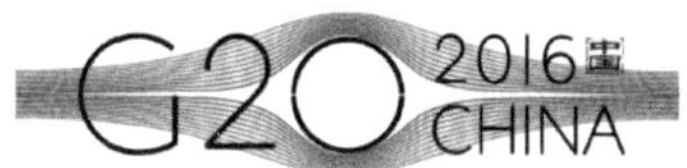

G20峰会突发事件公共卫生风险评估报告

杭州市疾病预防控制中心

2016年3月

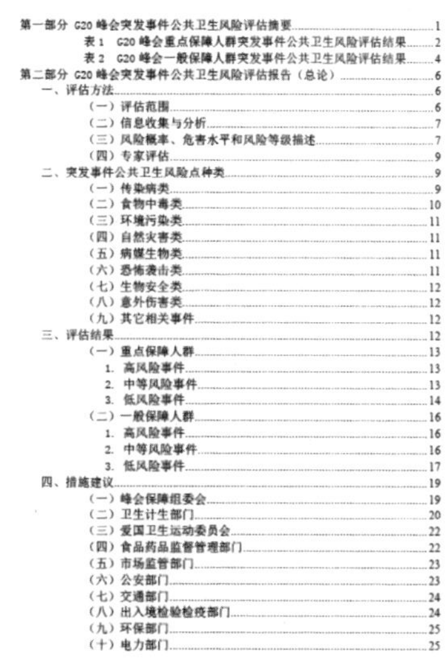

目　录

图20-4　杭州G20风险评估报告

第四节　风险应对与效果评估

风险应对是根据风险评估的结果选择并执行一种或多种改变风险的措施，这些措施可以是改变风险事件发生可能性的措施，也可能是改变风险事件发生后果的措施。随着一种或多种措施的训责和执行，剩余风险逐渐降低，直至由不可承受转变为可以承受。

一、风险应对措施

风险应对措施一般包括以下几类：停止或退出可能导致风险的活动以规避风险；增加风险或承担新的风险以寻求机会；消除具有负面影响的风险源，如，改变风险事件发生可能性的大小及其分布性质；改变风险事件发生的后果；转移风险；分担风险；保留风险。大型活动公共卫生保障中应根据实际情况选择相应的应对方式。如为避免不洁生食导致集体食物中毒，在大型活动保障期间禁止供应冷食，即风险规避；室外活动开始时间与目标病媒生物活跃时间段错开可大大降低危害可能性；清除各类积水环境，降低蚊虫叮咬风险即消除负面影响的风险源等。另外，还有些措施可能是多种应对方式的复合，比如明确不同部门在病媒生物危害防制中的职责，既可分担风险，又降低了因自责不清造成防控疏漏风险的可能性。

风险应对措施选择应充分考虑各措施对各种环境信息的影响。比如，法律、法规、社会责任和环境保护等方面的要求；风险应对措施的实施成本与收益；选择几种应对措施，将其单独或组合使用；利益相关者的诉求和价值观、对风险的认知和承受度等。比如，在G20杭州峰会病媒生物防制早期阶段以环境防制和物理防制为主，仅在关键时间节点强化化学防制，目的在于在保证防控效果的前提下尽量不对生态环境造成影响。又如，高端峰会中为防止蚊蝇等飞虫进入核心会场，在主入口安装纱门或风幕，虽然非常有效，但严重影响美观，主办方不予采纳，即在采取应对措施时未能充分考虑利益相关方的诉求或容忍度。

大型活动性质不同、主办城市不同，所面临的内部、外部环境不同，因此需要应对的风险不同，故应对措施形式多样，不一而足，很难一一列举。各类大型活动所面对的风险中亦有一些性质相近的常见风险，这类风险普遍存在，且往往易于应对。对于这类风险大家往往会在保障活动准备阶段之初普遍采用相近的措施予以应对，以便暴露其他未识别的风险，亦可防止这类常见风险相互叠加影响，产生更大风险。以下我们对这类通用控制措施进行举例说明。

（一）建立完善的文件管理体系

文件管理体系主要是通过各种管理性或技术性文件对大型活动中病媒生物危害及防制的各环节予以明确，保证所有工作能够按照既定目标有序进行。完善的文件体系是明确大量环境信息的重要保证，避免由信息不明确导致的风险。文件体系一般可分为管理性文件和技术性文件。大型活动保障中核心管理性文件是总的工作方案。工作方案制订中应明确总的工作目标即总的风险管理目标，人员组织构架及职责，主要工作内容、流程和进度安排，工作推进和质控措施、保障措施等。一个好的工作方案可以明确整改风险管理的目标，通过明确各方职责分散风险，还可以通过规避或消除时限风险、内部或外部沟通配合不畅导致的风险、资源配置管理混乱导致的风险等多类风险。因此在大型活动保障之初应尽早出台工作方案指导整个防控工作。

技术性文件主要以各种技术方案的形式体现，其中总的保障技术方案是核心。总技术方案应明确总的技术控制目标，将大型保障活动总工作目标进一步具体化。若大型活动保障期间病媒生物控制工作目标为“有效控制病媒生物数量，避免病媒生物所导致的危害”，其技术控制目标就应详细规定蚊类叮咬指数、路径指数是多少，蝇类成蝇阳性率、孳生地阳性率是多少等等。技术方案中还应明确技术原则或技术策略，使实际操作人员清楚控制技术选择方向和标准。技术方案还要针对不同阶段、不同对象给出明确的可操作性强的技术措施，比如鼠类防制中某处可以投放鼠药，那就需明确投什么药，怎样投，投放量，投放时间，剩余回收药物如何处理等。技术方案还要有明确的质量控制措施。同样的工作由不同人去做可能

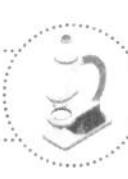

产出完全不同，因此要有质量控制措施。通常可以通过效果考评或督导检查等手段实现。

（二）开展培训演练

工作方案、技术方案制订后，为让所有参与人员明确自身职责，熟练规范掌握相关技能，应组织多轮次、多层级的培训演练。良好的培训演练基本可以消除人员技术能力方面的各类风险，因此培训演练在各地的大型活动保障工作中均是重要内容，往往会贯穿整个保障工作周期。

深圳第26届世界大学生夏季运动会（简称“大运会”）保障期间先后通过召开病媒生物监测与调查工作会议、场馆病媒生物控制效果评估工作会议以及场馆病媒生物控制效果评估培训班等形式，对市、区疾病预防控制机构以及PCO消杀队伍累计900多人次进行培训，统一工作标准，确保工作质量。在日常工作中深入基层，对区疾控中心的病媒生物监测工作进行分类指导，从选点、安放监测器材、分类鉴定、数据上报等方面进行现场指导和培训，有力地推动各区涉及大运会场馆的病媒生物监测、调查与控制、效果评估工作的开展。同时，配合爱卫部门多次组织对各区涉及大运会场馆的病媒生物监测、登革热防控情况以及重点场所病媒生物防制情况的检查，掌握每一重点涉及大运会场馆病媒生物控制的动态情况，为全市大运会病媒生物控制工作打下了良好基础。同时还开展病媒生物控制应急队伍演练，如模拟公共环境进行病媒生物监测方法演练，模拟公共环境进行病媒生物防制方法演练，模拟突发病媒生物事件进行应急控制措施的综合演练，根据监测与演练的结果，进一步指导相关场馆落实病媒生物控制工作。

G20杭州峰会期间，浙江省、杭州市及相关单位也多次召开病媒生物工作会议，举办培训班和多种形式的演练活动。省爱卫办还联合省“除四害”科技协会、省疾控中心举办了全省有害生物防制（PCO）企业培训和操作演练，为大型活动的成功举办锻炼了队伍。

（三）强化病媒生物监测

病媒生物监测是病媒生物危害发现和评估的基础，因此在大型活动保障工作中，保障团队大多会强化病媒生物的监测工作。2008年北京奥运会保障期间，北京市疾控中心自2005年开始便组织对全市奥运场馆、奥运签约饭店、奥运定点医院、全市公共外环境和重点行业进行监测，特别是2008年，监测点达到3 005个，覆盖了88个奥运场馆（其中竞赛场馆30个，非竞赛场馆15个，训练场馆43个）、10个涉奥区（县）的19个奥运场馆外围2km范围、118家奥运签约饭店和20家定点医院，以及城市层面的18个区（县）。严密的监测网络为奥运会病媒生物控制提供了宝贵的第一手资料与预警数据。

病媒生物监测方法的选择和布点量要根据当地实际情况和病媒生物的特点选择。比如，粉剂法对于鼠类活动监测非常简便有效，但是在一些重要保障场合“白色粉末”是安保重点排查对象，此时就不宜再选择粉剂法了。蝇类监测中外环境笼诱法既可监测蝇类密度，又可起到一定的灭蝇作用，但应注意布放位置，不应影响保障场所整体观感。另外，监测方法选择后应保持一定稳定性，便于分析病媒生物密度变化趋势。

（四）规范开展病媒生物控制

规范开展病媒生物控制可从源头上降低病媒生物危害。在大型活动保障过程中应根据保障环境特点和控制时机，严格按照既定的病媒生物控制技术方案规范开展病媒生物防制工作。防制过程中应注意对环境生态的保护，并保持防制策略的可持续性。一般在大型活动准备早期应把重点放在环境防制和物理防制策略上。可结合城市改造各类场所，使之不适合病媒生物孳生和栖息，完善各类防护设施，动员群众积极开展爱国卫生运动，清理病媒生物孳生地等。如 G20 杭州峰会保障期间，杭州市广泛动员社会力量，进行多轮次环境清理工作，全市共开展清理活动 36 438 次，参与单位 17 126 个（次），参与人数 436 027 人次，治理主干道和背街小巷 49 778.1km，清理杂物 237 613.8t，消除病媒生物孳生地 160 823 处，社会场所共堵鼠洞 10 486 个，安装防蚊闸 2 356 个，有效地保障了控制效果。

核心保障区域建成、装修、改建过程中及完工后，要及时介入，查看各类防护设施是否有效安装，能否正常使用。G20 杭州峰会期间公共卫生联络员对各核心保障区的防护设施定期巡查，及时对发现的问题提出解决方案或联络专家团队会商，形成书面现场指导记录单，反馈业主方及市爱卫办，督促责任方进行整改。整个保障活动期间，病媒生物防制现场指导累计 857 人次，形成现场记录单近千份。

在保障工作中后期，应适时开展规范的化学防制工作。化学防制工作中应注意不同种类的药剂轮替使用、嵌合使用，防止产生抗药性。同时应注意用药安全，防止发生中毒事件。2008 年 7 月，北京奥运会保障核心区启动了为期 1 个月的“奥运核心区病媒生物强化控制倒排期操作工程”。奥运核心区共有 93 人专门从事此项工作，其中驻点公共卫生专业人员 7 人，操作人员 86 人，固定使用杀虫专用车辆 8 辆、电瓶车 3 辆和各类大型喷雾机 49 台，其中车载式超低容量喷雾机 3 台，手推车大功率喷雾器 10 台，背负式电动喷雾机和动力喷雾机 28 台，背负式动力喷雾喷粉机 8 台。为确保奥运核心区外围 2km 范围内的病媒生物密度达到奥组委规定的标准，北京市疾控中心会同北京市爱卫办和朝阳区爱卫办对核心区周边区域进行了 5 次大规模的消杀处理。

（五）开展健康教育

根据不同人群有针对性地开展健康教育工作，有利于进一步取得政府领导的重视，提升各部门的支持力度，提高人民群众广泛参与的力度。健康教育的关键是针对不同人群选择不同的形式，将核心信息进行有效传递，并最终形成行动力。对于主要领导可采用专家会谈、行政报告等形式，部门之间可利用会商机制及时交流，群众可采用各种媒体形式。

G20 杭州峰会保障期间，市级层面共发放病媒生物防制宣传折页 20 余万份，宣传海报 4.5 万份，刊登社区、地铁灯箱广告 220 块，播放公交视频 5 000 辆（次），连续通过杭州网向 40 余万微信用户推送病媒生物防制宣传知识；区县层面共发放宣传折页 40 余万份，悬挂张贴画近 15 万份，应用灯箱墙绘 1 541 处、电子屏 4 723 块、橱窗 6 176 块、横幅 7 020 条，开展讲座 1 542 场等，取得了良好的效果（图 20-5）。

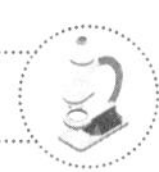

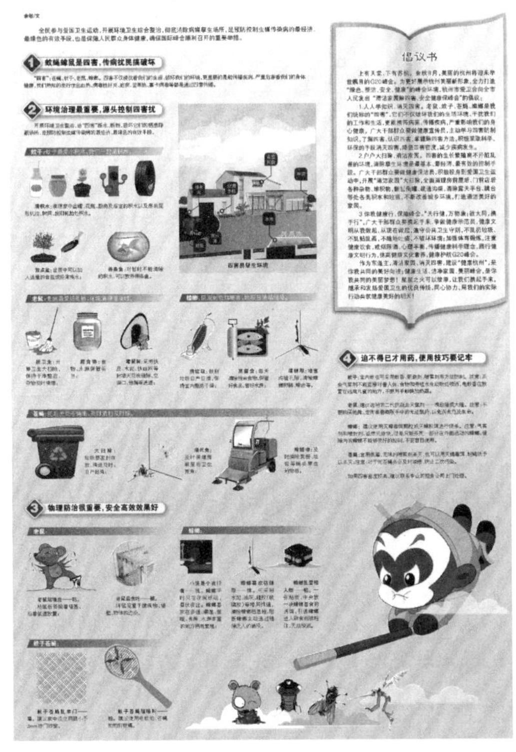

专版

清洁家园除四害　安全健康保峰会

倡议书

1 蚊蝇鼠蟑是四害，传病扰民搞破坏

2 环境治理最重要，源头控制四害忧

3 物理防治很重要，安全高效效果好

4 迫不得已才用药，使用技巧要记牢

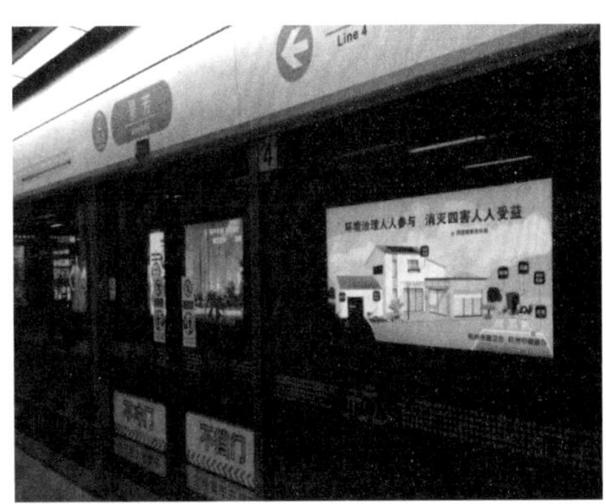

图 20-5　不同媒体形式开展病媒生物防制知识宣传

(六)督导检查

开展督导检查工作可以及时发现大型活动保障工作能否按照既定方案和时间节点开展，还可发现防控工作中的一些隐患，是防控工作质量控制中的重要一环。

2008 年北京奥运会病媒生物专业防制的主体为 PCO 企业，完全由 PCO 企业独立完成保障任务存在很大的风险和隐患，因此政府和专业部门必须对 PCO 企业进行管理和监督，使其主要流程和关键步骤时刻处在监督范围之内。各公共卫生团队每日对 PCO 企业的操作过程进行检查，要求其严格按照《2008 年北京奥运会病媒生物防制药品与器械安全使用准则》(简称《准则》)开展工作，做好个人防护，并对违反《准则》之行为予以纠正，对防制服务、药品进行规范化管理，杜绝安全事故发生。

以上各种常规措施的开展，可以批量降低大多数风险危险度。除此之外，不同的情况下还可能存在一些特别的风险事件需专门应对。比如某大型活动风险评估后发现“鼠咬导致通信线路中断”为高危险度风险，需要专门应对。防控团队对核心区及周边环境进行勘查，提出立即对外环境中的垃圾杂物进行清理，核心区室内完善了各种防护设施；在发现鼠迹的外环境区域投放大隆杀鼠剂，由于主办方要求核心区内严禁使用毒性药物，因此主要使用鼠夹、粘鼠板等器械灭鼠方法快速降低核心区及周边区域鼠密度；沿主要通信线路干道，在鼠类侵害常见侵入路径区域放置粘鼠板，进行预防；要求进入核心区大包装物资一定要在外部拆包后再转入等。后期评估显示“鼠咬导致通信线路中断”下降为低危险度风险。

G20杭州峰会期间，省、市、区多次对核心区及相关重点场所组织督导检查（图20-6），尤其是省爱卫办和省疾控中心，充分发挥了省级技术和资源优势，积极支持杭州市，对发现的问题及时督促整改，当场解决实际问题。

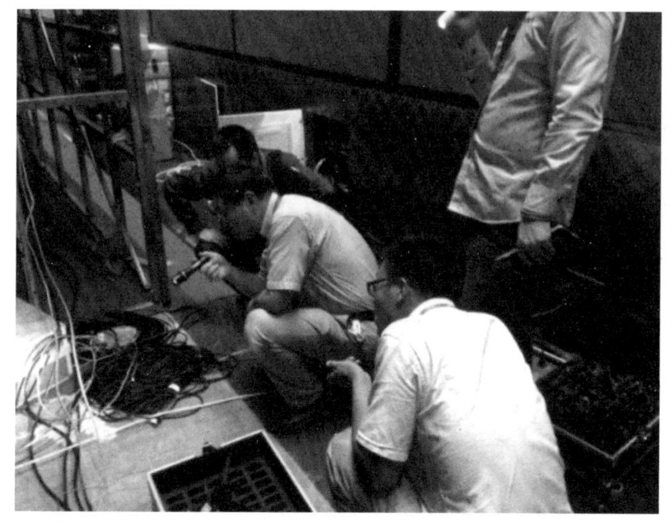

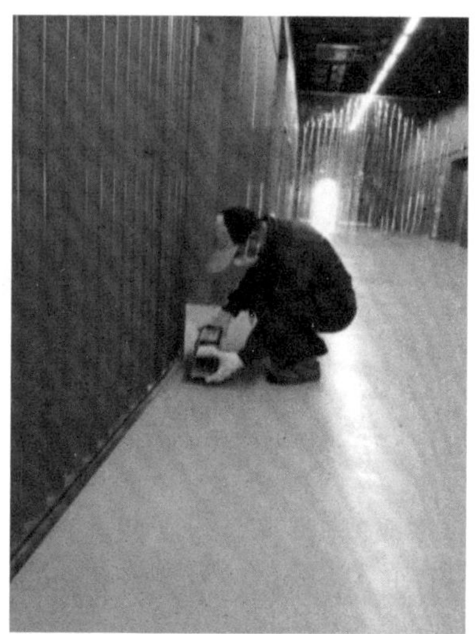

图20-6　重点部位鼠害防制

二、效果评估

风险应对措施实施后要对其实施效果进行评估，看有没有达到预期目标。如未能达到预期目标，应分析原因及时调整应对措施。评估方法应尽量选择客观可量化的方法，比如国家标准、行业标准中规定的方法。

北京奥运会期间病媒生物控制效果评估中，鼠类采用鼠夹法计算捕获率，蜚蠊采用粘捕法，蚊类采用二氧化碳诱蚊灯法，蝇类采用笼诱法。2008年8月下旬结果显示鼠密度由最高时的1.18%降至0；蜚蠊密度为0；蚊虫密度由最高时的30.0只/（台·2h）降至2.34只/（台·2h），与全市同期蚊虫密度相比下降了66.95%，与2007年同期奥运场馆蚊虫密度相比下降了89.56%；蝇密度由最高时的52.97只/（笼·d）降至10.13只/（笼·d），与全市同期蝇密度相比下降了45.68%，与2007年同期奥运场馆蝇密度相比下降了82.91%。最终得出结论，奥运核心区鼠、蚊、蝇和蜚蠊密度已达到奥运会规定的病媒生物控制标准。

2016年5月至8月G20杭州峰会主会场等核心保障区蚊密度呈持续下降趋势。8月蚊虫幼虫路径指数为0.7处/km，较5月下降79.4%；灯诱法监测蚊成虫密度为1.3只/（灯·h），较5月下降23.5%；布雷图指数达到0.6，低于中国疾控中心要求的控制登革热传播的阈值5。8月26日《最忆是杭州》文艺演出区域外环境蚊路径指数、成蚊停落指数均降低为0；8月30日模拟演出期间询问法蚊虫孳扰侵害率为0。8月核心区域蝇幼虫孳生地阳性率下降为0，

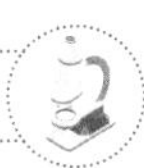

较 5 月份下降 100%。8 月 27 日浙江西子宾馆招待晚宴区成蝇室内侵害率降低为 0。核心保障区域蜚蠊密度持续控制在较低水平，8 月室内蟑迹阳性率为 1.8%，较 5 月下降 69.0%，成若虫粘捕密度为 0.02 只 / 张，较同期预期密度降低 97.9%。8 月室内鼠迹阳性率为 1.9%，较 5 月密度下降 66.1%。鼠类捕获率为 0.1%，较同期预期密度降低 85.9%。部分核心场馆关键区域，如奥体博览中心主会场区域，鼠类侵害降低为 0（图 20-7）。

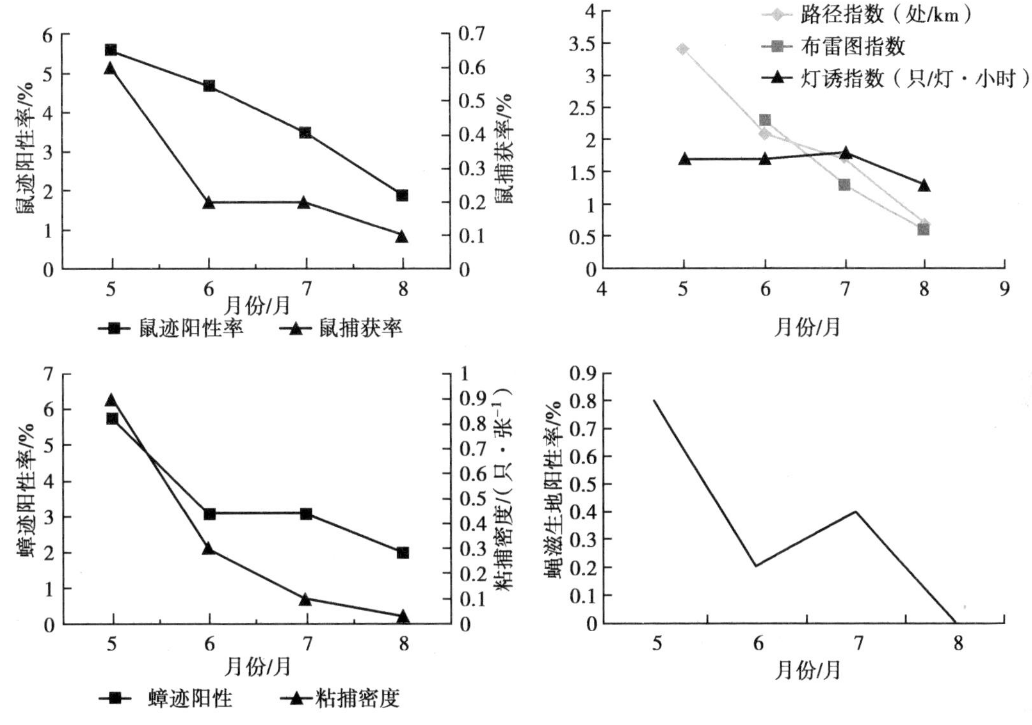

图 20-7　G20 杭州峰会病媒生物控制效果评估

若风险应对效果评估显示未能达到预期目标，可重新进行风险识别，查找效果不佳的原因。对新识别的风险进行评估，给出新的应对措施建议。每次循环不断降低剩余风险，最终使所有风险转变为可接受范围，最终达到总的风险管理目标，完成整个风险管理过程。

（孔庆鑫）

第二十一章　个人防护与中毒救治

第一节　个人防护

从事病媒生物应急处置的人员在操作过程中接触的各种杀虫剂、灭鼠剂，除个别为中高毒性外，多为低毒至微毒。但毒性是相对的，对大多数人无害的物质，对个别人可能是有害的。因此，病媒生物应急现场处置人员的个人防护应当引起重视。

一、个人防护装备

1. 个人防护装备（personal protective equipment，PPE）指在现场劳动生产过程中为使劳动者免遭或减轻事故和职业危害因素的伤害而提供的个人保护用品，直接对人体起到保护作用，不同行业或不同操作需要的个人防护装备不同。有害生物防制工作主要的个人防护装备包括：

（1）工作服：长袖工作服，长裤，根据需要可以备连体防护服。

（2）工作帽：现场监测、杀虫剂喷洒佩戴的工作帽，特殊场所需要按照要求佩戴安全帽。

（3）护目镜：在药液喷洒或者特殊场合，需要正确佩戴护目镜。眼镜框常用柔韧且能顺应脸型的塑料或橡皮制成，框宽大，足以覆盖使用者自身所戴的眼镜。

（4）防尘口罩：在特殊场所或者现场喷雾作业等需要佩戴。

（5）防毒面具：防毒面具一般都配带防毒过滤器，可以保护操作人员免受剧毒粉末、烟雾的危害。根据使用情况，应定期更换防毒过滤罐。在实际使用中，防毒面具与脸部结合紧密，应定期清洗。防毒面具不适于常规操作。

（6）面罩（屏）：保护面部，隔挡较大的喷射液滴，具有较好的透视性。

（7）耳塞：在开展喷雾作业时或者在高分贝环境下使用。

（8）手套：一般采用 PVC 或橡胶制成的手套，在配制浓缩液时使用。应该注意的是，在配制拟除虫菊酯杀虫剂时，不能使用 PVC 手套，因为拟除虫菊酯类杀虫剂可以被 PVC 材料吸收。在接触有机溶剂时，应使用橡胶手套。棉制手套也可以作为个人防护装备，起到一定的保护作用，但要及时洗手。密封手套应定期清洗内外两面。

（9）防化安全鞋：防滑、防化学品腐蚀。

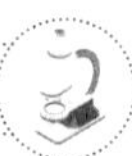

(10)围裙:采用橡胶或PVC材料制成的围裙,可以挡住溅出的药液。

2. 用个人防护装备应注意如下事项:

(1)个人防护装备的选择应针对防护要求,正确选择性能符合要求的用品,绝对不能选错或将就使用,防止发生事故。

(2)对使用个人防护用品者应予以培训,使其充分了解使用的目的和意义,认真使用。对于结构和使用方法较为复杂的用品,如防毒面具,应进行反复演练,使使用者能迅速正确地戴上、卸下和使用。

(3)防护用品应定期维护保养,延长防护使用期限,确保器材能起到好的防护作用。

(4)应急处置队应建立发放制度,并设专人负责发放清洁有效的个人防护装备,收集用过的个人防护装备并加以维护保养,保证个人防护装备能充分发挥其效用。

二、个人卫生习惯

病媒生物应急处置人员良好的个人卫生习惯,在很大程度上保证了作业人员的自身安全。个人卫生习惯主要有以下内容:

1. 施药人员至少要有2套工作服,以便更换。
2. 清洗设备时要有水和肥皂,并有合适的场所。
3. 所有工作服需在每日工作后更换,施药人员应淋浴或洗浴。
4. 工作服应经常清洗。
5. 应特别注意清洗手套,戴上污染的手套比不戴手套更危险。
6. 严格禁止在工作中进食、饮水、吸烟。
7. 进食之前一定要洗手。
8. 在工作中如使用毒性较高的药物,工作时间应做适当调整,暴露时间不宜过长,工作后不宜在路上耽搁过长,应及时回基地清洗。

三、防护措施

1. 一般原则

(1)处置人员健康要求:应急处置人员一般要求身体健康,患有精神病、癫痫、支气管哮喘、明显的肝肾病等疾病者不得参与现场作业,哺乳期、孕期、月经期的妇女,皮肤损伤者,应暂停作业。

(2)处置人员技术培训:应预先进行有关的专业技术培训和防毒知识培训,使每一个处置人员都了解所用药剂的性能、毒性、使用方法及中毒后的预防和急救方法。

(3)个人防护装备使用:针对所使用的药物和施药方法,选择相应的个人防护装备,正确使用个人防护,如穿防护衣,戴防护帽、防护眼镜、面具、手套等。

(4)处置人员个人卫生:操作时禁止吸烟、饮水、进食,不要用手擦脸、眼。休息时或工作结束后，用肥皂彻底洗脸、洗手、换衣。如发现药液污染皮肤、眼睛，应立即清洗。

(5)施药器械维护保养:现场作业中喷洒药物的器械应有专人负责保管，并进行及时的清洗、检修、维护、保养，保证每一次现场使用时有效、安全。

2. 药物配制

(1)应用定量容器，准确称量，按规定浓度配制。

(2)配药场所应保持空气流通，空气中药物浓度不得超过国家规定的最高允许浓度，在室外配药时，人应站在上风向。

(3)药液应随用随配，根据用量进行配制，不得随意倾倒。

3. 药物喷洒

(1)处置人员应站在上风向工作，遵循顺风、退步、换班喷洒的原则，三级以上风力应暂停作业。

(2)多名处置人员同时进行作业时，应按对角线方位或保持一定距离进行作业，尽量减少污染机会。

(3)熏蒸剂必须按规定使用，严防中毒事故的发生。

(4)处置人员应轮换。喷洒杀虫剂时，每天实际操作时间不宜超过 6h，也不宜连续作业 3d 以上。

第二节 中毒救治

病媒生物应急处置过程中不可避免会使用到杀虫剂或灭鼠剂。国家实行杀虫剂、灭鼠剂的登记管理，就是为了保证杀虫剂、灭鼠剂有效且安全。杀虫剂制剂和灭鼠剂饵剂一般都是低毒或微毒性，但杀虫剂的原药、灭鼠剂的原药一般都为高毒性，灭鼠剂的母粉或母液一般也是中高毒性。在杀虫剂、灭鼠的管理、使用过程中，各种原因会造成杀虫剂、灭鼠剂经消化道、呼吸道或皮肤、黏膜进入人体，引起中毒，甚至死亡。因此，病媒生物应急处置队员在做好防护工作的同时，要充分了解并掌握药物中毒后的急救知识和技术。

一、中毒原因

1. 管理不善 将药物储存于有食物的房间;运输过程中违反安全原则，与食物混放;药物标签模糊或无标签;存储仓库不符合要求，如无储存保管制度、防盗措施不严、受雨水浸泡等。

2. 使用不当 在药物配制和使用时浓度过高，使用时违反操作规程;药物分装、混合、搅拌和使用等过程中，作业人员思想麻痹，未采取防范措施;随意使用，任意扩大用药范围，特别是违反国家规定，使用剧毒、高残留药物，导致中毒发生。

3. 设备、器械渗漏 设备、器械渗漏造成作业人员接触杀虫剂或灭鼠剂中毒。

4. 误服、误用 用饮水瓶、饮料瓶装杀虫剂，或用杀虫剂容器盛装食物、饮水等造成误

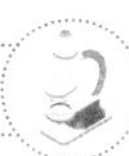

服、误用杀虫剂引起中毒。

5. 暴露时间过长　连续操作时间超过规定，或个人防护措施不当造成作业人员中毒。

二、诊断原则

中毒诊断应包括识别毒物品种、中毒症状及严重程度等，找出机体吸收毒物的证据，包括吸收毒物的品种、方式、时间以及可能吸收的剂量等，以明确毒物与疾病的因果关系。同时，通过临床及实验室检查，了解吸收毒物后出现病变的脏器（系统）、性质及严重程度等。综合分析以上检查结果，做好鉴别诊断，得出诊断结果。

获取机体吸收毒物的方法主要有：

1. 了解接触毒物史　了解工作中接触毒物的品种、接触方式，有无违章操作、防护措施失效或发生事故，周围环境、水源或食物有无被毒物污染的可能。

2. 现场调查　对事故原因，毒物的品种、数量，污染环境情况，受毒物影响的人数及现场处理，紧急救护措施等进行现场调查。

3. 生物材料检测　根据具体情况，选择测定的标本及项目，主要有患者血、尿、粪、唾液、呕吐物等材料中毒物的品种及含量，患者血、尿中毒物的代谢产物。

三、救治原则

病媒生物（有害生物）控制机构、应急处置队伍平时应进行中毒自救和救人知识技能培训，配备必要的抢救设备，现场负责人应能正确指挥抢救工作。一旦发生急性中毒事故，首要任务是迅速将患者救出现场。进入现场的救护者应佩戴防护设备，切忌在毫无防护措施的情况下进入现场抢救，以免造成更多人中毒。同时，应有人进行监视，并立即呼救，准备下一步抢救及时送医院等工作。

现场救治的首要工作是尽快将中毒者脱离中毒环境和帮助其排除毒物。①吸入性中毒：应立即将中毒者带离中毒环境，转移至空气流通处，使其吸入新鲜空气或氧气，解开患者领扣、腰带，注意保暖，头偏向一侧，保持呼吸道通畅。这样处理后，轻度中毒患者很快恢复正常。对呼吸停止者应立即进行人工呼吸。②皮肤黏膜沾染毒物：立即用大量清水彻底清洗，冲洗时间 15～30min，清洗不能用热水，以免血液循环加快促进皮肤吸收加重中毒。污染的衣服应及时脱去，以免重复吸收中毒。③特殊解毒：中重度以上的急性中毒必须尽快送医院，在医院里采用特殊的解毒方法，方能挽救中毒患者。

医院会使用针对性特效解毒剂，如有机磷类杀虫剂中毒，用阿托品、解磷定救治；砷、汞、锑等中毒，用二巯基丙醇解毒；抗凝血灭鼠剂中毒，用维生素 K_1 解毒。这些针对性的特殊解毒剂，必须由医务人员给中毒者使用。

（冷培恩）

第二十二章 社区宣传

自对人类危害较大的急性传染病严重急性呼吸综合征(SARS)和高致病性禽流感在我国发生以来,上至政府下至人民群众对传染病的预防控制日益重视。据报道,每年在传染病总发病病例中病媒生物传染病占5%～10%,其病死人数占传染病总死亡人数的30%～40%。近年来,随着全球病媒生物传染病发病形势日益严峻,我国新发及再发病媒生物传染病频频发生,由于目前大多数病媒生物传染病尚无疫苗可预防或药物可治疗,控制病媒生物是预防和控制病媒生物传染病的有效手段。病媒生物控制活动需在政府的倡导下开展全民爱国卫生运动,积极地向人民群众宣传病媒生物传染病的预防与控制知识,提升广大人民群众对疾病的认识,便于疾病的早预防、早发现、早诊断和早治疗,进而降低疾病的发病率、致残率和死亡率。

第一节 社区健康教育在传染病防控中的重要性

传染病的发生和流行往往会给家庭和社会带来巨大的经济负担,因此必须采取预防为主、防治结合的综合措施来预防和控制传染病。而对于大部分病媒生物传染病而言,要预防和控制其发生和流行,健康教育为重要措施之一,其中社区健康教育更是对各类传染性疾病起到屏障作用。在社区开展健康教育,通过传播卫生知识,能改变危害健康的生活方式和卫生陋习,提高社会活动参与性,实现人人健康的目的。

社区健康教育是以社区人群为教育对象,以促进社区人群健康行为、增进社区人群健康为目标,开展有组织、有计划的健康教育活动,社区健康教育要有明确的、具体的目标,实行目标管理,不能只为宣传而宣传。宣传时应坚持科学、合理的原则,采用通俗易懂的语言,提高宣传教育的感染力。所谓科学,就是要求实事求是,不能缩小或者夸大实施内容,内容具有科学性,防止片面性;合理就是结合当地实际情况,实际和理论相结合,采取形象生动、通俗易懂的语言,给予宣传教育。当发生病媒生物传染病时,在一个社区,应围绕明确的既定目标,采用针对性的方法,给予深入浅出的教育,同时应集中力量进行某项健康教育,强化到有效的程度,取得预期的效果。

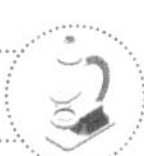

第二节　社区宣传的方法

一、社区宣传的主要人群

社区健康教育是以社区人群为教育对象，社区宣传的主要人群有：①在校学生，尤其是中小学生：因为他们所占比例大，最易接受新事物和新知识，比较容易将学到的知识传达给父母；更重要的是，通过培养良好的生活习惯和健康行为，当他们步入社会后，就会对改善每个家庭乃至整个社会环境起到不可估量的作用；②社区居家老人：这部分人群居家时间比较长，且因空闲时间多，喜欢养花弄草，极容易为虫媒传染病的传播媒介创造孳生环境；③医护人员：利用医院这一特殊场所，把相关健康教育作为医院健康教育的重点内容，贯穿于对患者的诊疗过程中，利用患者求医时最易接受健康教育的心理，寓教于疾病治疗过程中。

二、社区宣传的主要方法及形式

健康教育一般采用口头、文字、综合教育等方法。口头方法主要有报告会、演讲、专题讲座、广播、家庭访谈、电话咨询、门诊咨询等，属于常用教育方法，方便灵活，能够面对面讲解，尤其针对社会阶层不同、文化程度不同的听众，适应性强，而且能够随时调整和开展。文字的基本形式一般有黑板报、标语、报纸、书籍、传单、杂志等，因为不会受到空间和时间的限制，有利于保存和携带，能够反复阅读，该种方法只有读者自觉地理性加入，才可接受信息。同时还可采取挂图、宣传画、摄影、广告、年历、模型、标本等形象的方法，提高真实感和吸引力，使大众在随意的状态下就可接受大量信息，达到良好的效果。综合教育包括音乐、流动的宣传车、电影电视，并综合利用文字、形象和口头等方法，具有形象性、直观性以及广泛和快捷的优势，使人印象更为深刻。

1. 广播、电视等视频形式宣传　目前大部分居民家中至少拥有一台电视，网络基本全覆盖。在病媒生物传染病流行期间，可在地方电视台或广播台开展科学科普栏目，如邀请医学专家开展讲座或与观众开展互动，也可以邀请公众人物开展公益宣传活动。

在一些农村、小区或部分学校、单位等可能还保留着广播设备，可利用这些广播设施进一步滚动广播由技术部门、政府等核定的健康教育内容及信息。

电视和广播以其形象生动的特点易于被普通群众接受，但运用成本高，需投入巨大的财力、物力和人力。

2. 专题讲座、大型义诊等现场活动宣传　专题讲座以及大型义诊等现场活动一般都是人与人直接面对面地培训、交流，这种宣传形式不受媒体限制，针对性强，传播者与被传播者之间有较强的沟通和交流，宣传效果显著。专题讲座一般采用多媒体形式，由专家、一线工作人员等就目前疾病情况以及居民面对这种情况应采取哪些措施等进行讲授，专题讲座可以在爱国卫生月、害虫日及疾病发生期间举办；大型义诊活动一般是综合性的，主要通过问答的形式进行宣传。开展专家讲座和大型义诊活动时，可借助传单、宣传折页和粘蟑纸、粘鼠板、灭蟑胶饵等实物巩固宣传效果。

3. 海报、黑板报、传单及宣传折页宣传　海报、黑板报、传单以及宣传折页等都是最简单的宣传方式，也是用于健康宣传的首选方式。其语言的生动和插图的形象都是最有利于普通群众学习和阅读病媒生物相关防控知识的最好途径。海报，又称“宣传画”，特点是形象醒目，主题突出，视觉冲击力强，比较容易突显用意，一般都张贴或绘制在引人注目、行人集中的公共场所，通过直接面向群众、影响人心而及时地发挥社会作用。随着科技的发展，电子海报逐渐在各社区崭露头角并占据宣传优势。黑板报是以固定或移动的黑板作载体，用粉笔或广告颜料作书写绘画工具的普及性宣传阵地，目前在居民小区及中小学校广泛地应用，可通过有创意的设计和板书，吸引居民及学生的注意，并将有效的信息传递出去。传单和宣传折页，两者都是比较常见的宣传材料，尤其折页外形小巧、多变、相对成本低。印制宣传折页或传单时，建议文字量少、内容通俗易通且标题具有吸引力，图片占比 60%～70%，因为群众打开折页或传单时关注的重点首先是图片，而很少顾及文字。

4. 报纸、杂志等纸媒形式宣传　尽管单篇内容信息量少，但也可以反映更为及时和公众需要的内容。在病媒生物传染病暴发期间，可以在面向公众发售的媒介如各类都市报、科技报以及科普报等开辟专栏、专刊，刊登有关的疾病预防和控制知识，并允许其他纸媒根据需要转载使用，扩大相关信息的传播量、覆盖面。

5. 互联网、微信公众号宣传　随着现代信息技术的发展，越来越多的人接触到互联网、手机等现代科技成果，因此运用手机互联网宣传是非常经济且受众面最广的方法。微信公众平台是目前使用最广泛的人际交流方法，尤其是手机微信，受众对象可上至老年人，下至中小学生，受众人群广、数量大。疾病发生时，社区可通过社区微信公众号，定期发布相应的疾病宣传材料、最新政策以及宣传活动等，居民通过关注社区微信公众号，能及时获得相关预防控制知识。此外，还可以提供免费下载的科普手机报，或者通过政府部门面向公众发布政府公告短消息，达到宣传的目的。

三、社区宣传的时机

社区开展健康教育应该是经常、持久的，应结合日常预防保健、传染病防治和免疫规划工作，把传染病健康教育贯穿始终，但为了效果更显著也应根据疾病特点选择有利时机，如在病媒生物传染病流行季节前，可结合爱国卫生月以及创建卫生城市爱国卫生运动活动开展宣传教育，倡导居民清积水、防蚊虫，保持环境整洁；病媒生物传染病流行或大型活动举办时，有针对性地进行预防疾病发生和疫情扩散的健康教育，如主动就诊、主动隔离、预防接种、环境整治等卫生知识及行为教育。

在社区开展健康教育，要在适宜的时机采用合适的宣传方式。其宣传方式和宣传时机应根据不同内容、不同对象等具体分析，有针对性地加以选择，不可一概而论。

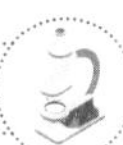

第三节　社区宣传的主要内容

一、疾病的危害性宣传

媒介生物传染病是人类面临的严峻挑战之一。随着生态环境的不断改变，病媒生物种类、密度和分布等发生了新的变化，不仅原有的媒介生物传染病范围扩大、发生频率和强度增加，而且一些新的媒介生物传染病不断出现。媒介生物传染病具有传播快、易流行的特点，严重威胁人民的身体健康。通过对病媒生物的有效控制，可减少其对人群的骚扰和经济损失，有效预防和控制媒介生物传染病的发生和传播。

病媒生物不仅直接通过叮咬和污染食物等，影响或危害人类的正常生活，更通过多种途径传播一系列传染病。在我国法定报告的传染病中有许多属于媒介生物传染病，如鼠疫、流行性出血热、钩端螺旋体病、疟疾、登革热、地方性斑疹伤寒、丝虫病等；而一些消化道传染病则通过病媒生物的机械性传播在人群中扩散，如痢疾、伤寒等。

当媒介生物传染病发生或流行时，针对媒介生物传染病的社区宣传应当向社区居民普及相关疾病危害性的知识，内容包括疾病发病季节、发病率及死亡率、易感人群、患者治愈率及愈后后遗症等。

二、疾病的传播方式宣传

根据传播媒介的不同，媒介生物传染病又分蚊传疾病、鼠传疾病以及蜱传疾病等。传播媒介不同，传播疾病的病原学及流行病学特征也不同；即使传播媒介相同，由于传播疾病的种类不同，病原学与流行病学特征也不完全相同。当病媒生物传染病发生或流行时，在社区开展相关健康教育宣传中应向社区居民普及疾病的传染源、传播途径、流行特点等知识，尤其是疾病的传播媒介，为疾病的有效防控建立起群众基础。

1. 登革热

（1）传染源与储存宿主：患者和隐性感染者是主要的传染源。患者在潜伏期末及发热期内有传染性，主要局限于发病前 6～18h 至发病后第 3 天，少数患者于病程的第 5 天仍可在血液中分离出登革病毒。在流行期间，轻型患者和隐性感染者占大多数，可能是更重要的传染源。登革热尚未发现有慢性病毒携带者。媒介伊蚊是登革热的传播媒介，也是病毒的储存宿主，雌蚊能经卵将病毒传播给后代。

（2）传播途径：主要经蚊虫叮咬传播，传播蚊种主要为埃及伊蚊和白纹伊蚊。在我国，埃及伊蚊主要分布在两广、云南、海南等地，白纹伊蚊则分布在北至沈阳、大连，西至陇县和宝鸡，西南至西藏，东部地区均有分布。

（3）易感人群：人群普遍易感，儿童症状较轻。一种血清型感染后可获得终生同型免疫，但对其他型感染只有短期的保护，并可能使病情加重。

(4)病原学：登革病毒属于黄病毒科，包括4个血清型。再次感染病毒易引起登革出血热。

(5)潜伏期及传染期：登革病毒潜伏期为3～14d，一般4～7d；无人-人直接传播。患者对蚊虫的传染期略早于发热期直至发热末期，一般3～5天。蚊虫吸血后8～12天即可具备传染性，且维持终生。

(6)流行特点：登革病毒流行广泛，目前全世界100多个国家约25亿人处于登革热感染的风险之中。登革热主要发生在北纬25° 到南纬25° 的热带和亚热带地区，尤其是在东南亚太平洋岛屿和加勒比地区。在中国主要发生于海南、台湾、广东、云南、福建、广西。登革热的流行与伊蚊密切相关，主要发生在气温高、多雨的夏秋季。

2. 黄热病

(1)传染源与储存宿主：城市型黄热病的主要传染源为患者和隐性感染者，尤其是发病4d内的患者。在城市地区，人和伊蚊是主要的储存宿主，蚊虫经卵传播可能维持自然界中的感染，人类是城市型黄热病的主要扩散宿主。

(2)传播途径：埃及伊蚊为城市型黄热病的唯一传播媒介，以人-埃及伊蚊-人的方式流行。蚊虫叮咬患者后经9～12d即具备传染性，并可终生携带病毒。

(3)易感人群：人群普遍易感，患者以儿童为多。黄热病恢复后，可获得持久免疫力，二次感染少见。

(4)病原学：黄热病毒，属黄病毒科(*Flaviviridae*)的黄病毒属(*Flavivirus*)。

(5)潜伏期及传染期：黄热病毒潜伏期为3～6d。在患者发热前的较短时间和疾病开始后第3～5d，其血液对蚊子具有感染性。在大量易感人群和媒介蚊虫共存地区，该病具有高度传染性。接触日常物品不具有传染性。

(6)流行特点：自然界中黄热病有2种传播模型，一种为丛林型，以伊蚊属和非人类灵长动物构成循环；另一种为城市型，以人和埃及伊蚊形成循环。城市型黄热病主要发生在非洲和南美洲国家和地区。黄热病流行与伊蚊密切相关，主要发生在气温高、多雨的季节。

3. 流行性乙型脑炎

(1)传染源与储存宿主：主要传染源是家畜尤其是猪，以猪-库蚊-猪的方式传播。猪的感染率为100%，为乙脑重要动物传染源。蚊虫感染后，病毒在蚊体内增殖，可终身带毒，并能随蚊越冬或经卵传代，蚊虫除作为传播媒介外，也是病毒的储存宿主。

(2)传播途径：乙脑经蚊虫叮咬传播，能传播本病的蚊虫很多。在国内，乙脑的主要传播媒介为三带喙库蚊。

(3)易感人群：人群普遍易感，但感染后出现典型乙脑症状的只占少数，多数人通过临床上难以辨别的轻型感染获得免疫力。成人多因隐性感染而获得免疫力，儿童一般通过计划免疫获得免疫力。病后免疫力强且持久，罕有2次发病者。

(4)病原学：乙脑病毒，属黄病毒科(*Flaviviridae*)的黄病毒属(*Flavivirus*)，为单股正链RNA病毒。

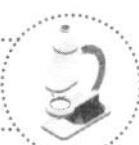

（5）潜伏期及传染期：乙脑病毒潜伏期 5～15d，尚无证据表明人 - 人传播。

（6）流行特点：乙脑流行地区广泛，在热带、亚热带、温带和中温带地区均有发病，在气候潮湿、炎热、蚊虫易孳生的东南亚地区尤为多发。国外主要流行于日本、朝鲜、越南、菲律宾等国。国内除东北北部、青海、新疆、西藏等地未见报告外，其他各省份均有乙脑发生或不同程度的流行。其流行的程度与当地的地理、气候条件有密切关系。乙脑呈季节流行，主要发病季节为 7—9 月，与蚊虫密度消长曲线一致。气温和雨量也与本病的流行密切相关。

4. 肾综合征出血热（又称流行性出血热）

（1）传染源与储存宿主：鼠类为自然宿主和主要传染源。我国肾综合征出血热根据主要传染源种类不同可分为姬鼠型和家鼠型两种主要类型，其中黑线姬鼠为姬鼠型出血热的主要宿主动物和传染源，褐家鼠为家鼠型出血热的主要宿主动物和传染源。

（2）传播途径：①被鼠咬伤或破损伤口接触鼠类血液、排泄物感染；②经黏膜接触鼠尿、粪、唾液等或经呼吸道吸入气溶胶感染；③进食鼠类排泄物污染的食物，经口感染；④母婴垂直传播。

（3）易感人群：人群普遍易感。

（4）病原学：汉坦病毒。

（5）潜伏期及传染期：潜伏期为 4～45d，多为 1～2 周。

（6）流行特点：世界上已有 30 多个国家发现肾综合征出血热，主要分布在欧亚大陆，其中发病最多的为中国、俄罗斯、朝鲜、芬兰、瑞典、挪威、波兰等国家。我国每年肾综合征出血热发病人数占世界报道病例的 90% 以上，是受汉坦病毒危害最为严重的国家。在国内，病例主要分布在东北、华东、中南、西南等区域，近年常暴发家鼠型出血热，主要在春夏季出现，而姬鼠型出血热则主要在秋季丰收时出现。

5. 鼠疫

（1）传染源：患者及患者的粪便、尿及分泌物等。

（2）传播途径：①鼠蚤吸吮病鼠血液叮咬人而感染，构成“鼠 - 蚤 - 人”的循环传播；②蚤粪或捏死蚤体逸出的细菌通过创面或其他破损处进入人体；③剥食感染鼠疫的旱獭等啮齿动物感染。

（3）病原学：鼠疫耶尔森菌。

（4）潜伏期及传染期：腺型鼠疫 2～8d，肺型鼠疫数小时至 2～3d。

（5）流行特点：鼠疫曾在世界范围内有几次大流行，病死率都极高。在我国，1949 年前曾发生过数次大流行，但目前仅在青海、西藏、内蒙古等地偶有发生。

6. 发热伴血小板减少综合征

（1）传染源：患者或携带病毒的蜱。

（2）传播途径：传播途径尚不确定。目前，已从病例发现地区的蜱中分离到病毒。部分病例发病前有明确的蜱叮咬史。急性期患者体液可能有传染性。

（3）易感人群：人群普遍易感，在丘陵、山地、森林等地区人群以及赴该类地区户外活动的旅游者感染风险较高。

（4）病原学：属于布尼亚病毒科（*Bunyaviridae*）白蛉病毒属（*Phlebovirus*）。

（5）潜伏期及传染期：尚不明确，可能 1～2 周。

（6）流行特点：目前已在河南、湖北、山东、安徽、辽宁、江苏等省发现该病病例，病例主要分布在以上省份的山区和丘陵地带的农村，呈高度散发。本病多发于春、夏季，不同地区可能略有差异。

三、疾病的临床表现宣传

临床表现一般指患者在得了某种疾病后身体发生的一系列异常变化，如头痛、发热、咳嗽等。单一疾病可能有多种临床表现，而许多疾病又可能有同样的临床表现，因此，为做到“早发现、早诊断、早治疗”，在社区中针对病媒生物传染病的临床表现进行宣教，对于病媒生物传染病的预防与防控具有重要作用。病媒生物传染病根据病媒生物种类的不同，可分为蚊传疾病、鼠传疾病以及蜱传疾病等，不同种类疾病的临床表现如下。

1. 蚊传疾病的临床表现　根据蚊虫携带病原体的不同，可分为蚊传病毒病如登革热、流行性乙型脑炎、黄热病和蚊传寄生虫病如疟疾、丝虫病等。

（1）蚊传病毒病的共同症状是发热、头痛、呕吐等。

1）登革热和登革出血热：起病急，畏寒高热，可伴有剧烈头痛及眶后痛、背痛、肌肉与关节疼痛。颜面潮红、眼睑浮肿及结膜充血，全身可见斑丘疹。同时可有恶心、呕吐等胃肠道症状。登革出血热临床表现与登革热相似，主要区别是有出血倾向。

2）流行性乙型脑炎：乙脑典型病例分 4 期，即初期、极期、恢复期和后遗症期。初期表现为急起的畏寒、高热、头痛、恶心和呕吐以及不同程度的嗜睡倦怠等，极度类似感冒表现者要高度警惕乙脑，应及时就诊。极期也是病情较重的时期，主要表现为持续高热、意识障碍、抽搐、惊厥、呼吸衰竭和脑膜刺激征等。

（2）蚊传寄生虫病的共同症状是畏寒、高热等。

1）疟疾：疟疾典型病例分 4 期，即潜伏期、发冷期、发热期和出汗期。疟疾俗称“打摆子”，患者在不同时期可出现寒战、高热、出汗，出汗 2～3h 体温降低，患者感觉舒适，但表现为困倦，可安然入睡，一觉醒来，精神、食欲恢复，可正常工作。脑型疟患者可出现意识障碍和昏迷，如不及时诊治可导致死亡。

2）丝虫病：急性期主要出现过敏和炎症反应，以及周期性的淋巴管炎和淋巴结炎，大多发生在小腿内侧及内踝上方，表现为淋巴结肿大、疼痛，有时可形成脓肿。当成虫寄生于精索、附睾和睾丸附近的淋巴管时，还能引起精索炎、附睾炎、睾丸炎。全身症状为畏寒、发热、头痛、乏力等。进入慢性期后（通常见于反复感染的患者）可致淋巴管腔狭窄或阻塞。

2. 鼠传疾病的临床表现

（1）鼠疫：鼠疫分腺型鼠疫和肺型鼠疫。腺型鼠疫常见，主要临床表现有急起寒战、高热、头痛、乏力、全身酸痛，偶有恶心、呕吐、烦躁不安、皮肤瘀斑、出血。发病时蚤叮咬处引流区淋巴结肿痛，主要集中在腹股沟淋巴结，其次为腋下、颈部及颌下。肺型鼠疫主要临床表现

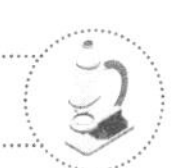

有急起高热，全身中毒症状明显，发病数小时后出现胸痛、咳嗽、咳痰，痰由少量迅速转为大量鲜红色血痰，临终前高度发绀，皮肤常呈黑紫色，故有黑死病之称。

（2）肾综合征出血热：典型病例有发热期、低血压期、少尿期、多尿期和恢复期。起病急、畏寒、发热，全身酸痛，乏力，呈衰竭状，头痛、眼眶痛、腰痛（三痛），面、颈、上胸部充血潮红（三红），呈酒醉貌，眼睑浮肿，结膜充血，水肿，有点状或片状出血，腋下皮肤有线状或簇状排列的出血点。

3. 蜱传疾病的临床表现

常见蜱传疾病主要为由新型布尼亚病毒引起的发热伴血小板减少综合征，该病的主要临床表现有：急性起病，发热，体温多在 38℃以上，重者持续高热，可达 40℃以上，部分病例热程可长达 10d 以上，伴乏力、明显食欲缺乏、恶心、呕吐等，部分病例有头痛、肌肉酸痛、腹泻等。查体常有颈部及腹股沟等浅表淋巴结肿大伴压痛、上腹部压痛及相对缓脉。少数病例病情危重，出现意识障碍、皮肤瘀斑、消化道出血、肺出血等，可因休克、呼吸衰竭、弥散性血管内凝血（DIC）等多脏器功能衰竭死亡。

四、疾病的预防控制措施宣传

传染病在人群中的传播和流行，必须满足 3 个基本环节，即传染源、传播途径和易感人群，因此在宣传疾病的预防控制措施时也应从这 3 个方面着手，病媒生物传染病应着重宣传如何切断传播途径。

1. 控制传染源　积极防控疫情，对易感人群及储存宿主进行积极干预。对于蚊媒传染病如登革热、流行性乙型脑炎、疟疾等，首先应告知群众在发病前若去过疫区或有蚊虫叮咬史，应及时就诊；其次要向群众宣传蚊媒传染病的危害，宣传“清积水、防蚊虫”的知识和方法，使群众自觉参与蚊虫防制工作。对于鼠传疾病，应向群众宣传鼠的危害、灭鼠和防鼠的方法等，使群众自觉收藏好食物、及时倾倒垃圾控制鼠的食源，清洁环境减少鼠的栖息环境，并做好防鼠和灭鼠。患者和带菌者是传染源，要对其进行隔离和管理，特别是对家庭隔离的患者更应注意此方面的教育。

2. 切断传播途径　针对不同类型的病媒生物传染病，应向群众宣传相应的预防知识。对于蚊媒传染病而言，治本清源、清除蚊虫孳生地是消灭蚊虫的主要措施，同时还应积极采取防蚊措施，防止蚊虫叮咬。主要的防蚊措施有：安装纱门、纱窗，涂抹驱避剂，傍晚散步尽量穿宽松的长衣、长裤等。对于消化道传染病而言，应采取“三管一灭”即管水、管饮食、管粪便、灭蝇等措施，防止病从口入。对于鼠传疾病而言，应管好食源、水源，清除居家周围及其他建筑物周围的垃圾，完善居家及建筑物的防鼠设施，减少人与鼠接触的机会。

3. 保护易感人群　由于人群对病媒生物传染病普遍易感，因此要加强对易感人群的保护。对于具有疫苗可预防以及药物可预防的虫媒传染病，应积极向群众宣传其预防知识、加强疫苗接种或者药物预防的必要性，尤其是对外出旅游的居民而言，更应增强疫苗接种意识。对于没有疫苗可预防及药物可治疗的虫媒传染病，应普及疾病预防与控制知识，提升居民的自我保护能力，同时还应开展爱国卫生运动，降低病媒生物密度、切断传播途径，进而防止病媒生物传染病疫情的发生和扩散。

社区是社会机体保持正常运转的“细胞”，是行政管理体系中最小、最基本的单位。加大社区传染病的宣传力度，能大大提升广大市民群众对传染病的全面认识，从而在传染病的预防控制中做好自身防护，并配合做好病媒生物控制工作。尽管社区人群的个人行为教育非常重要，但是也不能忽视对政府行为的开发教育，政府行为是预防和控制传染病的前提和保障因素，对传染病的防控而言，政府行为甚至比个人行为更重要。我国人口众多，医疗卫生资源相对短缺，加大社区宣传教育力度，加强政府各部门对有关法规、制度以及措施的制定和落实，对于稳固社区传染病预防与控制的屏障作用具有重要意义。

（刘洪霞　刘曜）

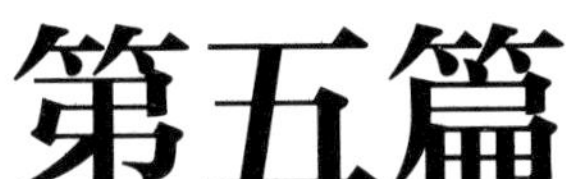

病媒生物应急控制技能竞赛

第二十三章　竞赛组织

2014年广东省登革热暴发以后，多地爱卫办、卫健委和总工会联合相继举办病媒生物防制或有害生物防制技能竞赛，如浙江省为加强全省病媒生物防制专业队伍建设，提升病媒生物防制专业人员技术能力水平，弘扬劳模精神、劳动精神、工匠精神，树立岗位技能标兵，每2年举办1次病媒生物防制职业技能竞赛，2017年以来已经举办3次。本章以2021年浙江省病媒生物防制职业技能竞赛为例进行介绍。

1. 竞赛目标　通过组织疾病预防控制机构病媒生物防制专业人员和有害生物防制（PCO）企业专业人员开展病媒生物防制职业技能竞赛，以赛促学、以赛促训，切实提高全省病媒生物防制工作者理论和技能操作水平，打造一支业务精良、水平过硬的病媒生物防制专业队伍，为2022年杭州亚运会等大型活动提供保障。

2. 竞赛主题　技能竞赛练精兵，除害防病护亚运。

3. 竞赛原则　全员参与、层层选拔，公开公平、注重技能，展示风貌、促进协作。

4. 竞赛组织　竞赛活动由浙江省爱卫办、省卫健委、省总工会联合举办，省爱国卫生发展中心和省疾病预防控制中心承办，省除四害科技协会协办。成立全省病媒生物防制职业技能竞赛活动组委会（简称“省组委会”），负责对大赛工作的领导。省组委会下设办公室，办公室设在省卫健委，负责竞赛的统筹协调、组织、宣传和监督管理，并委托相关领域专家提供技术支持。各设区市结合工作实际，成立竞赛活动组织，确保竞赛活动顺利开展。

5. 参赛人员　竞赛参赛人员由疾病预防控制机构病媒生物防制专业技术人员和PCO企业病媒生物防制从业人员组成。

（1）各设区市选派1支队伍参加全省病媒生物防制职业技能竞赛决赛。每支队伍由7名队员组成，包括领队1名（设区市卫健委分管爱国卫生及病媒生物防制负责人）、联络员1名（设区市爱卫办主任或副主任）、参赛队员5名（疾病预防控制机构专业技术人员3名，PCO企业参赛队员2名）。

（2）参赛人员资格要求

1）遵纪守法，爱岗敬业，有较高职业素养，既往无违纪、违法行为。

2）技能水平较高，工作业绩较好，在病媒生物防制专业技术岗位工作2年以上。

3）心理素质稳定，身体健康，年龄原则上不超过50周岁，每支队伍至少有1名35周岁以下的队员。

4）参加省级决赛的各设区市疾病预防控制机构参赛队员至少包含1名所辖县（市、区）疾控中心病媒生物防制专业技术人员。各设区市的PCO企业参赛队员必须来自当地注册的公司。

5）曾参加2019年全省病媒生物防制职业技能竞赛省级决赛并取得个人三等奖及以上成绩的人员，不得参加省级决赛。

6. 竞赛内容　包括理论测试、案例分析和技能操作。

（1）理论测试：理论测试内容依据《病媒生物密度控制水平现场评估指南》（浙江科学技术出版社），《公共环境病媒生物防制指南》（浙江科学技术出版社），《浙江省病媒生物监测方案》，病媒生物控制系列国家标准（51项）、团体标准（5项）及行业标准（2项），登革热等病媒生物传染病疫情防控相关技术方案等。主要考察常见病媒生物基础知识、现场监测与防制方法、常见病媒生物标本鉴定、重大活动保障和疫点处置措施及现场杀虫灭鼠技术等。疾控参赛队员和PCO企业参赛队员均参加。总分为100分。

（2）案例分析：注重重大活动保障及传染病应急处置，主要为重大活动现场或疫情发生后相关的处置策略、措施及操作。疾控参赛队员参加。总分为50分。

（3）技能操作：技能操作规程及评分标准参照病媒生物控制系列国家标准。

1）现场监测技术：主要为蚊、蝇、鼠、蟑、蜱等现场监测器械的使用、布放的位置及注意事项等。疾控参赛队员参加。总分为50分。

2）器械操作：模拟现场（疫点处置、重大活动保障等）设置，进行现场处置及消杀。各参赛队伍根据情景设置进行操作，在规定的时限内完成。PCO企业参赛队员参加。总分为50分。

（4）现场答题：主要考察病媒生物标本鉴定及病媒生物相关基础知识。设置必答题、共答题和风险题3个部分。疾控参赛队员和PCO企业参赛队员均参加。总分为50分。

（5）命题原则：严格遵循理论与实践结合、强化操作技能的原则。设区市的竞赛活动选题、命题由各设区市负责统一确定；省级竞赛活动选题、命题由省组委会专家组负责完成。

7. 竞赛成绩　由个人赛和团体赛成绩汇总而成。

（1）个人赛成绩：个人赛成绩为上述4个环节个人成绩之和。其中，团体操作环节，团体得分算作团体每一成员个人得分。

（2）团体赛成绩：5名队员个人成绩的总分作为团体成绩。

（3）竞赛成绩并列时的计分优先规则：个人或团队竞赛总成绩出现并列时，先后按照技能操作、理论测试、现场答题、案例分析等成绩的高低决出排名在前的选手或参赛团队。如仍无法决出，通过现场知识抢答加赛题目的方式产生排名在前的选手或参赛团队。加赛题目分数仅作为排序使用，不计入个人或团队竞赛总成绩。

8. 奖项设置

（1）团体奖项：根据省级决赛成绩，分别评出团体一等奖1名、二等奖2名、三等奖3名，其余为优秀奖。

（2）个人奖项：根据省级决赛成绩，评出疾控参赛队员一等奖2名、二等奖4名和三等奖

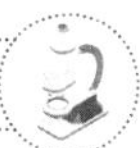

6名，其余为优秀奖；PCO企业参赛队员一等奖1名、二等奖2名和三等奖3名，其余为优秀奖。对获得前三名的选手，向省总工会申请奖金和核准授予“浙江金蓝领”称号；获得一等奖的个人授予“浙江省病媒生物防制技能标兵”称号；获得二等奖的个人授予“浙江省病媒生物防制技能能手”称号。同时向获奖的个人和集体分别颁发证书和奖牌。

(3)组织奖项：对组织工作出色的单位颁发优秀组织奖。各地可参照省级竞赛奖项设置，结合本地实际设置竞赛奖项。

（季恒青　龚震宇）

第二十四章　竞赛实施

竞赛活动除筹备、部署、动员和培训外，一般都经历初赛选拔和决赛 2 个阶段。浙江省 2021 年的竞赛活动初赛由各设区市爱卫办、卫健委、总工会联合负责；决赛由省爱卫办、省卫健委、省总工会联合负责组织完成。

初赛一般以书面形式测试参赛人员对病媒生物基础知识、现场监测、常见标本鉴定、防制方法、重大活动保障和疫点处置等知识的掌握程度。题型有是非题、单选题、多选题。初赛也可以由书面答题、技能操作和案例分析综合组成。

2020 年上海市技能竞赛疾控组的初赛设计为科目一蚊蝇种类鉴定、科目二病媒生物处置案例设计、科目三病媒生物处置方案制订。

本章着重介绍科目二病媒生物处置案例设计的具体实施。竞赛方案是 16 个区抽签分为 1 组、2 组，每个区编制 1 个案例，案例应包括事由、处置要求、处置目标等内容，每组排名前 4 的案例进入科目三环节。参赛区根据抽取的另一组的案例设计，制订病媒生物处置方案。以下是案例设计和处置方案。

第一节　流行性出血热案例及处置方案

一、案例设计

（一）背景

A 区，病例，女，61 岁，8 月 30 日因双肩、下腰部和双髂疼痛至 A 医院骨科就诊，未能明确诊断。9 月 4 日转诊至 B 医院，主诉全身疼痛 3 周伴少尿 3d。体检：双下肢浮肿，颜面部和手有充血发红；血常规：白细胞升高（13.4×10^9/L），C 反应蛋白升高（14.2mg/L），肌酸激酶升高（4 315U/L），乳酸脱氢酶升高（616U/L）。皮肤科会诊“需考虑横纹肌溶解症”，B 医院以“横纹肌溶解”下病危通知书；肾内科和感染科会诊时追问病史发现病例有鼠类间接接触史，院内专家会诊，建议查流行性出血热抗体。B 医院分别采集病例发病期和恢复期血清样本送往市疾病预防控制中心进行 IgM、IgG 抗体检测。血清标本检测结果均为阳性，据此确诊

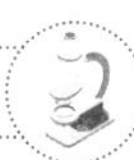

为“流行性出血热”。B 医院以流行性出血热实验室确诊病例进行订正报，这是自 1999 年以来 A 区报告的首例流行性出血热实验室确诊病例。区疾控中心接报后，第一时间组织急性传染病科、病媒科等专业人员开展现场调查。

（问题一　本次疫情构成 A 区突发公共卫生事件吗？现场调查，病媒科专业人员需要准备什么物资？）

（二）现场调查

根据现场流行病学调查信息，患者居住于 A 区的 C 村，自建住房，日常主要居家活动，平时会干农活，丈夫与其同住，女儿居住于 A 区 D 村，两村相距 2km，患者在发病前曾前往女儿家探望外孙，并住宿 2d，无既往史及流行性出血热疫苗接种史，发病前 2 个月无外出史，发病前 1 个月未接触流行性出血热患者，平时极少食用肉类及海产品，生病后由丈夫和女儿照顾。

（问题二　区疾控中心病媒科专业人员现场调查的重点是什么？）

病媒科专业人员对患者住所及周边进行了详细检查，患者住所卫生状况较差，其被褥和床垫鲜少洗晒，室内有明显鼠迹，卧室、厨房和阳台衣物中均查见有鼠类爬行的痕迹及鼠粪，其中可见少量新鲜鼠粪，其丈夫反映日常有被虫子叮咬的情况，瘙痒。患者住所周边有居民户，距离住户 400m 处有农田。

（问题三　疫点判定可能有几处？如何划定警戒区和核心区？）

现场检查后，病媒科专业人员根据现场特点，布放鼠夹开展鼠类监测。共布放鼠夹 500 夹，第二天专业人员回收鼠夹，回收 492 夹，其中仍有诱饵的有 460 夹，诱饵丢失有 17 夹，夹到鼠腿的 4 夹，夹到鼠尾 2 夹，夹到鼠 9 夹。

（问题四　室内外的鼠密度是多少？除了开展鼠类监测，病媒科人员还需要完成什么工作？）

（三）疫点处置

区疾控中心领导及时向区卫健委汇报了本次疫情的现场情况，区卫健委召开现场疫情处置工作部署会议，并指定区疾控中心病媒科专业人员作为疫点处置的主要技术负责人，布置工作。

（问题五　疫点处置会议主要邀请哪些部门参与？病媒科专业人员应布置哪些工作？）

工作会议布置后，区疾控中心病媒科组织病媒应急队伍携带处置物资、器械等赶赴现场开展疫点处置工作。

（问题六　请制订现场执行（可操作性）的疫点媒介的控制方案。）

现场处置工作后，在 1 周内陆续出现死鼠，区疾控中心病媒科组织社区和疾控人员开展对疫点处置的效果评估。

（问题七　现场出现死鼠怎么处理？请制订现场执行的应急评估方案。）

（四）疫情进展

9 月 10 日后，在 A 区又陆续出现流行性出血热实验室确诊病例 6 例，其中 A 区 C 村出现病例 3 例，其中 2 家患者家距离小于 800m，另外 1 家大于 1km；A 区的 D 村出现病例 3 例，患者女儿被诊断，另 2 例也在 D 村。根据病例进展情况，区卫健委向区政府做了汇报，区政府组织区卫健委、市容管理局、文化广电旅游局（简称“文广局”）等多部门召开紧急会议。

（问题八　关于疫情处置，区疾控中心病媒专业人员如何向区政府给出专业建议？）

9 月 11 日，区疾控中心人员陆续接到相关人员报告，微信群中发现舆情，处置方案（疫点核心区和警戒区）涉及的小区信息和患者信息在网上疯传，扩散迅速，群众非常恐慌，区卫健委专门听取区疾控中心病媒专业人员建议。

（问题九　面对舆情，应该如何处理此类事件？）

（五）疫情终止

在 A 区相关部门统一领导和指挥下，通过各个部门的紧密合作，疫情得到控制。A 区工作小组召开了流行性出血热防控专家评审会，专家组认为这次疫情达到终止标准，A 区宣布此次疫情结束。

（问题十　流行性出血热疫点终止的标准是什么？）

请根据案例制订疫点处置实施工作方案，方案应符合《上海市病媒生物应急处置技术方案（2020 版）》及相关工作要求，方案应具体、可操作。

本案例的格式适用于桌面推演，参演队伍根据事件的发展，逐一或轮流回答问题。

二、处置方案

9 月 4 日以来，A 区陆续出现多例流行性出血热实验室确诊病例，主要分布在 C 村和 D 村，根据病例进展情况，区卫健委向区政府做了汇报，区政府组织区卫健委、市容管理局、文广局等多部门召开紧急会议，宣布启动全区突发公共卫生事件应急处置。

为有效控制流行性出血热的暴发流行，保障人民群众的身体健康，维护社会稳定与经济发展，根据《中华人民共和国传染病防治法》《上海市病媒生物应急处置技术方案（2020 版）》相关工作要求，结合 A 区实际，制订本工作方案。

（一）组织机构及职责

1. 组织机构　中心成立流行性出血热疫情处置领导小组，中心主任任组长，分管副主任任副组长，成员包括急传科科长、消杀科科长、检验科科长、办公室主任、健康教育科科长、应急办主任。主要职责是：按照区政府和区卫健委的要求，组织、指挥中心有关人员参加流行性出血热疫情的应急处置工作；制订完善本中心应急处置技术方案；建立健全卫生应急处置队伍，开展流行性出血热疫情应急处置知识和技能的培训。

成立应急处置机动队，分管副主任任队长，成员包括急性传染病科、消杀科、检验科、健康教育科、办公室、应急办等。

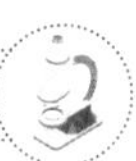

2. 各科室职责

(1)急性传染病科:负责流行性出血热疫情信息的收集、分析和报告;开展流行病学调查,提出处理方案;对处理效果进行评价;撰写处置报告。

(2)消杀科:进行鼠密度和种类调查,确定主要传播媒介;指导开展灭鼠及环境整治工作;对灭鼠效果进行评价。

(3)检验科:负责采样检验。

(4)健康教育科:开展健康教育,普及传染病防治知识。

(5)办公室:负责应急车辆安排、通信联络等后勤保障工作。

(6)应急办:协助带队领导及有关科室做好应急处置工作。

以上科室人员不足时,中心主任可从其他科室抽调人员参加应急处置工作。

(二)启动确认

在流行性出血热暴发流行时或区卫生行政部门认为应启动时,经中心主任批准,启动本疫情处置工作方案。

(三)现场处置

A 区疾控中心急性传染病科初步流行病学调查发现,目前 7 个病例主要分布在 A 区 C 村和 D 村,特此划定本次疫情的疫点及警戒区。

1. 区域划定　流行病学调查发现,本次疫情 7 个病例均分布在 2 个村内,故本次疫情初步按 C 村和 D 村划定 2 个疫区:①疫区一:C 村范围为中心,周边以外半径 300m 范围为疫区;②疫区二:D 村范围为中心,周边以外半径 300m 范围为疫区。疫区一和二可能有部分交叉。

2. 应急监测　9 月 4 日,A 区疾控中心病媒科联合当地社区卫生服务中心已对首例患者周边区域开展了一轮鼠夹法密度监测工作,布放鼠夹 500 夹,回收 492 夹,有效夹 475 夹,捕鼠 9 只,鼠密度为 1.89 只 /100 夹。

9 月 10 日起,在对两村室内外继续开展鼠夹法监测,分别布放 500 夹,室外在鼠活动的通道上每 5～10m 布放 1 夹,呈 1 条直线或 2 条平行线布放,间距不少于 50m,室内每 $15m^2$ 布放 1 夹,超过 $100m^2$ 沿墙根每 5m 布放 1 夹。后续每间隔 1 周监测 1 次,直至本次应急控制工作结束。

3. 应急处置　A 区疾控中心联合区爱卫办组织 A 区病媒生物应急处置分队实施灭鼠工作。

(1)灭鼠

1)范围:①疫区一:C 村范围为中心,周边以外半径 300m 范围为疫区;②疫区二:D 村范围为中心,周边以外半径 300m 范围为疫区。灭鼠后需在鼠尸周围喷洒杀虫剂灭蚤、灭螨。

2)药物推荐:抗凝血剂杀鼠剂或胆钙化醇、雷公藤甲素商品毒饵或自配毒饵(配制方法见 DB31/330.1—2013《鼠害与虫害预防与控制技术规范　第 1 部分　鼠害防制》)。

3）鼠药投放：投放抗凝血剂杀鼠剂商品毒饵或自配毒饵，按照 DB31/330.1—2013《鼠害与虫害预防与控制技术规范　第 1 部分　鼠害防制》进行。①两村农户室内灭鼠将毒饵投放在鼠道和鼠的活动区域，离开墙或物体 2～3cm，每 15m^2 投放 2～3 点，每点投放毒饵 5～10g；②两村外环境灭鼠应在建筑物四周、垃圾房、破损的下水道、鼠洞附近投放毒饵；两村农田同步开展灭鼠工作，应重点在鼠洞附近和田垄上投放毒饵；每点投放 10～20g，间距 10～20m；③窨井及农户下水道灭鼠应在重点部位、垃圾房、垃圾堆附近用竹片法投放毒饵；④农户室内外毒饵都应当以容器投放，农户室外投放在毒鼠屋内，农户室内放置在小红盒内，并在周边设置醒目的警示标志。

（2）鼠尸处理：发现死鼠应先喷洒杀虫剂灭鼠体寄生虫，再用镊子将其放在密封塑料袋中，禁止裸手操作。死鼠统一进行焚烧或深埋等无害化处理。

（3）应急预防接种：对以两村为主的疫区内农户实施应急预防接种，接种率应达 80% 以上，防止疫情蔓延。

（4）环境治理：大力开展爱国卫生运动，整治和改善农村室内外环境卫生。

（5）健康教育：利用各种媒体及途径，在疫区内开展流行性出血热防病知识的宣传，增强群众防病和参与防治的意识。

（6）舆情监测：区宣传部门要在卫生健康部门支持下，做好全区的舆情监测和引导，重点做好 C 村与 D 村及周边居民的舆情监测和引导，宣传流行性出血热的相关知识，提升农户共同参与的责任意识，避免出现恐慌。

4. 个人防护　现场工作人员应穿工作服，戴口罩、帽子和橡胶手套。工作结束后应按规定进行消毒。

（四）完善联防联控机制

病媒生物预防控制工作是全社会的共同责任。在本区发现流行性出血热病媒生物传播疾病期间，为了更好地做好病媒生物应急处置工作，各级爱卫部门要根据《关于进一步加强病媒生物预防控制工作的通知》（沪爱卫会〔2019〕1 号）和《上海市病媒生物应急处置技术方案（2020 版）》的要求，及时协调各级政府，充分动员爱卫会成员单位，进一步明确属地化管理责任和各部门职责，建立并完善联防联控机制，确保及时做好疫点相关处置工作，切断传染病传播途径。

财政部门要落实必要的应急处置人员和药械费用，确保能及时组织队伍有效地开展处置；绿化市容部门要加强环境清扫及垃圾清运，同步配合做好农村的病媒生物应急控制和孳生地治理；水务部门应加强两村相关区域公共水体、河流的病媒生物应急控制工作；教育部门要组织附近各类学校、幼托机构同步巩固病媒生物防制措施。

（五）评估与总结

1. 评估

（1）评估方法：在采取控制措施 7d 后，随机选择居民和各类型单位，采用鼠夹法监测

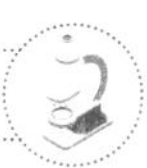

鼠密度，应用中型鼠夹，以新鲜油条为诱饵，晚布晨收。室外在鼠活动的通道上每 5～10m 布放 1 夹，呈 1 条直线或 2 条平行线布放，间距不小于 50m。室内每 $15m^2$ 布放 1 夹，超过 $100m^2$ 沿墙根每 5m 布放 1 夹。布夹数不少于 100 夹。

（2）控制指标：室内外鼠密度小于或等于 1 只 /100 夹。

2. 总结　区疾控中心对鼠源性传染病媒介进行监测与控制，疫情得到控制后，应进行总结，并提出有关意见和建议。总结应包括：

（1）现场处理的经过与措施。

（2）各部门参与及协作情况。

（3）现场处理中存在的问题和工作建议。

（4）应急处置工作开展情况统计表。

第二节　基孔肯雅热案例及处置方案

一、案例设计

（一）事件概况

2020 年 8 月 29 日上午 10 时 55 分，A 区疾控中心接到 A 区中心医院报告，医院接诊 1 例从印度回国的中国籍患者，有发热伴皮疹症状，根据患者临床表现和流行病学史，怀疑为登革热，医院组织院内专家会诊，会诊结果不能排除登革热，立即报告区疾控中心。

（二）患者基本情况

患者李某，女，1985 年 4 月 24 日出生，35 岁，未婚，中国国籍，汉族，身份证号：310***198504******。居住地址：A 区 ×× 街道 ×× 路 ××× 村 ××× 小区 ××× 号 ××× 室。职业：日企翻译。工作单位：上海 ×× 电子有限公司，地址：B 区 ××× 路 ×××× 号。患者联系电话：1391646****。

（三）疾病诊断情况

2020 年 8 月 23 日 22 时左右，患者在无明显诱因情况下出现头痛、关节痛，自觉有发热症状，但未测体温，未用药，未就诊。

8 月 24 日患者出现面部潮红，两小腿内侧出现椭圆形红斑，晚上测量体温 38.7℃。自行服用 1 粒克感敏。

8 月 25 日 7 时 56 分，患者在父亲陪同下前往 A 区中心医院内科、皮肤科就诊。查体：低热，面部、下肢片状红斑，紫红色，无萎缩，无脱屑，轻度水肿。血常规：白细胞（$3.7 \times 10^9/L$）和血小板（$142 \times 10^9/L$）计数均正常，C 反应蛋白（19.94mg/L）和血清淀粉样蛋白（SAA）

(226.08mg/L)计数均升高。诊断“疑似红斑狼疮”。

8 月 28 日患者出现面部、全身弥漫性小粟粒皮疹伴发热,A 区中心医院为进一步诊治将患者收治入免疫科(风湿病)病区。

8 月 29 日查体:无发热症状,全身皮肤可见红色斑丘疹,压之可褪色。皮疹间可见正常皮肤,部分皮疹已融合。咽潮红,两肺呼吸音粗。血常规:白细胞计数下降($1.9 \times 10^9/L$),血小板计数正常($151 \times 10^9/L$),SAA 升高(130.77mg/L),C 反应蛋白正常(6.49mg/L)。接诊医生询问了患者外出史,并根据临床症状,怀疑其可能为登革热,于 8 月 29 日 10 时启动院内专家会诊,经会诊不能排除登革热诊断,建议转诊至感染科病区进行防蚊隔离和对症治疗,并采集血清标本送区疾控中心检测。

(四)实验室检测结果

8 月 29 日 13 时 A 区中心医院采集患者血清标本送至区疾控中心开展检测,19 时检测结果显示:登革病毒非结构蛋白 1(NS1)、抗体和核酸结果均为阴性,寨卡病毒核酸阴性,基孔肯雅病毒核酸弱阳性。

8 月 30 日 15 时 16 分,A 区中心医院以“疑似其他传染病——基孔肯雅热”进行网络直报,传染病报告卡 ID:15398***。

(五)流行病学史

1. 发病前 12d 至发病后的活动史　北京时间 2020 年 8 月 10 日 19 时,患者及其朋友(长春)共 2 人,自行搭乘高铁于 23 时 30 分左右抵达北京。

北京时间 8 月 11 日 14 时左右,患者及其朋友(长春)共 2 人,从北京首都国际机场搭乘航班经香港转机,前往印度旅游(自由行),于印度当地时间 21 时左右抵达印度德里。

印度当地时间 8 月 17 日 23 时左右,患者从印度德里搭乘航班经香港转机,于北京时间 18 日晚抵沪,经浦东国际机场入境,随即搭乘出租车回家。

8 月 19 日—23 日,患者每日乘坐地铁正常上下班(9:00—18:00)。19 日晚,患者及其朋友(长春)共 2 人,乘坐出租车前往新天地吃饭。20 日 9 时 45 分,该朋友乘坐出租车前往虹桥站,搭乘高铁返回长春。

8 月 24 日,患者白天在家休息,晚独自步行前往曹杨影城观看电影。

8 月 25 日—26 日,患者由父亲陪同步行就诊于 A 区中心医院,其余无外出。

8 月 27 日,患者乘坐地铁正常上下班。

8 月 28 日,患者再次独自就诊,被 A 区中心医院收治入院。

2. 环境相关情况　患者在印度旅行期间住当地五星级酒店,居住环境良好,客房内使用防蚊设备,日常室内开空调。自诉未见蚊虫,无蚊虫叮咬史。

在沪居住地为 A 区 ×× 街道 ×× 路 ××× 村 ××× 小区 ××× 号 ××× 室,小区绿化良好,患者家中无盆栽,无水生植物、花草等,有防蚊相关设施和用品(纱窗、纱门等)。

患者工作单位基本情况:上海 ×× 电子有限公司,位于 B 区 ××× 路 ×××× 号。

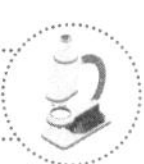

同一办公室50～60人，办公室无盆栽，无水生植物、花草等，自述在单位工作期间未曾被蚊虫叮咬。

3. 共同暴露者判定　我中心及时开展共同暴露者排查和判定工作，经排查判定，共同暴露者为患者的父母（共同居住）、其长春朋友（共同到印度旅游）以及患者同事（患者病毒血症期在单位工作）。

请根据案例制订疫点处置实施工作方案，方案应符合《上海市病媒生物应急处置技术方案（2020版）》及相关工作要求，方案应具体、可操作。

二、处置方案

2020年8月29日10时55分，A区疾控中心接到A区中心医院报告，医院接诊1例从印度回国的中国籍患者，有发热伴皮疹症状，疑似"登革热"病例。该病例现地址为A区××街道××路××××村×××小区×××号×××室。接到疫情后，我区疾控中心立即组织专业技术人员开展调查和疫情处置。

根据《上海市病媒生物应急处置技术方案（2020版）》（沪疾控传防〔2020〕565号）应急报告流程要求，区疾控中心传染病防治科核实情况后将疫情报告给中心分管主任，由分管主任报告区卫健委，并组织防疫和病媒条线相关工作人员开展疫情调查和处理，同时第一时间报告市疾控中心传染病防治所、区爱卫办，通知当地街道社区卫生服务中心。当日11时30分，区疾控中心赶赴现场开展调查工作。区爱卫办报告市爱卫办，通知街道爱卫办及相关应急处置队伍，指令应急处置队伍携带相应的防护用品、控制器械与药物、监测工具、药物配制器具等物资，于11时40分抵达患者居住地。

根据《上海市病媒生物应急处置技术方案（2020版）》相关要求，为切实做好本区基孔肯雅热疫情防控工作，采取有效防控措施，遏制基孔肯雅热疫情扩散，减少危害，特制订基孔肯雅热蚊媒传染病应急处置现场工作方案。

（一）工作流程

1. 勘查现场，划定核心区、警戒区。
2. 开派工单。
3. 测成蚊密度。
4. 查孳生地。
5. 空间喷雾与绿篱喷洒。
6. 评估。

（二）划定疫点，确定核心区、警戒区

抵达患者居住地后，专业技术人员开展流行病学调查，了解其居住、就诊及工作活动的区域。经调查，患者李某，女性，35岁。现住地址：A区××街道××路×××村×××

小区 ××× 号 ××× 室。联系电话:1391646****。

根据《基孔肯雅热预防控制技术指南(2012 年版)》(卫办疾控发〔2012〕128 号),患者在发病当天至第 7 天具有传染性(病毒血症期),结合患者发病就诊情况和流行病学调查情况综合判定患者现住址、工作地址、曹杨影城、A 区中心医院共 4 处为疫点。

分别以疫点为中心,半径 200m 内确定为核心区,核心区外半径 200m 确定为警戒区,核心区面积 12.56hm^2,核心区 + 警戒区面积 50.24hm^2。设置警戒线,区爱卫办同时通知当地街道的应急处置队伍同步实施。用相关记录表格明确核心区、警戒区、监控区的东、西、南、北具体分界线。

(三)现场勘查、制订作业计划(开派工单)

确定疫点范围后,决策组第一时间勘查疫点现场环境,根据现场地形特点和疫点范围,以疫点为中点,十字交叉,划分为 4 个作业区域,每个作业区域安排 1 组作业人员,指定主要作业负责人,制订作业计划,作业计划见表 24-1。根据时间顺序在每个区域内开展孳生地检查(布雷图指数监测)及处置(各时间均可进行)、成蚊密度监测(15:30—18:30 时间段)、滞留(绿篱)喷洒、空间喷雾(15:30—18:30 时间段)、健康宣教、效果评价等工作。

(四)现场处置流程

各组处置人员到位后,依次按照派工单在自己区域内开展现场处置工作。

1. 孳生地检查及处置

在核心区、警戒区内检查所有具有使用功能的积水容器,如饮水缸、缸、花瓶、花盆等,以及闲置的瓶、罐、缸等无使用功能的积水容器,如竹筒、树洞、汽车轮胎、楼房反梁及雨水沟、地下室集水井等。外环境、公园等主要孳生地有塑料薄膜、废弃易拉罐、饭盒、塑料杯、闲置或废弃的瓶、罐、缸、竹筒、树洞、植物叶腋、废弃的汽车轮胎、雨水井、污水井、电信井等市政管网的管井,以及景观水池、喷水池等。记录检查户数、阳性户数,计算布雷图指数。边调查边处置,对小型积水立即采取翻、倒、填、加盖等措施清除积水,阳性积水应倒在水泥地或泥地上,切勿直接倒入下水道,不能清除的积水投入适量灭蚊幼剂,按面积(m^2)投放,小于 1m^2 的积水按 1m^2 计(灭蚊幼杀虫剂见第九章表 9-1)。同时指导居民、单位做好积水清除、养花浇水的管理。

2. 空间喷雾快速杀灭蚊虫

蚊媒传染病疫情期间,快速杀灭可能携带病原体的蚊虫是疫情控制的关键,核心区需每天实施 1 次空间喷雾,连续处理 3d,之后根据每 3d 1 次的监测评估确定是否继续实施空间喷雾,直至应急程序结束。警戒区也连续处理 3d,再根据蚊虫监测结果决定是否再进行处理。每次喷雾作业记录处理面积、药物名称、用药量、喷洒起止时间等。杀灭白纹伊蚊的空间喷雾作业时间选择在早上 6:30—8:30,下午 15:30—18:30 时间段。喷雾作业时应无雨,风速为 1～4m/s。

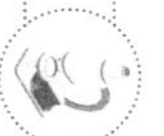

表 24-1　基孔肯雅热疫点现场处理日程及工作安排

第 1 日 （8 月 29 日）	第 2 日 （8 月 30 日）	第 3 日 （8 月 31 日）	第 4 日 （9 月 1 日）	第 5 日 （9 月 2 日）	第 6 日 （9 月 3 日）	第 7 日 （9 月 4 日）
1. 划定疫点疫区 2. 成立疫情防控指挥组 3. 制订疫情控制方案 4. 病例搜索 5. 蚊媒监测：核心区 6. 蚊媒控制：病家、疫点和疫区 7. 健康教育 8. 疫情分析评估 9. 初步报告	1. 病例搜索 2. 蚊媒监测：警戒区 3. 蚊媒控制 4. 健康教育 5. 召开街道部署防控基孔肯雅热会议 6. 监督巡查	1. 病例搜索 2. 蚊媒控制 3. 健康教育 4. 召开集团单位防控基孔肯雅热会议 5. 监督巡查	疫情控制效果评估：核心区		1. 蚊媒控制 2. 健康教育 3. 疫情控制效果评估	1. 疫情控制效果评估：核心区和警戒区 2. 病例搜索 3. 监督巡查
第 8 日 （9 月 5 日）	**第 9 日 （9 月 6 日）**	**第 10 日 （9 月 7 日）**	**第 11 日 （9 月 8 日）**	**第 12 日 （9 月 9 日）**	**第 13 日 （9 月 10 日）**	**第 14 日 （9 月 11 日）**
	1. 蚊媒控制 2. 健康教育	1. 疫情控制效果评估：核心区和警戒区 2. 病例搜索		1. 蚊媒控制 2. 健康教育	1. 疫情控制效果评估：核心区和警戒区 2. 病例搜索	监督巡查
第 15 日 （9 月 12 日）	**第 16 日 （9 月 13 日）**	**第 17 日 （9 月 14 日）**	**第 18 日 （9 月 15 日）**	**第 19 日 （9 月 16 日）**	**第 20 日 （9 月 17 日）**	**第 21 日 （9 月 18 日）**
1. 蚊媒控制 2. 健康教育 3. 进程报告	1. 疫情控制效果评估：核心区和警戒区 2. 病例搜索		1. 蚊媒控制 2. 健康教育	1. 疫情控制效果评估：核心区和警戒区 2. 病例搜索		1. 蚊媒控制 2. 健康教育 3. 监督巡查

续表

第22日 （9月19日）	第23日 （9月20日）	第24日 （9月21日）	第25日 （9月22日）	第26日 （9月23日）	第27日 （9月24日）	第28日 （9月25日）
1. 疫情控制效果评估：核心区和警戒区 2. 病例搜索		1. 蚊媒控制 2. 健康教育	1. 疫情控制效果评估：核心区和警戒区 2. 病例搜索		1. 蚊媒控制 2. 健康教育 3. 监督巡查	1. 疫情控制效果评估：核心区和警戒区 2. 病例搜索
第29日 （9月26日）	第30日 （9月27日）	第31日 （9月28日）	第32日 （9月29日）	第33日 （9月30日）	第34日 （10月1日）	第35日 （10月2日）
	1. 蚊媒控制 2. 健康教育	1. 疫情控制效果评估：核心区和警戒区 2. 病例搜索		1. 蚊媒控制 2. 健康教育 3. 监督巡查	1. 疫情控制效果评估：核心区和警戒区 2. 病例搜索	
第36日 （10月3日）	第37日 （10月4日）	第38日 （10月5日）	第39日 （10月6日）			
1. 蚊媒控制 2. 健康教育	1. 疫情控制效果评估：核心区和警戒区 2. 病例搜索		1. 疫情处置总结 2. 结案报告			

注：疫情处置结束日期是该病例治愈出院后39d，核心区和警戒区范围内无新发病例出现，同时蚊虫密度达到控制指标。

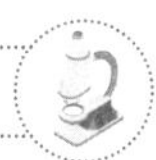

3. 滞留喷洒工作

白纹伊蚊属于半家栖蚊种，常栖息在室外灌木丛、竹林，疫情控制期间可以针对核心区、警戒区范围内的蚊虫孳生与栖息场所，如社区卫生死角、灌木丛、竹林、假山等环境实施滞留喷洒，间隔半个月重复喷洒1次，直至应急程序结束。记录每次喷洒作业起止时间、处理面积、药物名称、用药量等。

（五）健康宣教

疫情处置期间，××街道办应当做好灭蚊、防蚊的宣传和动员工作，宣传传播媒介的孳生特点、栖息特性，清除蚊虫孳生地的方法及个人防护措施，告知实施专业性控制措施的方法、时间、范围及市民应当配合与注意的事项。

发布防病告示。

告示

各位居民：

目前出现1例输入性的基孔肯雅热疑似病例。基孔肯雅热是一种通过蚊虫叮咬传播的急性传染病。

蚊虫的生活史包括卵、幼虫、蛹、成虫4个阶段，其中3个阶段在水中，清除积水即控制了蚊虫，因此治理或改造孳生地是防蚊的治本措施。请广大居民各自开展清除蚊虫孳生地，如清除闲置无用的积水容器，清除废弃的容器，将暂时闲置未用的容器逐一翻转倒置，清除绿化带和卫生死角内的垃圾。储水池或缸等具有使用功能的积水容器应当加盖，或定期换水等。种植水生植物的花瓶、花盆、盆景，每5～7天换水一次，冲洗植物根部，彻底冲刷容器内壁。

居民可以安装纱门、纱窗，防止蚊虫飞入室内。在室外纳凉散步时，穿上长衣长裤，可在暴露皮肤上涂抹或喷洒驱蚊液，以防蚊虫叮咬。

8月29日—8月31日进行病家及周边环境杀虫剂空间喷雾和绿地内杀虫剂喷洒灭蚊虫，在实施病媒生物控制的过程中需要居民积极配合，室内和天井内养的鱼虾等水生生物要遮盖好，食物、饮水也请收好、盖好。

如有不便，敬请谅解。

A区××街道办宣

2020年8月29日

（六）评估工作

疫情发生24h内开展1次评估之后，核心区每3d监测评估1次，警戒区每周监测1次，监控区根据需要每2周监测评估1次。如未达到蚊虫控制的要求，需继续实施成蚊和孳生地控制。

本次疫情处置结束日期是该病例治愈出院后 39d（7d 病毒血症期 +20d 蚊媒寿命 +12d 内潜伏期），无新发病例出现，并且核心区布雷图指数连续 2 周低于 5。

第三节 登革热案例及处置方案

一、案例设计

2020 年 8 月 5 日 9 时 30 分，我中心接中心医院报告称其接诊 1 例发热伴皮疹病例，经院内专家会诊不排除登革热，并将该病例血清样本送我中心微生物检验科进行登革病毒检测。14 时，中心微生物检验科检测结果显示该病例血清登革病毒快速检测阳性。我中心立即组织专业人员开展流行病学调查，现将初步调查情况汇报如下。

（一）发病、就诊情况

上海市中心城区，吴某，女，40 岁，赴缅甸探亲 2 个月于 7 月 15 日回国。家住 A 社区，与丈夫和 2 个子女一起生活，工作在 B 社区，A 社区与 B 社区相距 4km，均为人员密集区。

7 月 20 日发病，发热 39.8℃。

7 月 21 日出现皮疹，在 B 社区附近某医院寻求治疗。

7 月 25 日体温恢复正常，27 日皮疹消失。

8 月 2 日，A 社区 4 名居民发热并出现皮疹，其中 2 名为吴某家庭成员；部分居民未经治疗痊愈。从患者身上采集 5 份血清样本进行检测，所有样本 H1N1 流感抗原均为阴性，风疹、腮腺炎和登革病毒的 RT-PCR 检测也呈阴性。

（二）流行病学调查

经调查，吴某自述有蚊虫叮咬史，7 月 25 日之后已正常上班。A 社区门口有景观水体约 200m^2，管理粗放，环境较差，蚊虫较多；B 社区卫生环境较好，但社区有河流经过。该地区 5 年同期登革热平均水平 3 例。布雷图指数监测 A 社区与 B 社区分别为 6.8 与 2.01。

（三）实验室检测

8 月 5 日，再次采样检测，登革病毒的 RT-PCR 检测呈阳性，随即按规定向相关部门做了报告。

（四）已采取的措施

1. 患者住院隔离治疗。目前患者在中心医院进行防蚊隔离治疗。
2. 对患者开展健康教育。

请根据案例制订疫点处置实施工作方案，方案应符合《上海市病媒生物应急处置技术

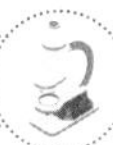

方案（2020 版）》及相关工作要求，方案应具体、可操作。

二、处置方案

（一）疫情研判和应急响应措施

1. 疫情研判　该事件判定为登革热Ⅴ级事件，按登革热Ⅴ级事件开展应急响应。

判断依据：

（1）本案例中，病例吴某为输入性登革热病例，其余 4 例为新发本地病例。

（2）该中心城区在 1 周内，登革热新发本地病例未达到 5 例及以上，登革热本地感染病例数未超过前 5 年同期平均水平（3 例）的 1 倍以上。

2. 应急响应措施

（1）区疾控中心根据病例流行病学调查结果划定疫点，开展传播媒介白纹伊蚊应急监测和应急灭蚊效果评估，开展疫点范围内白纹伊蚊成虫采集，送市疾控中心开展白纹伊蚊携带病毒检测，定期向市疾控中心报送白纹伊蚊监测结果。

（2）由区卫健委成立疫情响应小组，联合区疾控中心、医疗、爱卫办等相关部门，制订应对措施，明确相应职责和分工。

（3）街（镇）爱卫办在疫点（核心区、警戒区）开展外环境应急杀灭成蚊、周边环境治理，消除白纹伊蚊孳生地，对无法消除的孳生地开展预防性投药等工作；

（4）区疾控中心指导社区卫生服务中心开展公众宣传，增加居民防病知识，增强居民自我防护意识，对前往流行区的公民做出预警提示。

（二）应急人员和物资准备

1. 应急人员准备　区疾控中心 4 人、区爱卫办 1 人、社区卫生服务中心 4 人、街镇爱卫办 1 人、涉及的居委会卫生干部 1 人、涉及的企事业单位卫生干部 1 人，应急处置队伍队员 10～20 人。

2. 个人防护物资　防护口罩、长袖工作服、工作帽、护目镜或面罩、橡胶手套、长筒胶鞋、雨衣、防蚊驱避剂等。

3. 应急监测工具　电动吸蚊器、双层叠帐、500ml 采样勺、手电筒、体视显微镜、采样箱（冷藏箱）、镊子、螺口采样瓶、采样用吸管、纱布、脱脂棉、乙醚、封口密实袋、工作记录表、标签纸、记录笔、记号笔、对讲机等。

4. 控制药物与器械

（1）药物配制器具：塑料桶、长镊子、天平、量筒、量杯等。

（2）控制器械与药物：车载式超低容量喷雾器、手推式喷雾器、背负式超低容量喷雾器、手持热烟雾机、背负式常量喷雾器等。10% 胺菊酯·氯菊酯微乳剂，剂量为制剂 150ml/hm^2。

(三)蚊媒应急监测

1. 疫点核心区、警戒区划分

(1)现场勘查:区疾控中心协同区爱卫办、街镇爱卫办、社区卫生服务中心开展现场环境勘查,共同商定疫点范围。

(2)疫点划分:区疾控中心经现场勘查,依据《上海市病媒生物应急处置技术方案(2020年版)》,确定处置范围。

疫点1:病例居住地(A社区),位于上海市 ×× 区 ×× 镇/街道,如图(略),核心区范围包括 ×× 小区、×× 道路、×× 公司、×× 商场。警戒区范围包括 ×× 小区、×× 道路、×× 公司、×× 商场。

疫点2:病例工作地(B社区),位于上海市 ×× 区 ×× 镇/街道,如图(略),核心区范围包括 ×× 小区、×× 道路、×× 公司、×× 商场。警戒区范围包括 ×× 小区、×× 道路、×× 公司、×× 商场。

重点区域:7月21日患者就诊的B社区附近 ×× 医院。由于患者在医院就诊期间的活动史和暴露史不明,该医院划为重点区域,区疾控中心指导医院连续3d开展空间喷雾灭成蚊,3d内全覆盖;开展1次室内外滞留喷洒(包括绿篱喷洒),3d内完成1次孳生地全覆盖处置和投药灭蚊虫幼虫工作。

2. 白纹伊蚊应急监测 应急监测启动时间为2020年8月5日。核心区3d监测1次,警戒区每周监测1次。

(1)蚊虫孳生状况监测(布雷图指数):监测日程安排见表24-2。检查核心区和警戒区居民、单位室内外蚊虫孳生地,每个片区的核心区和警戒区每次检查不少于25户居民,分别记录核心区和警戒区检查户数和阳性积水容器数,计算布雷图指数。

布雷图指数(BI)= 阳性容器数/调查户数 ×100

自疫情接报当日或次日完成第一次监测,核心区每间隔2d(第3天)监测1次,警戒区每间隔1周(第7天)监测1次。3d内覆盖核心区、7d覆盖警戒区所有的居民户和单位。

(2)成蚊密度调查(双层叠帐法):在核心区、警戒区用双层叠帐法监测成蚊密度,监测在15:30—18:30进行。核心区和警戒区分别在3个片区各设置1顶蚊帐。记录诱捕的起止时间、地点和蚊虫数量。

(3)蚊虫带毒率监测:根据白纹伊蚊活动高峰,在核心区和警戒区放置3台BG-trap捕蚊器捕蚊30min,随即将捕获的成蚊收集到螺口采样管,置于液氮罐内或 -20℃冰环境,送上海市疾控中心检测蚊虫携带病毒情况。

表24-2 病媒生物监测日程表

日期	蚊媒控制工作(居住地 + 工作地)		备注
	监测内容	范围	
8月5日	布雷图、双层叠帐法	核心区 + 警戒区	

续表

日期	蚊媒控制工作（居住地＋工作地）		备注
	监测内容	范围	
8 月 8 日	布雷图、双层叠帐法	核心区	
8 月 11 日	布雷图、双层叠帐法	核心区	
8 月 12 日	布雷图、双层叠帐法	警戒区	
8 月 14 日	布雷图、双层叠帐法	核心区	
8 月 17 日	布雷图、双层叠帐法	核心区	
8 月 19 日	布雷图、双层叠帐法	警戒区	
8 月 20 日	布雷图、双层叠帐法	核心区	
8 月 23 日	布雷图、双层叠帐法	核心区	
8 月 26 日	布雷图、双层叠帐法	警戒区	
⋮	⋮	⋮	

3. 数据报告　监测完成后，当日 20 时前将数据报告区疾控中心，监测报告模板见表 24-3。

表 24-3 （　　）疫点蚊虫应急监测报告

项目	区域	布雷图指数（BI）	成蚊密度 / 只·(人·h)$^{-1}$
居住地	核心区		
	警戒区		
工作地	核心区		
	警戒区		
控制目标	布雷图指数连续 2 周＜ 5，成蚊密度＜ 2 只 /（人·h）		
存在问题			
解决方法			
监测日期：	报告单位：	报告人：	

(四)蚊媒应急控制

居住地和工作地疫点白纹伊蚊应急控制由街镇爱卫部门实施,建议控制日程安排见表24-4。

1. 空间喷雾 由区或街道病媒生物应急处置队伍实施成蚊快速杀灭工作,核心区分成4个片区,警戒区分成4个片区,每个片区安排2名处置队员,实施超低容量喷雾或热烟雾喷雾作业。

空间喷雾启动时间为2020年8月5日。室外空间喷雾作业最佳时间段为15:30—18:30。核心区连续处理3d,每天1次;之后,每3d处理1次,直至应急程序结束。警戒区连续处理3d后,根据蚊虫监测结果决定是否再进行处理。喷洒作业应在无雨、风速1～4m/s天气条件下进行。

2. 滞留喷洒 同时启动滞留喷洒持续杀灭成蚊。由区或街道病媒生物应急处置队伍实施,核心区分成4个片区,警戒区分成4个片区,每个片区安排2～4名处置队员,实施滞留喷洒作业。应用常量喷雾器扇形喷头进行室内滞留喷洒,低容量喷雾器用于室外绿篱喷洒。重点处置绿化带、卫生死角等室外环境和居民楼道、地下停车库等室内场所。

滞留喷洒应在早晚蚊虫活跃高峰之外的时间段进行。首次喷洒结束后,间隔2周实施第二次喷洒,直至应急程序结束。

3. 孳生地控制 在开展布雷图指数监测的同时,开展蚊虫孳生地清除或投放灭蚊幼剂控制蚊幼。

表24-4 病媒生物控制日程表

日期	蚊媒控制工作(居住地+工作地)		备注
	控制内容	范围	
8月5日	空间喷雾、滞留喷洒、孳生地处置	核心区+警戒区	3d内完成一次全覆盖滞留喷洒
8月6日	空间喷雾、滞留喷洒、孳生地处置	核心区+警戒区	
8月7日	空间喷雾、滞留喷洒、孳生地处置	核心区+警戒区	
8月10日	空间喷雾、孳生地处置	核心区	
8月13日	空间喷雾、孳生地处置	核心区+警戒区	警戒区根据监测结果决定是否开展
8月16日	空间喷雾、孳生地处置	核心区	
8月19日	空间喷雾、孳生地处置	核心区+警戒区	警戒区根据监测结果决定是否开展

续表

日期	蚊媒控制工作(居住地＋工作地)		备注
	控制内容	范围	
8月22日	空间喷雾、滞留喷洒、孳生地处置	核心区	
8月25日	空间喷雾、孳生地处置	核心区＋警戒区	警戒区根据监测结果决定是否开展
8月28日	空间喷雾、孳生地处置	核心区	
⋮	⋮	⋮	

4. 蚊虫控制目标 蚊媒处置一周内将布雷图指数控制在5以下,双层叠帐法蚊密度低于2只/(人·h),并保持至应急处置终止。

(五)健康教育

1. 舆情应对 为避免疫情监测和媒介控制过程引起居民恐慌,应有专人收集舆情信息,并及时高效地做正面解释、回应和安抚工作。

2. 防病知识 登革热的主要传播媒介是埃及伊蚊和白蚊伊蚊,主要分布在热带和亚热带地区,可以整天(早晚是高峰)叮咬人体。在上海及周边地区,传播登革热的主要蚊种是白纹伊蚊(也称亚洲虎蚊),俗称“花脚蚊子”。伊蚊叮咬了感染者自身也会被感染。被感染的伊蚊可以通过叮咬再将病毒传播给他人,避免被白纹伊蚊叮咬可以有效预防登革热。蚊虫的幼虫全部生活在有水的环境中,白纹伊蚊的孳生环境是小型容器积水,喜爱养殖水生植物的居民务必记得每周至少给水生植物换一次水;养成良好的生活和卫生习惯,不乱扔垃圾,经常开展环境整治,包括倾倒花盆和托盘内的积水和其他容器中的积水,清除伊蚊的孳生地。

3. 防蚊措施 使用纱门、纱窗,阻止蚊虫进入室内。婴儿床、婴儿车尽量加置蚊帐。旅行时在房间内使用空调。夏季避免身着深色衣物,衣着不要过于暴露。避免在树荫、草丛、凉亭等户外阴暗处长时间逗留。在户外活动时使用含有避蚊胺、驱蚊酯、羟哌酯成分有农药登记证号的驱蚊剂。妥善处理积水,消除蚊虫孳生环境。

4. 安全告知 告知实施专业性控制措施的方法、时间、范围及市民应当配合与注意的事项。

5. 媒体宣传 应用区级主流媒体、微信公众号、小区宣传版面、电子屏等多种形式进行广泛宣传。

×××区蚊媒传染病现场处置告知书

________:

您辖区于______年____月____日发生______例______疾病，经×××区疾病预防控制中心现场确定，疫点为：

核心区：东至__________ 西至__________ 南至__________ 北至__________

警戒区：东至__________ 西至__________ 南至__________ 北至__________

为进一步控制疫情的蔓延，保护居民身体健康，建议做好如下工作：

一、孳生地控制

★1. 孳生地处置工作于______年____月____日实施，处置范围为核心区和警戒区。本次处置后，疾控中心将开展评估以决定是否继续开展。

2. 对各种可能孳生蚊虫的水体分别采取翻、清、通、填的分类管理与处置。

3. 管理饮用水或功能性容器积水：饮用水容器或功能性容器积水要求严密加盖。种养水生植物的花瓶，每5～7天换水1次，冲洗植物根部；大型莲花缸、池，可放养食蚊鱼等。

4. 竹筒、树洞的治理：竹筒、树洞要用灰砂等堵塞，或采用“十”字砍刀法。

5. 治理轮胎：要求将轮胎存放在室内或避雨的场所。如不能有效遮盖，可对废弃轮胎采取打孔、填沙等处理方法清除其积水，对于不能清除积水的轮胎，可使用双硫磷等投药处理。

6. 杀蚊幼剂处置：对于不能清除的积水，例如市政管网的管道井、雨水井、地下的集水井，建筑工地积水等，投放长效灭蚊幼剂。对于景观水体可放养鱼或投放生物制剂。

二、成蚊控制

★1. 空间喷雾灭杀蚊工作从______年____月____日实施，处置范围为核心区和警戒区。核心区和警戒区每天灭蚊1次，连续处理3天；之后，核心区每3天灭蚊一次，警戒区根据疾控中心评估情况决定是否再灭蚊。

2. 室外空间喷雾作业时间：控制伊蚊在16:00—18:00，控制库蚊。喷洒作业应在无雨、风速1～4m/s的天气条件下进行。如遇下雨或风力过大（大于4m/s），则处置措施顺延一天开展。如因蚊密度过高或其他特殊情况，则需增加处置次数，具体以疾控中心通知为准。

三、疫情结案

如最长潜伏期内无新发病例，本次疫情结案（具体日期以疾控中心通知为准）。

★爱卫办/保洁服务社将数据（喷洒灭蚊记录、孳生地处置记录）交所属社区卫生服务中心。

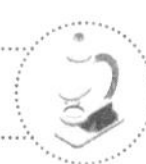

四、其他注意事项

____

街镇爱卫办 / 公益保洁服务社负责人:________　联系电话:________　日期:________

社区卫生服务中心:________　联系电话:________　日期:________

××× 区疾病预防控制中心联系人:________　联系电话:________　日期:________

(六)资料收集

疫情处置结束后 1 周内完成资料收集和归档工作,具体内容包括:

1. 技术方案。
2. 首次处置报告。
3. 监测报告(附每次监测原始表,布雷图指数调查汇总表可整个疫点做 1 张)。
4. 结案报告。
5. 应急处置队伍疫点蚊虫处置工作记录表。
6. 带毒率采样情况。

第四节　流行性乙型脑炎案例及处置方案

一、案例设计

2020 年 7 月 24 日 14 时 30 分,A 区疾控中心疫情值班人员在国家传染病疫情网搜索发现:2020 年 7 月 24 日 14 时 17 分,上海市 B 医院(简称"B 医院")报告 1 例现住址为 A 区 C 镇的流行性乙型脑炎确诊病例。区疾控中心接报核实后立即启动应急响应,随即派遣相关人员会同 C 镇社区卫生服务中心(简称"C 社区")及 A 区爱卫办相关人员前往病家进行现场处置,现将有关情况报告如下。

(一)病例基本情况

病例吴某,女,54 岁,身份证号:310***********3240,离退人员。户籍地址:上海市 A 区 C 镇 ×× 村 ×× 号,现住址:上海市 A 区 C 镇 ×× 村 ×× 号。病例丈夫:杨某,联系电话:130****2822。

(二)发病就诊情况

7 月 1 日 7 时左右,病例起床后无明显诱因出现头晕、头胀、发热症状,测体温为 37.8℃,当时未就诊,未作处理在家休息;当日 11 时,病例自觉症状无减轻,遂由丈夫自驾前往 A 区

C 医院急诊内科就诊，诊断为“细菌性感染、低热、支气管炎”，查血常规：WBC10.4 × 10^9/L，CRP0.4mg/L，N92.60%，Hb132g/L，脑部 CT 未见明显异常，新型冠状病毒核酸检测阴性，收治于内二科，并给予头孢呋辛等静脉滴注抗感染治疗。

7 月 2 日 21 时，病例仍有发热症状，最高体温 38.0℃，并出现恶心、呕吐，呕吐物为胃内容物，伴幻视症状；当日 22 时 40 分，病例家人（女儿、女婿）驾车带其就诊于 B 医院急诊部。查胸部 CT：①双肺下叶轻度坠积性改变；②双侧胸腔微量积液。脑部 CT：未见明显异常。急诊以“中枢神经系统感染”收治入院，予注射用头孢曲松钠抗感染，利巴韦林抗病毒，甘露醇、甘油果糖降颅压。

7 月 3 日，病例神志尚清，对答时有错误，平车推入病房，自主体位，查体合作。神经系统：双侧巴宾斯基征阴性，双侧布鲁辛斯基征阴性，双侧克尼格征阴性，扑翼样震颤阴性，踝阵挛阴性。查血常规：WBC6.9 × 10^9/L，CRP10.48mg/L，N82.4%，Hb111g/L。院内考虑诊断，可进一步查脑电图、脑脊液各项检查等以明确。

7 月 10 日，B 医院采集病例脑脊液和血液标本送至上海市疾控中心进行检测。7 月 24 日，上海市疾控中心实验室报告病例血清标本检测乙脑病毒抗体 IgM 阳性，脑脊液检测乙脑病毒抗体 IgM 阴性。

7 月 4 日—22 日，病例一直在 B 医院感染科二病区隔离治疗中。7 月 23 日，病例体温正常，无头痛、抽搐等不适，考虑病例病情好转，10 时 30 分准予出院，嘱门诊随访诊疗。

目前，病例无发热，无抽搐，无头痛，无吐泻，二便正常，现居家休息。

（三）流行病学调查

1. 蚊虫叮咬史和病家及周围环境调查　病例与丈夫、婆婆一直居住于现住址，现住址为上海市 A 区 C 镇 × × 村 × × 号，房屋为农村自建三层楼房，内有一庭院；房屋内环境卫生整洁，房屋内各窗户均安装有纱窗等防蚊设施，晚上睡觉有时会根据情况使用电蚊香进行防蚊、灭蚊；庭院内摆放有绿植，酒罐等容器，但未发现有幼虫孳生；房屋前面为农田，有小型沟渠，有积水，但农田和沟渠内未发现有幼虫孳生；房屋后有一条小河流，检查未发现有幼虫孳生；屋后有多处积水和一个窨井，检查积水内均无幼虫孳生，但窨井内发现有成蚊和幼虫，以骚扰阿蚊为主。病例自述，发病前在家中和晚上在村内散步时均有过明确蚊虫叮咬，但平时也不太在意。

此外，现场询问村医及附近居民，以病例居住地为中心半径 1 000m 内无猪、牛、羊等规模化和散养畜类养殖，也无鸡、鸭等禽类规范化养殖。

2. 外出活动情况调查　6 月 7 日—6 月 31 日，病例一直无外出，平时在家休息看电视等，偶尔去附近村民家（都在白天，晚上无），晚饭后经常与丈夫在村里散步，或在村里九曲桥附近跳广场舞，未有其他外出活动史。

3. 共同暴露者判定　经现场调查，病例夫妻以及婆婆 3 人共同居住（女儿一家平时不住在一起，只是休息偶尔过来）。暂判定 2 人为共同暴露者。目前，2 人身体状况良好，均未出现类似症状。

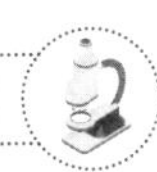

4. 病例既往史　病例，出生于上海，生长于上海，离退人员，疫苗接种史不详。否认结核病、伤寒、血吸虫病等传染病史，无输血史和过敏史。2020 年 5 月被狗咬伤右手大拇指，已肌内注射狂犬病疫苗。

（四）应对措施

2020 年 7 月 24 日 14 时 17 分，B 医院以“流行性乙型脑炎确诊病例”进行网络直报。

据临床表现、流行病学调查情况及实验室检测结果，综合判断病例为流行性乙型脑炎确诊病例，不排除病例在 A 区现住地被携带病毒的蚊虫叮咬后感染。疫情发生后，市疾控中心、区卫健委、区疾控中心领导高度重视，派员赶赴现场联合区爱卫办、C 社区进行现场应急处置。

请根据案例制订疫点处置实施工作方案，方案应符合《上海市病媒生物应急处置技术方案（2020 版）》及相关工作要求，方案应具体、可操作。

二、处置方案

2020 年 7 月 24 日 14 时 30 分，我中心接报 1 例现住址为 A 区 C 镇的流行性乙型脑炎确诊病例。中心接报核实后立即启动应急响应，随即派遣相关人员会同 C 镇社区卫生服务中心（简称“C 社区”）及 A 区爱卫办相关人员前往病家进行现场处置。

应急处置队与负责流行病学调查人员进一步核实疫情（患者涉及的疫点地址、患者在发病前 10～14d 在疫点停留时间及其他相关信息）。根据现有流行病学调查资料，无法准确判断其传染源，请流行病学调查人员扩大病例搜索范围，以社区排摸和医院网络直报为渠道，及时发现其他乙脑患者的可能。携带器材 2h 内前往疫点进行处置。

（一）预警响应

根据预案，本次疫情处置属于Ⅴ级事件。目前处于疫情初期，发生本地暴发的风险较高，以做好病例管理和防蚊隔离，降低媒介库蚊密度，避免引起本地大规模暴发为目标。

1. 区疾控机构应做好下列应对工作　根据本方案，以病例现居住地或工作场所为中心划定疫点，开展媒介库蚊应急监测和应急灭蚊效果的评估，定期向上级疾控机构报送库蚊监测结果。

2. 建议区爱卫部门按照下列原则开展响应

（1）由区卫生健康行政机构成立疫情响应小组，联合疾控、医疗、爱卫等相关部门，制订应对措施，明确职责分工，并根据疫情进展机动调整组织结构。

（2）根据本方案在疫点开展清除库蚊孳生地、应急灭蚊等工作。

（3）开展培训、风险沟通、公众宣教。

（二）应急监测

根据流行病学调查结果，将患者主要活动地点划分为核心区和警戒区。

（1）核心区：分别以病例住所（A区C镇××村××号）为中心，划定半径200m之内空间范围为核心区，共2处。

（2）警戒区：在核心区外扩展半径200m范围为警戒区。

由区疾控中心和当地社区卫生服务中心将核心区和警戒区各分成4个片区，每个片区安排2～4名应急处置队员实施应急监测。

在核心区和警戒区监测大中型水体（如河流、水稻田、茭白田、池塘/水坑、湖泊、水渠等）。监测时，沿着大中型水体岸边，每隔10m用500ml采样勺采样一勺，记录实际捞勺数，每个点不少于5勺，用水勺在水体边缘或有水草缓流处迅速从水体中舀起一勺水，吸出幼蚊（蛹）并放入已编号的采样管中，进行种类鉴定并填写记录表。

在核心区、警戒区用双层叠帐法监测成蚊密度，监测在18:30—20:30进行。核心区和警戒区分别在3个片区各设置1顶蚊帐。记录诱捕的起止时间、地点和蚊虫数量。

将采集到的三带喙库蚊成蚊样本收集到螺口采样管，置于液氮罐内或-20℃冰环境，送上海市疾控中心检测蚊虫携带病毒情况。

核心区3d监测1次，警戒区每周监测1次。

（三）应急控制快速杀灭成蚊

由病媒生物应急处置区级分队实施成蚊快速杀灭工作，每个片区安排1组人员实施超低容量喷雾或热烟雾喷雾作业。

每片区1人背负喷雾器，应用5%高效氯氟氰菊酯·右旋胺菊酯水乳剂在18:30—20:30实施空间喷雾作业。核心区连续处理3d，每天1次；之后，每3d处理与评估1次，直至应急程序结束。警戒区连续处理3d后，根据蚊虫监测结果决定是否再进行处理。喷洒作业应在无雨、风速1～4m/s（风速1～3级）天气条件下进行。

（四）应急控制持续杀灭成蚊

由病媒生物应急处置区级分队实施滞留喷洒作业，每个片区安排2～4人实施滞留喷洒作业。用常量喷雾器扇形喷头8%残杀威·高效氟氯氰菊酯悬浮剂1∶80稀释，40ml/m^2，重点处置牲畜棚等室内环境。

（五）孳生地控制

检查处置房屋前面农田、小型沟渠、房屋后小河流、屋后存在的积水和窨井。处置同时，再次确认周边是否存在畜类养殖场。开展清除蚊虫孳生地的群众性运动。对各种可能孳生蚊虫的水体依据孳生地性质分别采取翻、清、通、填的分类管理与处置。清除绿化带和卫生死角的塑料薄膜、一次性塑料容器等。清除废弃的容器，暂时闲置未用的容器应当逐一翻转倒放。孳生库蚊幼虫的积水用100ITU/mg球形芽孢杆菌生物农药悬浮剂进行喷洒，用药量为3ml制剂/m^2。

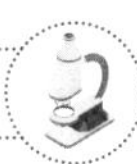

（六）宣传教育

1. 宣传疾病传播媒介的孳生特点、栖息特性，清除蚊虫孳生地的方法及个人防护措施。

2. 告知实施专业性控制措施的方法、时间、范围及市民应当配合与注意的事项。

3. 若有舆情发生，及时上报上级行政机关，根据指示及时采取相应控制措施。

（七）评估

疫情发生 24h 内开展 1 次评估；之后，核心区每 3d 监测评估 1 次，警戒区每周监测 1 次。

双层叠帐法蚊密度不大于 2 只 /h；采样勺指数小于或等于 1%，平均每阳性勺少于 3 只蚊虫幼虫和蛹。

蚊虫密度达到控制指标，最后一例感染病例治愈出院（或死亡）后，核心区和警戒区范围 21d 内无新发病例，可终止本次应急处置工作。

第五节　发热伴血小板减少综合征案例及处置方案

一、案例设计

2019 年 7 月 8 日 20 时左右，区疾控中心接某医院报告，该院收治 1 例危重发热患者，血常规显示白细胞、血小板减少等情况。区疾控中心于 7 月 9 日 9 时赴该医院开展流行病学调查。

（一）病例基本情况

病例黄某，男，农民，69 岁，户籍浙江，联系电话 189****8904，现住址为上海市 ×× 镇 ×× 村 ×× 号。家中有 3 人同住，妻子吴某，67 岁，农民；儿子黄某某，38 岁，农民。

（二）流行病学调查

病例于 2019 年 2 月 13 日自浙江丽水来沪，一直居住在 ×× 镇。目前病例家中共 3 人同住，平日在 ×× 镇 ×× 村租借 8 000m^2（12 亩）大棚种植蔬菜。据病例妻子吴某口述，病例平日主要在大棚中务农，2019 年 6 月 28 日下午曾前往老港某公园做清理杂草的临时工，6 月 28 日傍晚曾前往去河东村王家浜河道边钓鱼，河边有多只流浪犬活动。王家浜河边杂草丛生，病例黄某回家后曾述被较多蚊虫叮咬。2019 年 7 月 1 日，病例出现发热、畏寒、乏力、腹泻等症状，当时未就医。2019 年 7 月 5 日起，病例自觉病情加重，于当日 20 时由 120 救护车送至浦东新区某医院就诊。

病例妻子否认黄某有打猎、采茶、放牧、采伐等行为，否认近期有外出旅游史，述其 6 月 28 日有不明昆虫叮咬史。吴某自述，其家中饲养 2 条狗、1 只猫和 10 余只鸡，平日在室内及宅周发现有较多鼠类活动。

（三）就诊情况

2019 年 7 月 5 日，病例经 120 转至浦东新区某医院治疗，直接由呼吸科收治入院，入院查血白细胞 1.14×10^9/L，血小板 17×10^9/L，中性粒细胞 0.90×10^9/L；尿素氮 5.91mmol/L，肌酐 74μmol/L。胸部 CT 示两肺散在多发高密度小结节、左肺上叶及右肺多发钙化结节、两肺上叶及右肺中叶散在炎症、纵隔多发肿大淋巴结、主动脉硬化，医院以“发热待查：发热伴血小板减少综合征？肝功能不全”将其转入 ICU 病房。7 月 7 日，尿检尿隐血 +++。7 月 8 日，院内专家会诊意见“发热伴血小板减少综合征？血细胞减少待查、凝血功能障碍、感染性发热”。7 月 9 日，区级专家会诊意见“发热伴血小板减少综合征不能排除、凝血功能障碍”。2019 年 7 月 9 日 12 时，浦东新区疾控中心实验室检测血清样本结果“发热伴血小板减少综合征病毒核酸检测阳性”。2019 年 7 月 9 日 15 时 33 分浦东新区某医院以“发热伴血小板减少综合征疑似病例”对该病例进行网络直报。2019 年 7 月 9 日 20 时，上海市疾控中心实验室检测血清样本结果“发热伴血小板减少综合征病毒核酸检测阳性，IgM 抗体检测阳性，IgG 抗体检测阴性”。2019 年 7 月 10 日上午 8 时 43 分，浦东新区某医院将该病例订正为“发热伴血小板减少综合征确诊病例”。

7 月 9 日 20 时 43 分，病例死亡，死亡诊断为“1.MODS（循环衰竭、呼吸衰竭、肝功能不全、凝血功能障碍）；2. 发热伴血小板减少综合征。”

请根据案例制订疫点处置实施工作方案，方案应符合《上海市病媒生物应急处置技术方案（2020 版）》及相关工作要求，方案应具体、可操作。

二、处置方案

2019 年 7 月 10 日 9 时，区疾控中心病媒科接区疾控中心防疫科 1 例疫情通知，1 例已确诊现住址为我区的发热伴血小板减少综合征病例，该病例现地址为上海 ×× 镇 ×× 村 ×× 号。区病媒科将疫情信息情况通报给区级病媒生物应急处置工作组，启动应急处置预案。根据《关于进一步加强上海市病媒生物应急处置工作的通知》的应急处置流程，区疾控中心病媒科接到区级病媒生物应急处置工作组启动命令后于 9:30 会同社区卫生服务中心赶赴现场开展调查工作，区级应急处置队伍稍后到达现场。

根据《上海市病媒生物应急处置技术方案（2020 年版）》和《上海市发热伴血小板减少综合征防控工作方案（2011 版）》文件相关要求，制订媒介现场调查和处置方案如下。

（一）物资准备

1. 防护用品 防护口罩、长袖工作服、工作帽、护目镜、橡胶手套、长筒胶鞋、连体衣、驱避剂。

2. 监测器械 蜱调查工具，鼠夹、粘鼠板、手电筒、体视显微镜、采样箱（冷藏箱）、镊子、

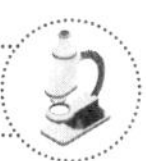

螺口采样瓶、纱布、脱脂棉、乙醚、封口密实袋、工作记录表、标签纸、记录笔、记号笔,条件具备时可配备 GPS、数码相机、对讲机等。

3. 控制药物 用于鼠类及鼠体寄生虫应急控制的灭鼠剂,包括氟鼠灵(杀它仗)、胆钙化醇、雷公藤甲素灭鼠毒饵,50% 甲基嘧啶磷乳油、10% 高效氯氟氰菊酯微囊悬浮剂、10% 二氯苯醚菊酯水乳剂等杀虫剂和含氯消毒剂漂白粉等。

4. 控制器械 背负式常量喷雾器或电动(机动)低容量喷雾器等。

5. 药物配制器具 塑料桶、长镊子、天平、量筒、量杯等。

(二)划分调查范围

根据现场环境调查及核实结果,以其居住地(×× 镇 ×× 村 ×× 号),工作地[×× 镇 ×× 村其租借 12 亩(8 000m^2)大棚种植园]以及活动地点(老港某公园,河东村王家浜河道),并以此地点为中心,周围半径 100m 范围内开展调查。

(三)现场调查

了解疾病和媒介的基本情况,开展媒介和宿主动物等的调查和主动监测。

1. 现场询问 询问黄某居住地生产合作社居民蜱叮咬情况、家养宠物体表有无蜱寄生、室内外蜱侵害情况,排查可能的蜱孳生环境。

2. 蜱类调查 根据现场调查和生态环境特点,选择使用布旗法、动物体表采集法和动物栖息地检查法调查和采集蜱虫样本。

(1)人工布旗法:开展外环境游离蜱调查,对王家浜河道周围草丛、灌木,黄某宅周及劳作的农田、老港镇某公园等外环境绿化采用人工布旗法,采集游离蜱。用长方形(长 × 宽为 100cm × 60cm)纯棉白色布料,将旗系于 100cm 左右长的布旗杆上,手执布旗杆,旗的下缘至少 40cm 拖于地面,在草丛、灌木丛中慢速直线行走,在调查点均匀地拖或挥旗,以每人每小时每 100m 所捕获蜱数进行统计,每一调查点的调查时间不少于 5min 或距离不少于 100m。记录采集到的蜱数及所用时间(h),最后对蜱进行分类鉴定,计算总的蜱密度及单种蜱的密度。将捕获的蜱放于有盖螺口管中,样本送市疾控中心检测病原。

(2)动物体表采集法:检查动物体表较为柔软的部位(耳朵、眼睛周围、会阴等部位),取蜱时应防止其颚体断裂在动物体表上。对黄某及周边住宅范围内家养的猫、犬、禽类以及黄某居住地生产合作社周边流浪猫犬等宿主动物开展寄生蜱调查。布放捕鼠笼,对捕获的鼠类及啮齿动物用乙醚处理,查找有无蜱寄生。肉眼观察动物体表颈、耳背、股内侧及肛周等蜱主要寄生部位,用镊子将蜱逐个摘下(尽可能将宿主体表所有蜱采集干净),记录有蜱寄生的宿主数及采集的蜱总数,对蜱进行分类鉴定,计算宿主染蜱率、蜱密度及蜱密度指数。

若调查点动物数量较少(小于 50 头)则调查全部动物;若调查点动物数量较多,则应随机抽取不少于 50 头动物进行调查。

(3)栖息地检查法:在黄某及周边住宅附近动物厩舍、宠物窝寻找游离蜱,主要包括室

内地面 / 地板、木制家具、踢脚线、窗户、门框、墙壁裂缝、天花板等处。用尖嘴镊采集发现的游离蜱，存放到螺口采样管中，记录采集到的蜱数及所用时间，对蜱进行分类鉴定，计算蜱密度。采集时需记录环境参数并作好 GPS 定位。调查统计调查栖息地数、调查所得蜱虫数，并计算厩舍（窝）指数。

使用布旗法或动物体表采集法调查时，若调查所得蜱虫数量不足或难以发现蜱虫，可使用该法进行补充。

（4）标本运送：将调查所得的活蜱放置于容器中尽快送至上级疾控机构进行检测病原。

（5）个人防护：调查时，调查者应采取必要的防护措施，如穿长袖衣服、长裤，扎紧袖口、裤口，使用趋避剂等。

（四）现场处置

开展爱国卫生运动，进行环境清理，采取灭鼠、灭蜱等措施，降低生产、生活环境中蜱等传播媒介的密度。

1. 环境灭蜱　对于室外绿化环境中蜱，采用手动或机动（电动）常量或低容量喷雾器，甲基嘧啶磷施药量为 2 000mg/m²，高效氯氟氰菊酯施药量为 20mg /m²，对王家浜河道周围草丛、灌木，宅周及劳作的农田，黄某曾工作的某公园等外环境染蜱场所开展滞留喷洒，作业时间避开 19:00—16:00。对染蜱的地面和墙体，可采取清杂草、堵缝隙的方法清除蜱的栖息孳生环境。

2. 动物体表灭蜱　对于动物体表的蜱，可采用人工摘除、药物涂擦或喷洒、药浴等方法除去。根据管理规定动物体表或服用的杀虫剂应归兽药管理，因此用于禽畜和宠物的杀虫剂应为有兽药证的杀虫剂。如兽药精制敌百虫片、精制马拉硫磷溶液和氰戊菊酯溶液等，按说明书使用。人工摘蜱时，用镊子夹住颚体，紧贴皮肤，弯曲 90° 拔出，避免断在皮肤内，引起局部炎症。

3. 灭鼠

（1）投放鼠药

按照 DB31/T 330.1《鼠害与虫害预防与控制技术规范　第 1 部分　鼠害防制》要求投放抗凝血剂杀鼠剂商品毒饵。

1）室内灭鼠：将毒饵投放在沿墙、沿物体的鼠道和鼠的活动区域，每 15m² 投放 2～3 点，每点投放毒饵 5～10g。

2）外环境灭鼠：在建筑物四周、垃圾房、破损的下水道、鼠洞附近投放毒饵；农田灭鼠重点在鼠洞附近和田垄上投放毒饵。每点投放 10～20g，间距 10～20m。

3）窨井及居民区下水道灭鼠：宅周雨污水井用竹片法投放毒饵。

4）室内灭鼠毒饵投放在小塑料盒内，室外应投放在毒鼠饵站内，或直接投入鼠洞后用土填没鼠洞，并在投放毒饵点设置醒目的警示标志。

（2）鼠尸处理：投放鼠药后，每日检查鼠药消耗及死鼠。发现死鼠后应对鼠尸及周围喷洒杀虫剂杀灭鼠体寄生虫，再用镊子将鼠尸拣入密封塑料袋中。死鼠统一焚烧或深埋。

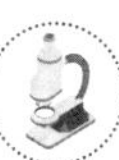

(五)开展健康教育

充分利用宣传册、微信公众号等形式开展健康教育活动,使居民了解发热伴血小板减少综合征的传播途径与预防办法,提高全社会防控意识和能力,倡导个人不断提高自我的防护意识,动物饲养者做好动物清洁、消毒和控虫。

(六)评估与总结

在采取控制措施 7d 后,随机选择病家周边,工作和活动区域采用布旗法、动物体表采集法和动物栖息地检查法现场调查蜱密度。夹夜法鼠密度低于 1 只 /100 夹。

发热伴血小板减少综合征疫情处置工作结束后可对如下 4 个方面进行总结,并提出有关工作改进建议。

1. 现场处理的经过与措施。
2. 各部门参与及协作情况。
3. 现场处理中存在问题和工作建议。
4. 应急处置工作开展情况统计表。

(季恒青　冷培恩)

参考文献

[1] 刘起勇. 新时代媒介生物传染病形势及防控对策[J]. 中国媒介生物学及控制杂志,2019,30(1):1-7.

[2] 国家卫生健康委员会. 病媒生物密度监测方法　蚊虫:GB/T 23797—2020[S]. 北京:中国标准出版社,2009:1-13.

[3] 景晓,康殿民,王学军. 蚊媒传染病监测技术及应用[M]. 济南:山东人民出版社,2017:52-66.

[4] GAO Q, WANG F, LV X, et al. Comparison of the human-baited double net trap with the human landing catch for *Aedes albopictus* monitoring in Shanghai, China[J]. Parasite Vector, 2018,11(1): 483.

[5] LIMA J B P, GALARDO A K R, BASTOS L S, et al. MosqTent: An individual portable protective double-chamber mosquito trap for anthropophilic mosquitoes[J]. PLoS Negl Trop Dis, 2017, 11(3): e0005245.

[6] SERVICE M W. Mosquito Ecology Field Sampling Methods[M]. 3rd ed. London: Elsevier. 1993: 988pp.

[7] KRAJACICH B J, SLADE J R, MULLIGAN R T, et al. Design and testing of a novel, protective human-baited tent trap for the collection of anthropophilic disease vectors[J]. J Med Entomol, 2014, 51(1): 253-263.

[8] 高强,曹晖,熊成龙,等. 两种方法监测成蚊种群构成与变化的差异性研究[J]. 中华卫生杀虫药械,2015,21(3):254-258.

[9] MACIEL-de-FREITAS R, EIRAS A E, LOURENCO-de-OLIVEIRA. Field evaluation of effectiveness of the BG-Sentinel, a new trap for capturing adult *Aedes aegypti* (Diptera: Culicidae) [J]. Mem Inst Oswaldo Cruz, 2006, 101(3): 321-325.

[10] SCHMAEDICK M A, BALL T S, BURKOT T R, et al. Evaluation of three traps for sampling *Aedes polynesiensis* and other mosquito species in American Samoa [J]. J Am Mosq Control Assoc, 2008, 24(2): 319-322.

[11] MEERAUS W H, ARMISTEAD J S, ARIAS J R. Field comparison of novel and gold standard traps for collecting *Aedes albopictus* in Northern Virginia[J]. J Am Mosquito Contr,

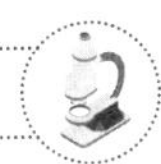

2008, 24(2): 244-248.

[12] 帅淑芬. 白纹伊蚊的吸血习性及新型捕蚊器 BG-Sentinel trap 的捕蚊效果研究 [D]. 广州:南方医科大学,2013.

[13] 李奕基. 城市化对广州登革热传播媒介白纹伊蚊生态学的影响以及新型捕蚊器 BG Sentinal Trap 的捕蚊效果评价 [D]. 广州:南方医科大学,2015.

[14] 刘小波,郭玉红,李金海,等. 西双版纳州登革热暴发现场 BGS-trap 媒介蚊虫监测研究 [J]. 中国媒介生物学及控制杂志,2014,25(2):97-100.

[15] 冷培恩,刘洪霞,姬淑红,等. 黑箱法与人工小时法蚊虫监测结果比较 [J]. 中国媒介生物学及控制杂志,2011,22(2):110-113.

[16] 曹晖,冷培恩,周毅彬,等. 黑箱法和 CO_2 诱捕法在成蚊监测中的比较研究 [J]. 中华卫生杀虫药械,2009,15(6):445-448.

[17] HAYES E B, KOMAR N, NASCI R S, et al. Epidemiology and transmission dynamics of West Nile virus disease[J]. Emerg Infect Dis, 2005, 11: 1167-1173.

[18] ANDREADIS T G. The contribution of *Culex pipiens* complex mosquitoes to transmission and persistence of West Nile virus in North America[J]. J Am Mosq Control Assoc, 2012, 28: S137-S151.

[19] GOVELLA N J, MALITI D F, MLWALE A T, et al. An improved mosquito electrocuting trap that safely reproduces epidemiologically relevant metrics of mosquito human-feeding behaviours as determined by human landing catch[J]. Malaria J, 2016, 15: 465.

[20] TANGENA J A, THAMMAVONG P, HISCOX A, et al. The human-baited double net trap: An alternative to human landing catches for collecting outdoor biting mosquitoes in Lao PDR[J]. PLoS One, 2015, 10(9): e0138735.

[21] LIU X B, LIU Q Y, GUO Y H, et al. The abundance and host-seeking behavior of culicine species (Diptera: Culicidae) and Anopheles sinensis in Yongcheng city, People's Republic of China[J]. Parasite Vector, 2011, 4: 221.

[22] 周光智,薛健,朱涛. 鼠密度测定方法及其相关关系的研究概况 [J]. 医学动物防制,2000,16(10):564-566.

[23] 汪诚信. 老鼠和鼠害的防治 [M]. 北京:人民卫生出版社,1983:1-77.

[24] 中华人民共和国卫生部. 病媒生物密度监测方法　鼠类:GB/T 23798—2009 [S]. 北京:中国标准出版社,2009:1-5.

[25] 张北鹰,魏龙江,郝雨来,等. 国境口岸鼠情监测方法探讨 [J]. 中国国境卫生检疫杂志,2005,28(1):39-41.

[26] 郭天宇. 国境口岸与交通工具鼠类密度监测方法 [J]. 口岸卫生控制,2008,13(1):1-3.

[27] 彭生洪. 对几种常用灭鼠效果考核方法的应用体会 [J]. 中国鼠类防制杂志,1988,4(3):258-259.

[28] 王灵岚,洪朝长,陈小彬,等. 4 种鼠情调查方法的比较研究 [J]. 中国媒介生物学及

控制杂志，1995，6（5）：352-355.

[29] 甘去非，刘建书，周希圣．我国的电子灭鼠器 [J]. 中国媒介生物学及控制杂志，1997，8（4）：318-319.

[30] 任东升，刘起勇，刘京利，等．两种鼠密度监测仪应用比较 [J]. 中华卫生杀虫药械，2014，20（2）：129-130.

[31] 李欣海，于家捷，张鹏，等．应用红外相机监测结果估计小型啮齿类物种的种群密度 [J]. 生态学报，2016，6（8）：2311-2318.

[32] 程晓甜，杨永刚，成东辉，等．利用红外相机监测荒漠林鼠类及天敌活动规律研究 [J]. 防护林科技，2017（7）：23-26.

[33] 刘孝祥，林波，周溪乔．D2E 鼠情智能侦测系统在小浪底水利枢纽的应用 [J]. 中华卫生杀虫药械，2012，18（4）：362-363.

[34] 高强，曹晖，周毅彬，等．红外线鼠密度监测仪在鼠侵害监测中的应用研究 [J]. 中华卫生杀虫药械，2013，19（5）：395-398.

[35] 任东升，刘起勇．红外感应相机在鼠密度监测中的应用 [J]. 中国媒介生物学及控制杂志，2014，25（2）：142-144.

[36] 章书声，鲍毅新，王艳妮，等．红外相机技术在鼠类密度估算中的应用 [J]. 生态学报，2013，33（10）：3241-3247.

[37] 陆利明，陆爽．实时鼠密度智能探测设备在桃园鼠害监测中的应用 [J]. 上海农业学报，2015，31（6）：88-90.

[38] 王董，文海燕，骆星丹，等．红外相机技术在鼠类侦测中的应用进展 [J]. 中华卫生杀虫药械，2016，22（6）：596-598.

[39] BONDI N D, WHITE J G , STEVENS M, et al. A comparison of the effectiveness of camera trapping and live trapping for sampling terrestrial small-mammal communities[J]. Wildlife Research, 2010, 37(6): 456-465.

[40] 李华军．鼠种类、鼠密度监控仪：200720100559. 7[P]. 2008-01-09.

[41] 贾琳，李华军，胡平．鼠种类、鼠密度监控仪的研制 [J]. 医疗装备，2010，23（2）：29-30.

[42] 中国疾病预防控制中心．中国疾病预防控制中心关于印发全国病媒生物监测实施方案的通知 [Z]. 中疾控传防发〔2016〕56 号．

[43] 刘起勇．环境有害生物防治 [M]. 北京：化学工业出版社，2004：45-73.

[44] 姚永政，许先典．实用医学昆虫学 [M]. 北京：人民卫生出版社，1982：311-324.

[45] 迈克·瑟维斯．医学昆虫学教程 [M]. 3 版．汤林华，马雅军，周水森，等译．北京：化学工业出版社，2008.

[46] 唐家琪．自然疫源性疾病 [M]. 北京：科学出版社，2005：698-780.

[47] 祝龙彪，冷培恩．有害生物防制员：高级 [M]. 北京：中国劳动与社会保障出版社，2006：181-210.

[48] 祝龙彪，冷培恩．有害生物防制员：初级 [M]. 北京：中国劳动与社会保障出版社，

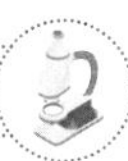

2005:1-18.

[49] 祝龙彪,冷培恩．有害生物防制员:中级 [M]. 北京:中国劳动与社会保障出版社,2006:146-184.

[50] 张玲霞,周先志．现代传染病学 [M]. 2 版．北京:人民军医出版社,2010:553-561.

[51] 马亦林．传染病学 [M]. 4 版．上海:上海科学技术出版社,2005.

[52] 林立丰,张玉润,严子锵,等．地震灾后病媒生物危害风险快速评估与应急控制 [J]. 华南预防医学,2008,34(4):6.

[53] 徐飚．流行病学基础 [M]. 2 版．上海:复旦大学出版社,2015:10.

[54] 陈东平,钱薇萍,胡雅劼,等．四川震灾区重要病媒生物的监测与防治 [J]. 中华卫生杀虫药械,2010,16(3):235-236.

[55] 冷培恩,刘洪霞,姬淑红,等．黑箱法与人工小时法蚊虫监测结果比较 [J]. 中国媒介生物学及控制杂志,2011,22(2):110-113.

[56] 中华人民共和国卫生部．病媒生物密度监测方法　蝇类:GB/T 23796—2009 [S]. 北京:中国标准出版社,2009:182-183.

[57] 中国疾病预防控制中心．自然灾害卫生应急工作指南(2010 版)[Z]. 2010:1-3.

[58] 刘起勇,孟凤霞,樊景春．中国重要病媒生物应急监测与控制 [J]. 中国媒介生物学及控制杂志,2021,22(1):1-3.

[59] 邹钦．中国重要病媒生物应急监测与控制 [J]. 中国媒介生物学及控制杂志,2009,20(3):253-255.

[60] 中华人民共和国国家卫生健康委员会．病媒生物密度监测方法　蜱类:GB/T 36788—2018[S]. 北京:中国标准出版社,2018:1-6.

[61] 叶真,夏时畅．病媒生物综合防制技术指南 [M]. 杭州:浙江大学出版社,2012:177-220.

[62] ROZENDAAL J A. 媒介控制 [M]. 李健男,郑剑宁译．北京:人民卫生出版社,2004:290-296.

[63] 柳支英,陆宝麟．医学昆虫学 [M]. 北京:科学出版社,1990:398-485.

[64] 欧阳际群．医学昆虫的综合防治 [M]. 北京:化学工业出版社,1986:233-264.

[65] 莫建初．卫生害虫防治技术 [M]. 北京:化学工业出版社,2010:260-281.

[66] 周明浩．病媒生物防治应用指南 [M]. 苏州:苏州大学出版社,2014:45-78.

[67] 侯舒心,郭宪国,门兴元,等．云南省 16 县(市)大绒鼠体表寄生恙螨调查 [J]. 中国寄生虫学与寄生虫病杂志,2006,24(5):342-344.

[68] 张韶华．深圳媒介生物及其防制 [M]. 广州:中山大学出版社,2012:196-203.

[69] 曾晓芃．《病媒生物密度监测方法》系列标准理解、应用与实施 [M]. 北京:中国标准出版社,2010:173-191.

[70] 王陇德．病媒生物防制实用指南 [M]. 北京:人民卫生出版社,2010.

[71] 许国章,白勇．实用病媒生物防制技术 [M]. 上海:复旦大学出版社,2010:155-184.

[72] 刘正祥，蔡文凤，王国良，等．三种方法测定地面游离蚤的效果观察 [J]. 中国热带医学，2014，14（5）：556-580.

[73] 吴洋妍妍，张长国，邵宗体，等．玉龙鼠疫自然疫源地小型兽类体外寄生蚤的季节多样性 [J]. 现代预防医学，2017，44（19）：3593-3596.

[74] 石杲．鼠疫媒介蚤的防治研究概述 [J]. 中国媒介生物学及控制杂志，2004，15（3）：165-172.

[75] 李朝品．医学昆虫学 [M]. 北京：人民军医出版社，2007：294-316.

[76] 孟凤霞，刘起勇．杀蚤剂的使用历史及蚤的综合防制 [J]. 中国媒介生物学及控制杂志，2004，15（5）：341-343.

[77] 麻毅，姜志宽，韩招久，等．跳蚤的危害及防治研究进展 [J]. 中华卫生杀虫药械，2004，10（6）：385-388.

[78] 彭何碧．云南省家鼠鼠疫现疫流行区地面游离蚤调查 [J]. 医学动物防制，2001，17（1）：34-36.

[79] 王国良，王耕兴．元江县鼠疫流行区鼠类及鼠蚤调查及防制评价 [J]. 医学动物防制，1995，11（2）：172-174.

[80] 于心．关于大沙鼠寄生蚤的研究 [J]. 疾病预防控制通报，2006，21（1）：47-49.

[81] 卢叶香，石杲．蚤类化学防治的概述 [J]. 疾病监测与控制，2012，6（4）：219-221.

[82] 贾贵瑾，王宝林．化学药物灭蚤研究 [J]. 中国媒介生物学及控制杂志，2003，14（5）：394-394.

[83] 陆宝麟．蚊虫综合治理 [M]. 2 版．北京：科学出版社，1999：102-109.

[84] 汪诚信．有害生物治理 [M]. 北京：化学工业出版社，2005.

[85] 中华人民共和国卫生部．蚊虫抗药性检测方法　生物测定法：GB/T 26347—2010[S]. 北京：中国标准出版社，2010：2-3.

[86] 中华人民共和国卫生部．蝇类抗药性检测方法　家蝇生物测定法：GB/T 26350—2010[S]. 北京：中国标准出版社，2010：1-2.

[87] 中华人民共和国卫生部．蜚蠊抗药性检测方法　德国小蠊生物测定法：GB/T 26352—2010[S]. 北京：中国标准出版社，2010：1-2.

[88] 王建跃，邬辉，仝振东，等．发热伴血小板减少综合征流行病学研究进展 [J]. 中华流行病学杂志，2016，37（2）：294-298.

[89] 唐家琪．自然疫源性疾病 [M]. 北京：科学出版社，2005：752-764.

[90] 马婷，孙继民，施旭光，等．发热伴血小板减少综合征流行病学研究进展 [J]. 中国媒介生物学及控制杂志，2015，26（3）：327-329.

[91] 王斐．蜱媒传染病的流行特征及防控策略 [J]. 热带病与寄生虫学，2016，14（1）：54-56.

[92] 浮飞翔，国文，张瑛，等．我国主要蜱媒传染病的流行特征及研究进展 [J]. 国际流行病学传染病学杂志，2012，39（4）：285-288.

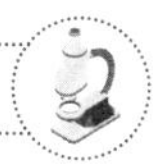

[93] 满素琴,付永锋,潘孝彰 . 我国若干蜱媒疾病概况 [J]. 传染病信息,2015,28(3): 137-144.

[94] 卫生部办公厅 . 发热伴血小板减少综合征防治指南(2010 版)[Z]. 卫办应急发〔2010〕163 号 .

[95] HU J L, LI Z F, WANG X C, et al. Risk factors for Bunyavirus-associated severe fever with thrombocytopenia syndrome: A community-based case-control study[J]. PLoS One, 2016, 11(11): e0166611.

[96] HU J, LI Z, HONG L, et al. Preliminary fast diagnosis of severe fever with thrombocytopenia syndrome with clinical and epidemiological parameters[J]. PLoS One, 2017, 12(7): e0180256.

[97] 姜志宽,郑智民,王忠灿 . 卫生害虫管理学 [M]. 北京:人民卫生出版社,2011:291-295.

[98] 中华人民共和国国家卫生和计划生育委员会 . 病媒生物化学防治技术指南　空间喷雾:GB/T 31714—2015[S]. 北京:中国标准出版社,2015:1-4.

[99] 段金花,钟向明,汤向东,等 . 大型车载式超低容量喷雾机在登革热媒介控制中的应用 [J]. 中华卫生杀虫药械,2017,23(1):26-29.

[100] WHOPES. Space spray application of insecticides for vector and public health pest control-A practitioner's guide[M]. Geneva: World Health Organization, 2003: 25

[101] WHOPES. Equipment for vector control[M]. 3rd ed. Geneva: World Health Organization, 1990: 303.

[102] 章进宝,石健峰,倪倍红,等 . 动物及其圈舍蜱防制效果观察 [J]. 中国人兽共患病杂志,2001,17(5):126.

[103] 孙俊,章进宝,石健峰 . 二种杀虫剂对蜱的现场防制效果观察 [J]. 中国媒介生物学及控制杂志,2000,11(6):440-441.

[104] GHOSH S, NAGAR G. Problem of ticks and tick-borne diseases in India with special emphasis on progress in tick control research: a review[J]. J Vector Borne Dis, 2014, 51(4): 259-270.

[105] WU Y, FU G, GUO S, et al. The effects of health education and promotion with regard to severe fever with thrombocytopenia syndrome (SFTS) in rural residents: A pilot study in China[J]. Biosci Trends, 2018, 11(6): 697-701.

[106] 苏宝锋 . 开展社区健康教育与健康促进的目标、原则及意义 [C]// 中国健康教育与健康促进大会论文集 [G]. 2008:109-110.

[107] 孙学礼,刘元 . 传染病健康教育的重点环节 [J]. 中国健康教育,1999,15(2):220-223.

[108] 云丽芹 . 社区健康教育管理的方法探讨 [J]. 按摩及康复医学,2012,3(2):228.

[109] 孟祥敏 . 流行性乙型脑炎社区宣传教育的方法与探讨 [J]. 防保康复,2012,3(2):228.

[110] 杨梅．应对新型传染病社会危害的公众健康教育 [J]. 中国医药导报，2014，11(28)：135-141.

[111] 王峰，刘晓华．健康教育在新发传染病中的作用及控制对策研究 [J]. 预防医学，2018，25(12)：155-157.

[112] 吴治明，刘大鹏，田野．甲基嘧啶磷乳油和高效氯氟氰菊酯微囊悬浮剂现场防治蜱的效果观察 [J]. 中国媒介生物学及控制杂志，2018，24(5)：433-435.

[113] 中华人民共和国卫生部．病媒生物感染病原体采样规程　蚊虫：GB/T 28942—2012[S]. 北京：中国标准出版社，2009：1-2.

[114] 中华人民共和国卫生部．登革热诊断标准 WS 216—2008[S]. 北京：中国标准出版社，2008：3-15.

[115] 中华人民共和国卫生部．流行性出血热诊断标准 WS 278—2008[S]. 北京：中国标准出版社，2008：1-10.

[116] 中华人民共和国卫生部．病媒生物感染病原体采样规程　蚤：GB/T 28942—2012[S]. 北京：中国标准出版社，2012：1-2.

[117] 中华人民共和国卫生部．流行性和地方性斑疹伤寒诊断标准 WS 215—2008[S]. 北京：中国标准出版社，2008：1-9.

[118] SUN Y, LIANG M, QU J, et al. Early diagnosis of novel SFTS bunyavirus infection by quantitative real-time RT-PCR Assay[J]. J Clin Virol, 2012, 53(1): 48-53.

[119] 李基旭，YUN S M，KIM S Y 等，吉林省延边地区蜱类分布及其携带发热伴血小板减少综合征病毒调查 [J]，寄生虫与昆虫学报，2017，24(2)：132-139.

[120] 张录强．环境容纳量 [J]. 中学生物学，2005，21(3)：1-3.

[121] 中华人民共和国国家卫生和计划生育委员会．病媒生物综合管理技术规范　环境治理　鼠类：GB/T 31712—2015[S]. 北京：中国标准出版社，2015：1-2.

[122] 钱万红，王忠灿，吴光华．消毒杀虫灭鼠技术 [M]. 北京：人民卫生出版社，2008：618.

[123] 周明浩，褚宏亮．病媒生物防制应用指南 [M]. 苏州：苏州大学出版社，2014：112-113.

[124] 农业部，工业和信息化部，环境保护部，等．农业部　工业和信息化部　环境保护部　国家工商行政管理总局　国家质量监督检验检疫总局第 1586 号公告 [EB/OL]. (2011-07-14)[2022-08-04]. http://www.moa.gov.cn/govpublic/ZZYGLS/201107/t20110714_2053042. htm.

[125] 中华人民共和国卫生部．杀鼠剂安全使用准则　抗凝血类：GB/T 27777—2011[S]. 北京：中国标准出版社，2011：1-4.

[126] 中华人民共和国卫生部．病媒生物密度控制水平　蝇类：GB/T 27772—2011[S]. 北京：中国标准出版社，2011：1-2.

[127] 高奕，毛一萍，王晓林，等．浙江省首届病媒生物防制职业技能竞赛疾控机构成绩及队伍建设需求分析 [J]. 中国媒介生物学及控制杂志，2023，34(3)：400-405.